Michaela Girsch

Heilpflanzen-Tee

Richtig sammeln, trocknen und mischen

ulmer

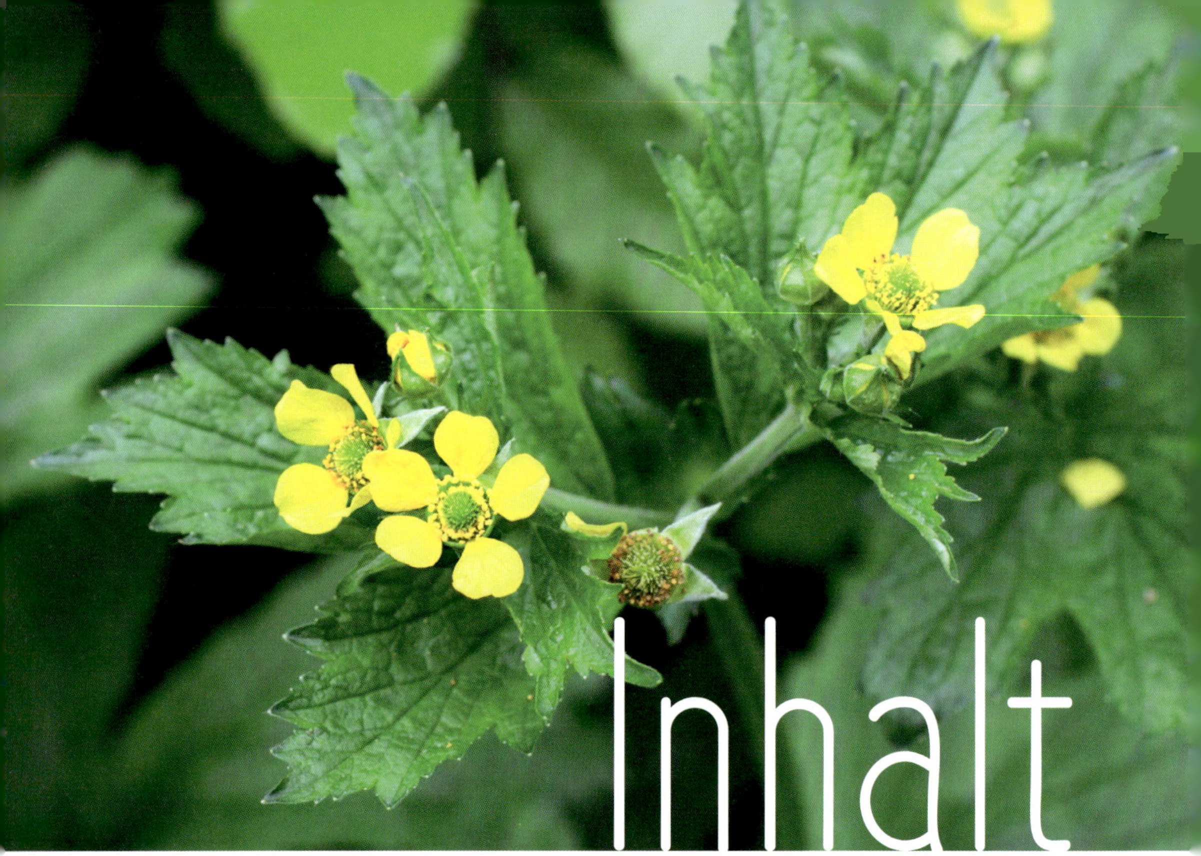

Inhalt

Porträts der Teepflanzen 33

Heilpflanzen-Teemischungen 85

Service 148

Vorwort

Auf dem Land oder in der Stadt – überall sind wir umgeben von Pflanzen. An jedem noch so abwegigen Standort findet sich ein tapferes Kraut: ein Löwenzähnchen, das sich durch die Plattenfugen drängt, ein Stinkender Storchschnabel in Mauerritzen, Gänseblümchen auf jeder Wiese und Brennnesseln im Gebüsch. Ich bin in Köln aufgewachsen und unser Spielplatz war der Gehweg vor der Haustür und der nah gelegene Südpark, den wir auch allein mit dem Fahrrad erreichen konnten. Die Vielfalt der Pflanzen ist mir noch heute in Erinnerung.

Nun lebe ich seit 25 Jahren in Südbaden auf dem Land und schwelge in Natur (und Sonne!). Ich wohne in einem älteren Neubaugebiet und besitze einen kleinen Vorgarten, nicht weit von mir entfernt beginnen die Felder und der Wald. So habe ich im Laufe der Jahre die verschiedensten Standorte und ihre Pflanzen in meiner Umgebung kennengelernt. Neugierig habe ich sie mir erobert und nach und nach die Unterschiede wahrgenommen. Man muss nicht weit gehen, um Heilpflanzen zu finden, und viele kommen ganz von selbst in Ihren Garten, wenn Sie sie lassen. Doch eignet sich natürlich nicht jeder Standort, um Pflanzen zu sammeln! Auch darum geht es in diesem Buch.

In erster Linie möchte ich Ihnen Lust machen auf das genaue Hinschauen und Staunen, was da alles vor Ihrer Haustür wächst. Viele der Sie umgebenden Pflanzen enthalten heilkräftige Wirkstoffe und eignen sich für eine medizinische Anwendung. Dieses Wissen hatten unsere Altvorderen ganz selbstverständlich und auch heute noch ist das Heilen mit Pflanzen auf der ganzen Welt die einfachste, unmittelbarste und – in vielen Ländern wichtig! – preiswerteste Art, zu heilen.

Vor bald 30 Jahren machte ich meine Heilpflanzenbegeisterung zum Beruf und seitdem arbeite ich in meiner Naturheilpraxis mit Heilpflanzen. Dabei setze ich sehr gerne Teemischungen, aber auch pflanzliche Arzneimittel ein. Auch für den Selbstgebrauch zu Hause eignen sich Heilpflanzen hervorragend, die meisten Beschwerden lassen sich gut durch gezielte Pflanzenunterstützung kurieren. In Zeiten, in denen Unverträglichkeiten an der Tagesordnung sind und die Sensibilität gegenüber künstlichen Zusatzstoffen wie Farb- oder Konservierungsstoffen häufig ist, sind Tees eine gute und wirksame Alternative. Tees sind eine vollwertige Arznei und für die meisten der in diesem Buch vorgestellten Heilpflanzen gibt es wissenschaftliche Untersuchungen, für manche sogar Studien. Nicht nur für die innerliche Einnahme, auch für die äußerliche Anwendung, etwa zur Juckreizlinderung bei Ekzemen, sind Tees hervorragend geeignet. Das „Gewusst-Wie" soll Sie zum Routinier werden lassen im Umgang mit Ihren Heilpflanzen. Und vielleicht graben Sie sogar eine Pflanze in der Natur aus und geben ihr ein neues Zuhause in Ihrem Garten oder Sie kaufen die ein oder andere Heilpflanze in der Gärtnerei, um die Auswahl zu erhöhen.

Schmackhafte und wirkungsvolle Tees zu mischen ist nicht schwer. Im Buch erkläre ich Ihnen Grundlegendes dazu und der Rest wird sich durch Ihre eigene Kreativität ergeben. Und die Routine kommt dann mit der Zeit.

Ich wünsche Ihnen viel Spaß mit diesem Buch und hoffe, dass Sie beim Sammeln, Trocknen und Mischen genauso viel Freude und Dankbarkeit empfinden wie ich.

Herzlich,

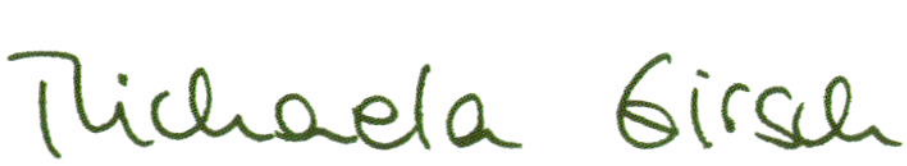

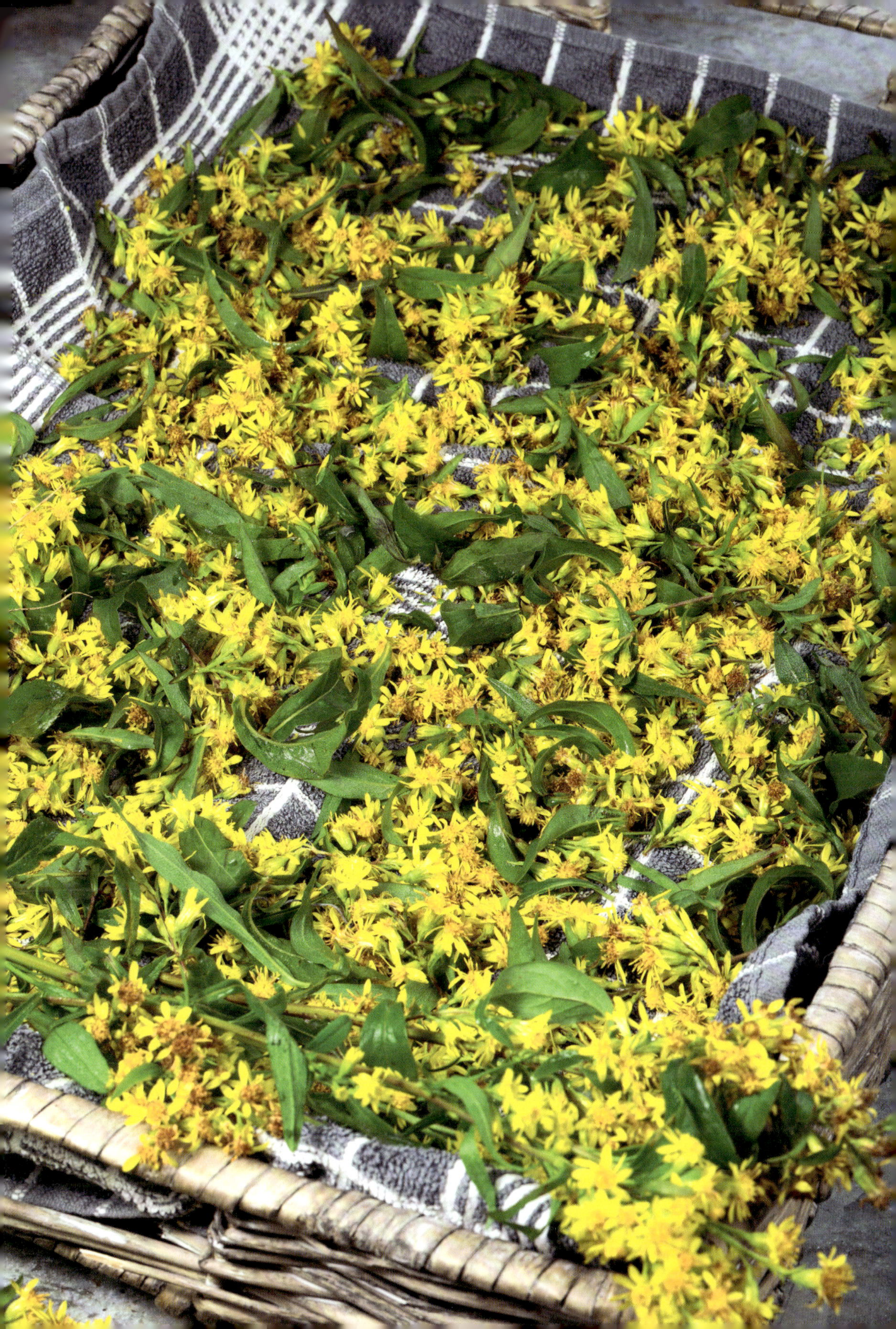

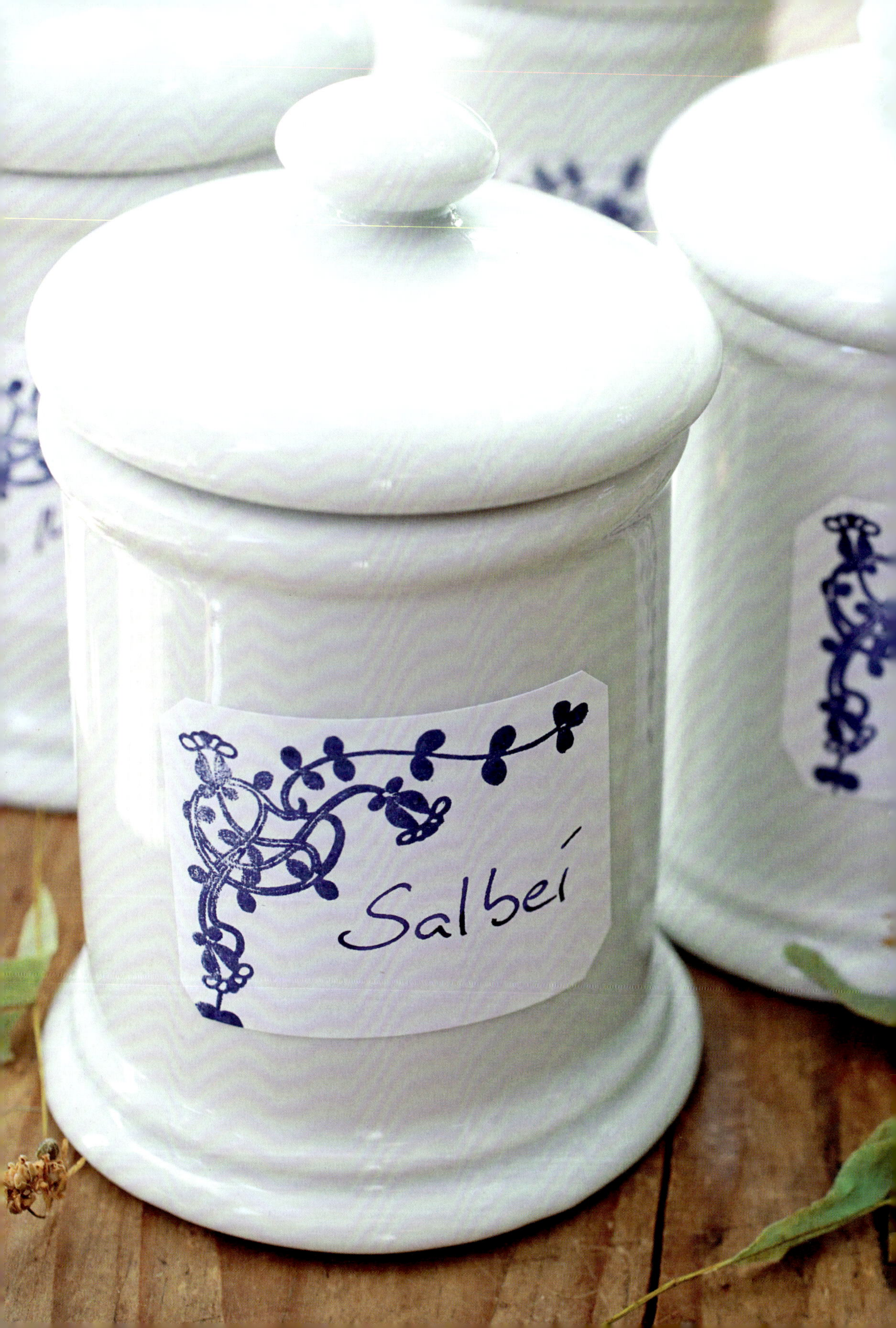
Salbei

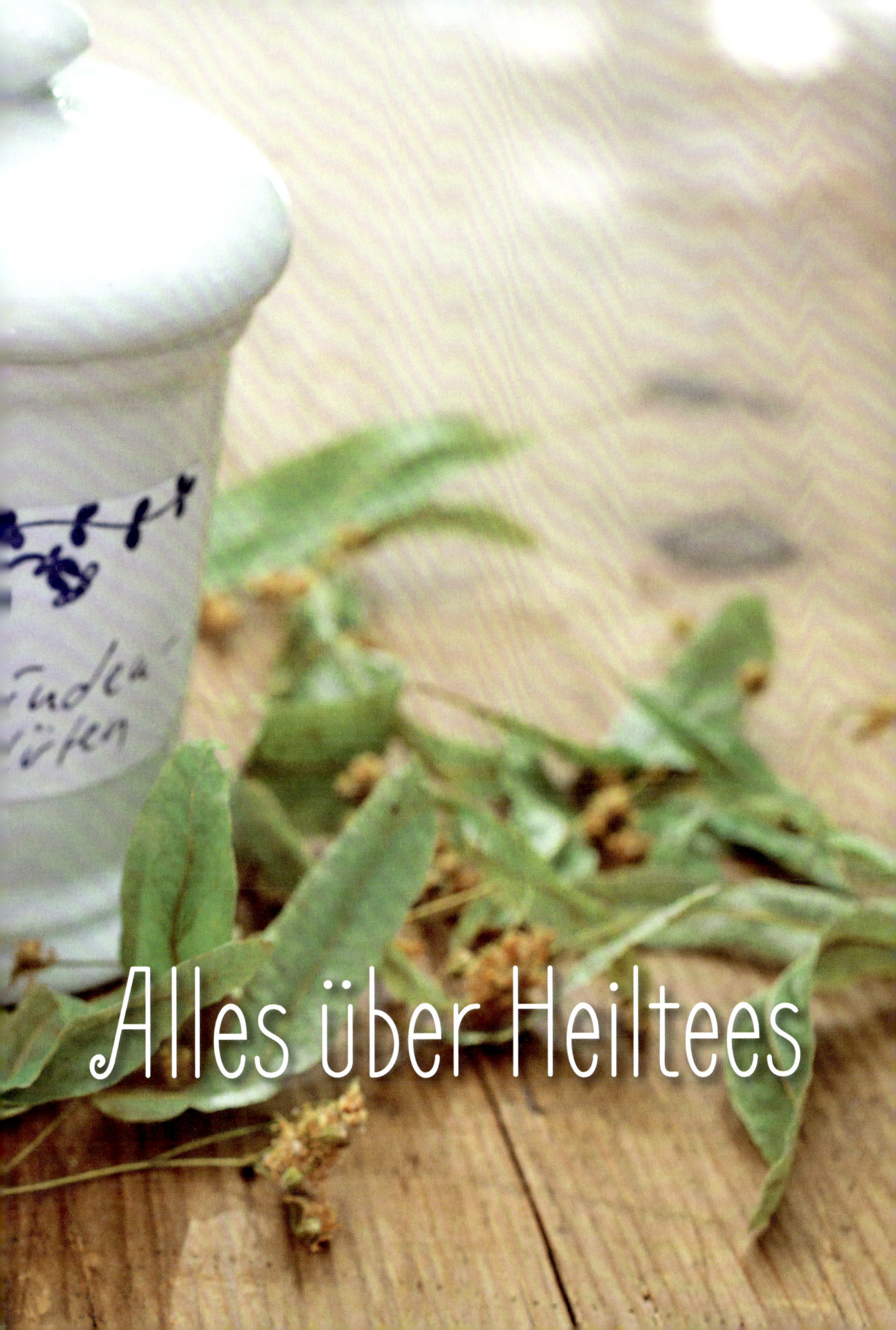

Alles über Heiltees

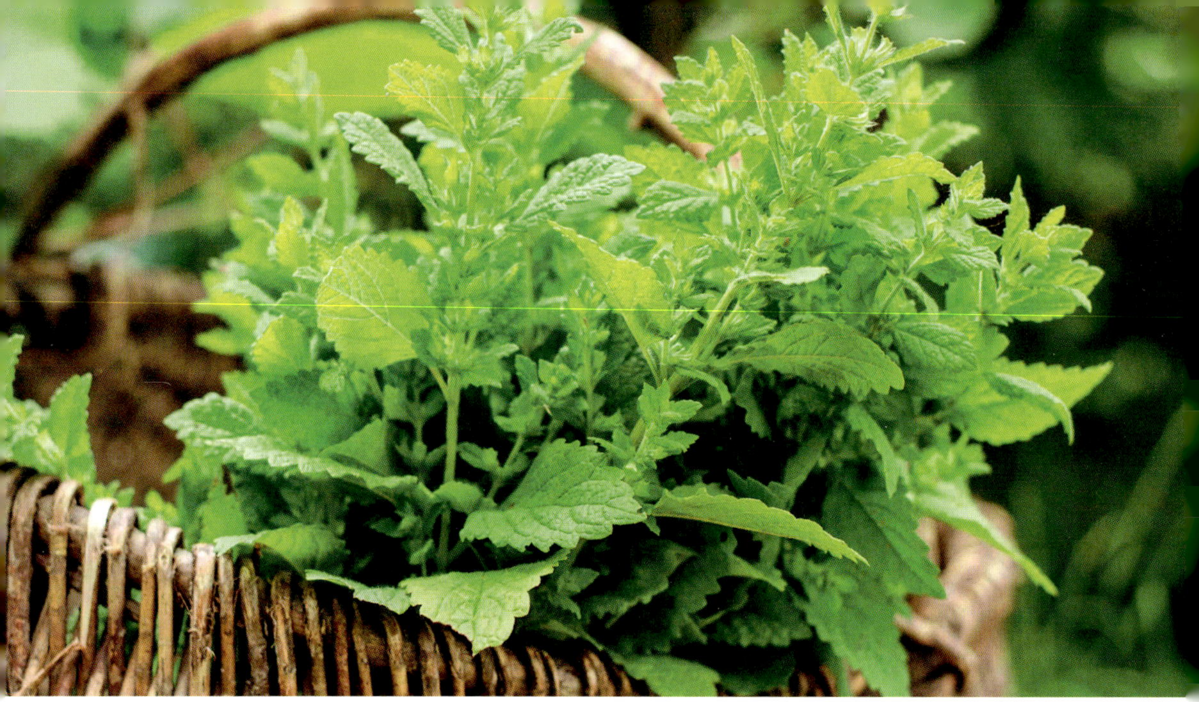

Teetrinken - bringt das überhaupt was?

Lange Zeit wurde das Trinken von Kräutertees nicht so ganz ernst genommen, dabei ist es neben dem Verzehr von Pflanzen die natürlichste und unverfälschteste Form, Heilpflanzen einzunehmen. Und das ohne Farb-, Zusatz-, Konservierungs- und Füllstoffe!

Die meisten der für uns wertvollen Wirkstoffe in Heilpflanzen sind mehr oder weniger gut wasserlöslich. Zwar gibt es auch Einschränkungen: Manche Inhaltsstoffe lösen sich besser in Alkohol und weniger gut in Wasser, wie beispielsweise die ätherischen Öle. Andere hilfreiche Stoffe sind hitzeempfindlich und müssen mit kaltem Wasser aus den Pflanzen gelöst werden, wie manche Schleimstoffe. Insgesamt jedoch stellen Tees in jedem Fall eine vollwertige pharmakologisch wirksame Zubereitung dar. Wenn Sie Ihren Tee zu Heilzwecken optimal zubereiten möchten, ist es gut, ein paar Dinge zu beachten.

Qualität der Zutaten

Neben der Teezubereitung, die je nach verwendetem Pflanzenteil oder zu gewinnendem Wirkstoff unterschiedlich ist, setzt ein Heiltee eine gute Qualität der arzneilich verwendeten Pflanzen voraus. Hierbei kommt es auf den korrekten Erntezeitpunkt und das richtige Trocknen und Lagern an.

Die erfrischende Melisse schmeckt immer, hat es aber direkt vor der Blütezeit am meisten in sich.

Für eine Heilwirkung brauchen Sie natürlich Wirkstoffe, und die sind nicht das ganze Jahr über in gleicher Menge in den Pflanzen enthalten. Für einen Genusstee spielt dies keine Rolle, Sie können das ganze Jahr hindurch beispielsweise Ihren Melissentee trinken. Für Heilzwecke allerdings sammelt man die Blätter (und nur die Blätter!) kurz vor der Blüte, dann haben sie den höchsten Wirkstoffgehalt.

Arzneitees

Haben Sie einmal keine geeignete Teepflanze im Garten oder in der Sie umgebenden Natur oder ist Ihnen im Winter der Vorrat ausgegangen, dann achten Sie auch beim Kauf auf Qualität: Richtige Arzneitees gibt es nur in Drogerien und Apotheken. Nur diese enthalten den nach dem Arzneibuch vorgeschriebenen Wirkstoffgehalt. Kräutertees aus dem Discounter sind zwar nicht schädlich, müssen aber nicht unbedingt heilkräftig sein. Hier gilt das Lebensmittelrecht, nicht das Arzneimittelgesetz. Lesen Sie daher vorher immer auf der Verpackung nach, um welche Art Tee es sich handelt, der Arzneitee ist immer eindeutig als solcher bezeichnet.

ZUTAT ZEIT

Auf der ganzen Welt werden Tees zubereitet, häufig sehr aufwendig im Rahmen einer Teezeremonie. Wer gerne reist, kann dies bestätigen: In der Sahara wird der Grüntee gekocht und anschließend werden erfrischende oder verdauungsfördernde Kräuter hinzugefügt. Bei der Zubereitung des japanischen Matchatees wird das Grünteepulver mit einem Bambusbesen in einer Schale mit 80 °C warmem Wasser verrührt. Der Matetee der Südamerikaner wird in einer speziellen Kalebasse erst leicht befeuchtet, bevor langsam das 95 °C heiße Wasser nachgefüllt wird.

Es gibt zahlreiche weitere Beispiele aus der ganzen Welt, bei uns ist das aber häufig anders. Immer wieder höre ich von Patientinnen und Patienten in meiner Praxis, dass die Teezubereitung zu viel Zeit in Anspruch nimmt und nicht in den Alltag passt. Das mag stimmen, man könnte es aber auch ganz anders sehen: sich Zeit nehmen, sich eine Pause gönnen, sich selbst oder dem kranken Kind etwas Gutes tun, ganz bei der Sache sein. Den Tee dann auch noch schluckweise gemütlich im bequemen Sessel zu trinken, oder am Tisch beim Zeitunglesen – das reißt uns aus dem Alltag. Oft ist es die TeePAUSE, die uns gut tut. Teekochen hat etwas mit Entschleunigung zu tun!

Wirkstoffe in unseren Heilpflanzen

Im Laufe der Erdgeschichte haben Pflanzen sich immer wieder an die verschiedensten klimatischen Veränderungen anpassen müssen. Viele der Pflanzen blieben dabei auf der Strecke, aber manche Urpflanzen wie Moose, Flechten, Farne und Schachtelhalme gibt es heute noch.

Pflanzen wissen sich zu schützen und anzupassen, sie können auch ein- und auswandern, wie wir das heute in Zeiten des Klimawandels gut beobachten können.

Grundsätzlich versuchen Pflanzen also immer zu überleben und ihre Art zu erhalten. Dies tun sie unter anderem mit Stoffen, die gar nicht unmittelbar für den Stoffwechsel der Pflanze notwendig sind. Darum werden sie als „sekundäre Pflanzenstoffe" bezeichnet. Mit diesen schützen sich Pflanzen vor Krankheiten, zu starker UV-Strahlung (man kann das auch bei den Pflanzen als „Sonnenbrand" bezeichnen) oder einfach nur davor, gefressen zu werden. In der Heilpflanzenkunde bezeichnen wir diese Stoffe auch als „Wirkstoffe" – damit wird bereits deutlich, dass diese eine „Wirkung" im menschlichen (und selbstverständlich auch tierischen) Organismus herbeiführen können. An ein paar Beispielen möchte ich die Wirkung dieser Stoffe verständlich machen.

Lavendel und Kamille sind Pflanzen, die mit ätherischen Ölen heilen können.

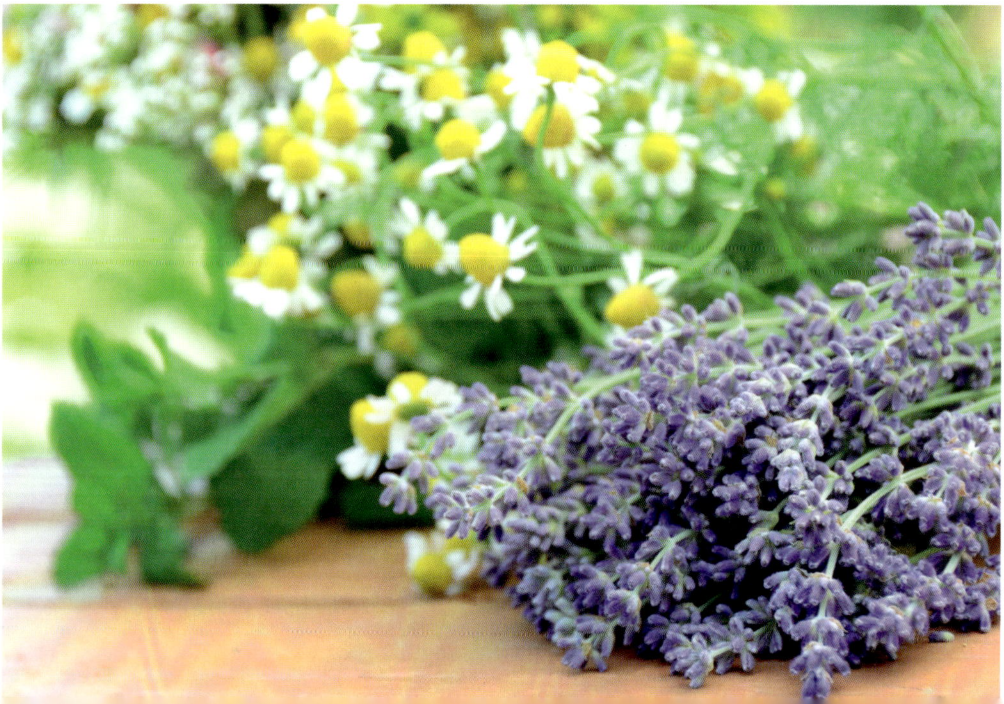

Ätherische Öle

Die ätherischen Öle sind zwar nicht allein, aber maßgeblich für die Düfte verantwortlich. Sie können ganz unterschiedliche Funktionen haben. Wenn wir unter einer blühenden Linde stehen, dann ist es das für die Lindenblüte spezifische ätherische Öl, das uns sofort einnimmt. Es enthält Farnesol, einen pheromonähnlichen Duftstoff, der übrigens nicht nur Insekten anlockt, sondern auch Liebende, wie durch zahlreiche Lieder belegt ist.

Streifen Sie hingegen bei der Gartenarbeit einen Rosmarinstrauch, dann freuen Sie sich zwar über den Duft, der Strauch will Sie damit aber eigentlich vertreiben. Und sicher ist Ihnen aufgefallen, dass Heilpflanzen in Süddeutschland oder noch weiter südlich, Richtung Mittelmeer, viel aromatischer sind als im Norden, denn hier kommt eine weitere Aufgabe hinzu: Das Bilden von ätherischen Ölen schützt vor Sonnenbrand.

Heilkundlich betrachtet haben ätherische Öle ebenfalls sehr vielfältige Aufgaben, aber eine haben sie alle gemeinsam: Sie wirken desinfizierend: Gegen eine Vielzahl von Bakterien, gegen zahlreiche Pilze und gegen einige Viren sind aromatische Heilpflanzen wirksam – von Pflanze zu Pflanze ist die Wirkung natürlich unterschiedlich. Aromatische Heilpflanzen können außerdem entzündungshemmend (wie die Kamille), krampflösend (die Pfefferminze) und beruhigend (beispielsweise Lavendel) wirken.

Gerbstoffe

Die Gerbstoffe schützen Pflanzen vor Fäulnis, denn durch ihre zusammenziehende Wirkung verdichten sie die Struktur von Blättern, Rinde und Wurzeln so, dass sich Fäulnisbakterien nicht wohlfühlen. Ein gutes Beispiel dafür ist die Nelkenwurz, die gerne im feuchten Halbschatten steht, also an einem Standort, an dem Fäulnis tendenziell gute Chancen hat. Ihre Wurzel hat einen sehr hohen Gerbstoffgehalt.

Medizinisch nutzen wir diese Eigenschaft: Gerbstoffe gerben, d. h. Haut und Schleimhäute ziehen sich bei Kontakt mit ihnen zusammen, Gerbstoffe dichten Haut und Schleimhäute des Körpers quasi ab. So haben Bakterien, Pilze und Viren schlechte Chancen, „anzudocken“ und sich zu vermehren. Dies zeigt sich bei äußerlicher Anwendung in einer entzündungshemmenden, blutungsstillenden, juckreizlindernden Wirkung. Innerlich eingenommen, wirken sie vor allem stopfend, da die zusammenziehende Wirkung dazu führt, dass die gereizte Schleimhaut weniger Sekret absondert. Gerbstoffhaltige Heilpflanzen werden entsprechend bei Durchfall (Beispiel Nelkenwurz), bei Ekzemen (etwa der Stinkende Storchschnabel) oder zur Wundheilung (wie die Schafgarbe) eingesetzt.

Bitterstoffe

Bitterstoffe sind in erster Linie dazu da, pflanzenfressende Tiere abzuschrecken. Sie sind Teil des ausgeklügelten Verteidigungssystems der Natur. Pharmakologisch sind Bitterstoffe hoch interessant: Die moderne Forschung entdeckt immer mehr Wirkungen, die durch sie ausgelöst werden. Bei der innerlichen Einnahme (beispielsweise Beifuß, Schafgarbe, Löwenzahn) steht die verdauungsfördernde Wirkung im Vordergrund. Kaum hat unsere Zunge den Geschmack „bitter" wahrgenommen, fängt auch schon der Speichel an zu fließen. Wenig später wird der Magen warm und aktiv, vielleicht lassen sich Bauchgeräusche wahrnehmen: Die Bildung sämtlicher Verdauungssäfte wird durch Bitterstoffe angeregt. So gelangen unsere Speisen dann, ordentlich durch die Verdauungsenzyme zerlegt, in den Dünndarm. Dort können nun alle Nährstoffe gut aufgenommen werden. Dadurch verweilen schwer verdauliche Speisen nicht so lange im Magen und plagen uns nicht allzu sehr. Über die ausgleichende Wirkung auf unser vegetatives Nervensystem mit den beiden Gegenspielern Sympathikus und Parasympathikus wirken Bitterstoffe belebend, aber auch entspannend, je nachdem, was wir gerade brauchen. Diese Wirkung erklärt auch, warum unser Herz gestärkt und die Durchblutung verbessert wird. Und die verbesserte Durchblutung unserer Darmschleimhaut führt zur vermehrten Bildung von Abwehrzellen, daher wirken Bitterstoffe auch aktivierend auf unser Immunsystem.

Flavonoide

Die gelben oder orangefarbenen Pflanzenfarbstoffe, mit denen Pflanzen Insekten anlocken, werden Flavonoide genannt. Sie schützen die Pflanze vor schädlichen Einflüssen, beispielsweise vor Sonnenbrand oder Umweltgiften. Aus der Ernährungsmedizin beim Menschen weiß man schon lange von dieser wichtigen Eigenschaft der Flavonoide: Sie haben eine antioxidative und schützende Wirkung auf unsere Zellen und gelten daher als schützend vor Krebserkrankungen. Darüber hinaus haben sie weitere sehr vielfältige Aufgaben: Einige sind entzündungshemmend (wie Kamille und Ringelblume), andere harntreibend (beispielsweise die Birke) oder herzstärkend (etwa der Weißdorn).

Saponine

Saponine haben seifenähnliche Eigenschaften und können bei hoher Konzentration die Schleimhäute reizen. Aus dem Grund werden beispielsweise die saponinreichen Efeublätter nicht als

Tee, sondern ausschließlich als magenschonendes Fertigarzneimittel eingesetzt. Saponine haben vielfältige Aufgaben: Einige Saponindrogen, wie der Efeu, finden als Hustenpflanzen Verwendung. Auf reflektorischem Weg regen sie die Bildung eines flüssigeren Schleims in den Bronchien an und erleichtern somit das Abhusten. Andere Saponindrogen, wie beispielsweise die Birke, haben harntreibende Eigenschaften und insgesamt regen sie unseren gesamten Stoffwechsel an. Auch diese Wirkungen erfolgen aufgrund von Reizungen bestimmter Rezeptoren – bei Saponinen ist das „Reizen" Programm!

Schleimstoffe

Die Schleimstoffe ermöglichen Pflanzen, Wasser zu speichern. Außerdem lassen sich schleimige und damit etwas klebrige Samen besser verbreiten, durch einfaches Anhaften oder angereichert mit „Dung" über den Kot von Tieren. Bei der heilkundlichen Verwendung nutzen wir die schützende und reizlindernde Wirkung der Schleimstoffe: Ein trockener Rachen, die Ursache für den quälenden Reizhusten, wird mit Schleimstoffen, zum Beispiel aus Spitzwegerich, benetzt. Sofort lässt der quälende Hustenreiz nach.

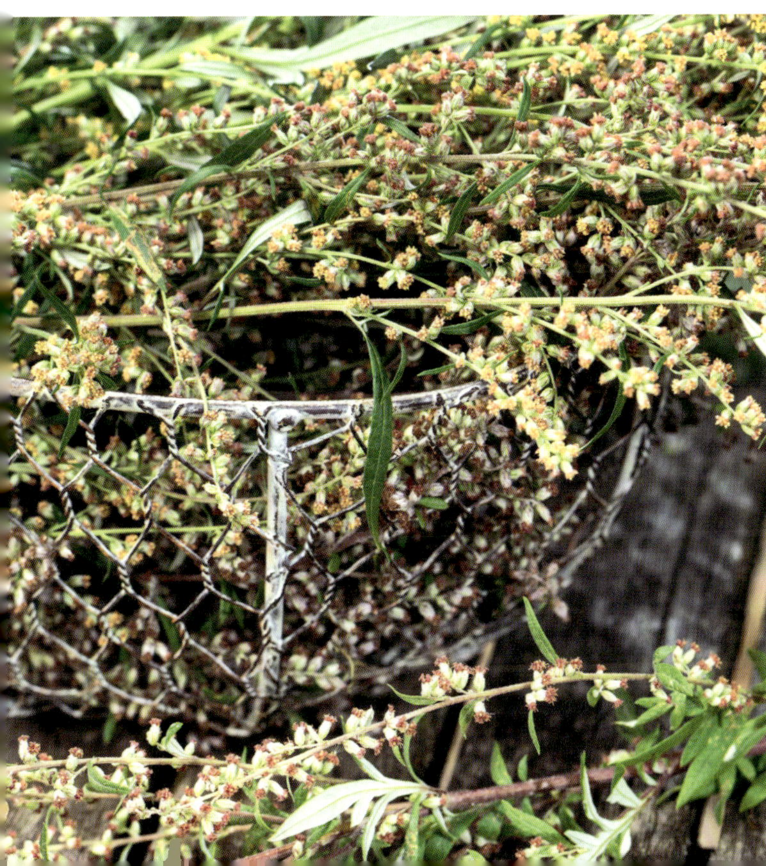

Beifuß mit seinen Bitterstoffen ist ein Klassiker zur Verdauungsförderung.

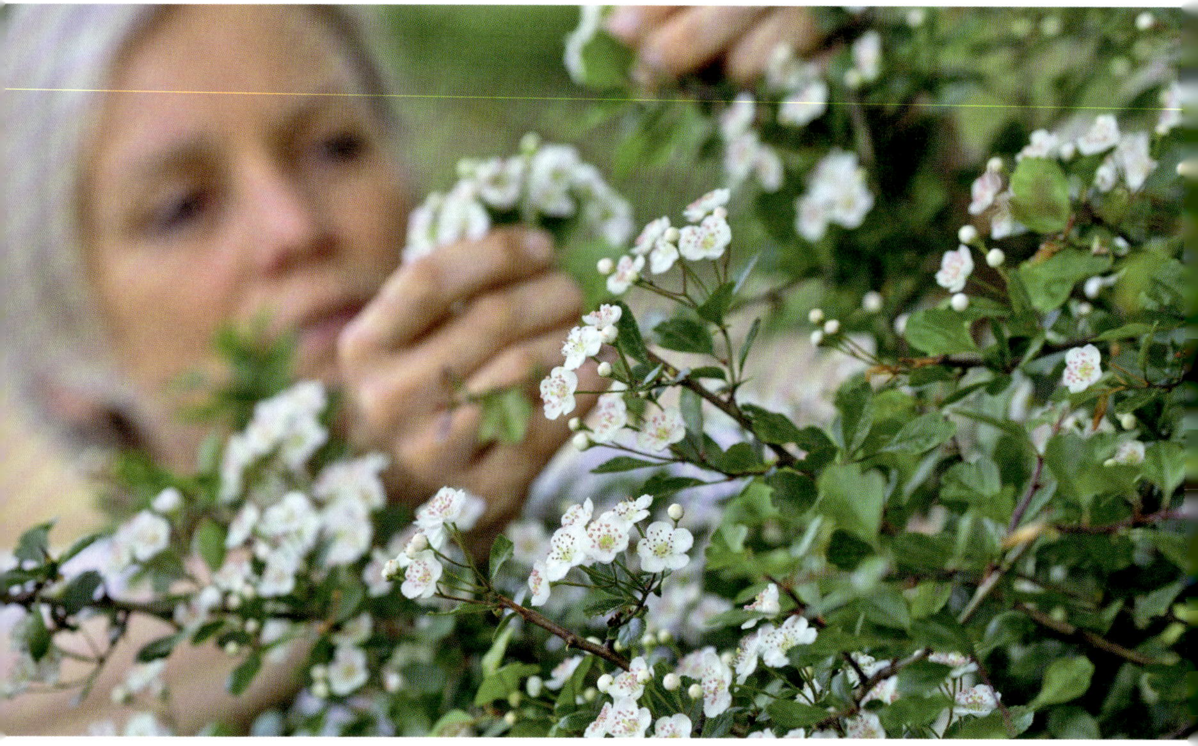

Frisch oder getrocknet?

Heilpflanzen frisch zu verwenden ist wertvoll und äußerst sinnlich. Für einen Genusstee, bei dem es nicht so sehr auf die Heilwirkung ankommt, geht dies das ganze Jahr hindurch. Für eine gute Heilwirkung ist es aber wichtig, Pflanzenteile mit einem höchstmöglichen Wirkstoffgehalt zu verwenden.

Diesen hohen Gehalt an Inhaltsstoffen haben viele Pflanzen vor allem im Sommer, nämlich dann, wenn sie sich besonders schützen müssen und sich vermehren. In dieser Zeit können Sie die Pflanze wunderbar frisch verwenden. Außerhalb dieser Zeit greifen Sie lieber auf Ihren Vorrat an zur richtigen Zeit getrockneten Kräutern zurück. Worauf Sie beim Einkauf getrockneter Kräuter achten sollten, steht auf Seite 9. Wenn Sie sich selbst einen Vorrat anlegen möchten, finden Sie hier einige wichtige Hinweise.

Selber sammeln – das ist schon fast ein Teil des Heilungsprozesses.

Wo sammeln?

Im eigenen Garten sind Sie grundsätzlich auf der sicheren Seite, außerhalb kann es – je nach Umgebung – schwierig werden: Unsere dicht besiedelte Landschaft stellt uns Pflanzensammler mitunter vor große Herausforderungen. Denn klar ist, dass Heilpflanzen nicht an Straßen und landwirtschaftlich genutzten Flächen gesammelt werden dürfen. Feinstaub, Dünger und Pestizide haben selbstverständlich nichts im Tee zu suchen. Schauen Sie sich in Ihrer Umgebung um. Oft sind es ganz unspektakuläre Brachflächen, auf denen sich die größte Vielfalt findet. Sammeln können Sie ansonsten praktisch überall: An Feld-, Wald- und Wiesenrändern, an Fluss- und Bachufern, im Wald, an Waldlichtungen, auf Wiesen.

NATURSCHUTZ

Bitte sammeln Sie nicht in Naturschutzgebieten, auch wenn es dort besonders vielfältige Kräuter gibt – das ist erstens verboten, zweitens sollten wir die wenigen Flächen, in denen sich die Natur bei uns ungestört entfalten kann, besonders achten.

Wann und wie sammeln?

Das Sammeln war bei unseren Vorfahren etwas Heiliges und ein wichtiger Teil der Herstellung eines Heilmittels. Nicht nur, dass der Mondverlauf dabei mit einbezogen wurde, auch das richtige Werkzeug spielte eine Rolle. Die Druiden benutzen tatsächlich eine goldene Sichel, die in ihrer Form an die Mondsichel erinnert. Außer mit dieser Sichel aus Gold wurden Heilpflanzen niemals mit Metallwerkzeug ausgegraben, da man glaubte, dass sie sonst ihre Heilkraft verlieren. Zum Ausgraben wurde beispielsweise ein Hirschgeweih oder eine Lindenholzschaufel verwendet.

Wie auch immer Sie dazu stehen, es kann sehr schön sein, das Sammeln für sich selbst mit einem Ritual zu verbinden. Für mich gehört zumindest dazu, dass man aufmerksam und respektvoll sammelt und immer nur die Menge an Pflanzenmaterial entnimmt, die man auch wirklich benötigt. Lassen Sie immer ausreichend Pflanzen der gesammelten Art oder Blüten am Stängel einer Pflanze zurück, damit sich die Pflanze weiter vermehren kann. Gesammelt werden nur gesunde Pflanzen beziehungsweise Pflanzenteile von gesunden Pflanzen.

Die meisten Pflanzenteile lassen sich einfach mit den Fingern abknipsen, für festere Stängel brauchen Sie eine Schere und für Wurzeln zum Beispiel einen handelsüblichen Wurzelstecher. Ihr Sammelgut lässt sich am besten in einem Korb transportieren, dort liegt es locker und luftig, aber auch Stoffbeutel oder Papiertüten tun es.

Sammelzeitpunkte

RINDEN werden im Frühjahr von jungen Ästen geschält, dann ist der Saftstrom am stärksten (z. B. Weide, Eiche).
Tageszeit: vormittags

BLÄTTER von BÄUMEN werden gesammelt, wenn sie voll entfaltet sind, im Mai (z. B. Birke) oder auch im Sommer, dann ist der Gerbstoffgehalt größer (z. B. Walnuss). Blätter von KRÄUTERN sammelt man zu Blühbeginn: Dann, wenn die ersten Blütenknospen sich öffnen, findet sich in den Blättern die höchste Wirkstoffkonzentration (z. B. Salbei, Melisse, Pfefferminze, Bohnenkraut, Dost).
Tageszeit: um die Mittagszeit

BLÜTEN werden dann gesammelt, wenn sie sich vollständig entfaltet haben, also zur Vollblüte (z. B. Ringelblume, Kamille).
Tageszeit: um die Mittagszeit

KRAUT bezeichnet den oberirdischen Teil der Pflanze zur Blütezeit, also Stängel, Blatt und Blüten (z. B. Gänsefingerkraut, Schafgarbe, Eisenkraut). Es wird im Sommer gesammelt. Bei sehr großen Pflanzen sammeln Sie nur das obere Drittel, dann stimmt das Verhältnis von Stängel, Blatt und Blüte (z. B. Schafgarbe). Bei niedrigeren Pflanzen halten Sie etwa eine Handbreit Abstand zum Boden ein, oft findet sich dort einiges an Sand und Erde.
Tageszeit: in der Regel um die Mittagszeit

FRÜCHTE und SAMEN werden im vollreifen Zustand, also je nach Art im Spätsommer oder Herbst geerntet (z. B. Holunderbeeren, Hagebutte, Dill).
Tageszeit: Samen um die Mittagszeit, Früchte am Nachmittag

WURZELN werden meistens im Spätherbst (Ende Oktober/Anfang November) geerntet, da sich dann die Inhaltsstoffe der Pflanze in die Wurzel zurückgezogen haben, manche auch im Frühjahr, wenn sich die ersten Blättchen zeigen.
Tageszeit: vor Sonnenaufgang, also noch bevor die Inhaltsstoffe, die sich über Nacht in die Wurzel zurückziehen, wieder in die oberirdischen Teil der Pflanze zurückfließen.

SAMMELN IM ALLTAG

Wir alle wissen, dass sich die Sammelzeitpunkte nicht immer so streng einhalten lassen, der Alltag hat uns allzu oft fest im Griff. Ich habe mir angewöhnt, bei Spaziergängen oder Wanderungen immer einen Stoffbeutel oder ein paar Papiertüten mitzunehmen, denn oft ergibt sich dabei eine gute Gelegenheit zu sammeln. Beim Sammeln kann man wunderbar abschalten, vielleicht gönnen Sie sich diese Auszeit einfach ab und zu!

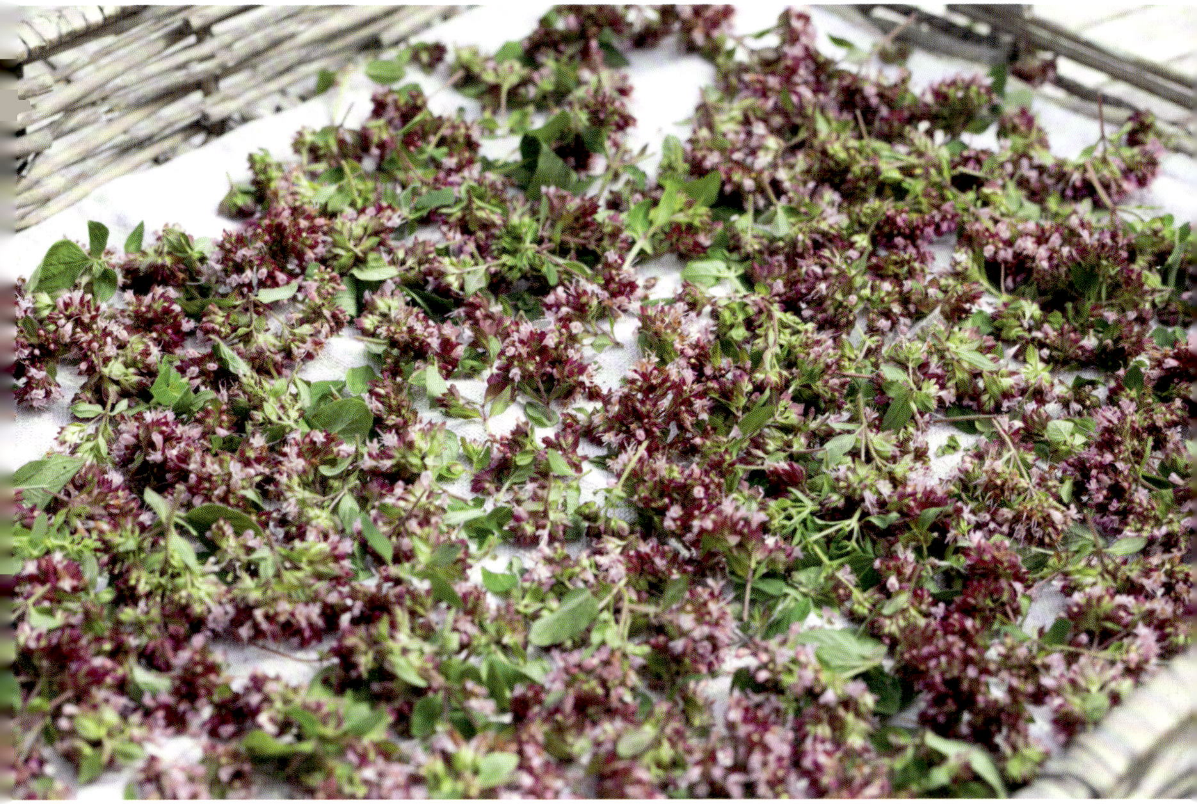

Luftig und im Schatten werden die Pflanzen (hier der Dost) durch Trocknen haltbar gemacht.

Richtig trocknen

Kräuter werden vor dem Trocknen nicht gewaschen, sondern lediglich von schmutzigen Blättern befreit. Da die meisten Wirkstoffe wasserlöslich sind, wäre das Waschen kontraproduktiv, außerdem sind die Pflanzen dann ungleich schwerer zu trocknen.

Ich empfehle Ihnen außerdem, die Kräuter so wenig wie möglich zu zerkleinern. Je weniger „Bruchstellen" die Pflanze hat, desto weniger Wirkstoffe können entweichen. Blätter und Blüten lassen Sie einfach ganz.

Um die Wirkstoffe weiterhin optimal zu erhalten, ist es wichtig, die Kräuter möglichst schnell zu trocknen. Dauert der Trocknungsprozess zu lange, kommt es zur Fermentation und damit zu Veränderungen der Inhaltsstoffe. Optimal ist das Trocknen während einer Schönwetterperiode, dann sind die meisten Kräuter innerhalb von 3–4 Tagen trocken (etwa Brennnessel und Melisse), andere brauchen 10–14 Tage (wie eine Ringelblume mit den kelchartigen Hüllblättern).

BLÄTTER TROCKNEN

Beim Trocknen von Blättern (z. B. Melisse, Pfefferminze) zupft man die Blätter vor dem Trocknen von den Stängeln. Wenn Sie die Kräuter erst trocknen und dann die Blätter vom Stängel streifen, bleiben wertvolle Stoffe im Stängel und es finden sich weniger in den Blättern, da die ätherischen Öle beim Trocknen quasi in den Stängel „wandern". Für einen Genusstee macht das nichts, für einen Heiltee wird jedoch immer der wirkstoffreichste Pflanzenteil verwendet. Das ist bei Pfefferminze & Co. auf jeden Fall das Blatt.

Trocknen Sie Ihre Kräuter an einem luftigen, schattigen Ort, zum Beispiel auf einem Dachboden oder in einer Scheune, am besten auf einem Baumwolltuch. Gut eignet sich auch ein Wäschegestell, auf das Sie ein Tuch legen.

Schwierig ist es mit schleimstoffhaltigen Pflanzen (z. B. Spitzwegerich, Huflattich, Königskerze), da sie Wasser anziehen. Auch die Petersilie verliert bei zu langsamem Trocknen schnell an Aroma und Farbe. Für solche „schwierigen" Kräuter lohnt sich die Anschaffung eines Dörrapparates. Die Temperatur von 35–40 °C sollte zur Erhaltung des Aromas nicht überschritten werden. Sofern Sie einen Backofen besitzen, der sich auf 40 °C einstellen lässt, geht das auch: Einfach ein Geschirrtuch über den Backofenrost legen und die Kräuter drauf platzieren. Je nach Kraut dauert der Trocknungsprozess einige Stunden, bei

Blätter, hier von der Wasserminze, werden vor dem Trocknen vom Stängel gezupft.

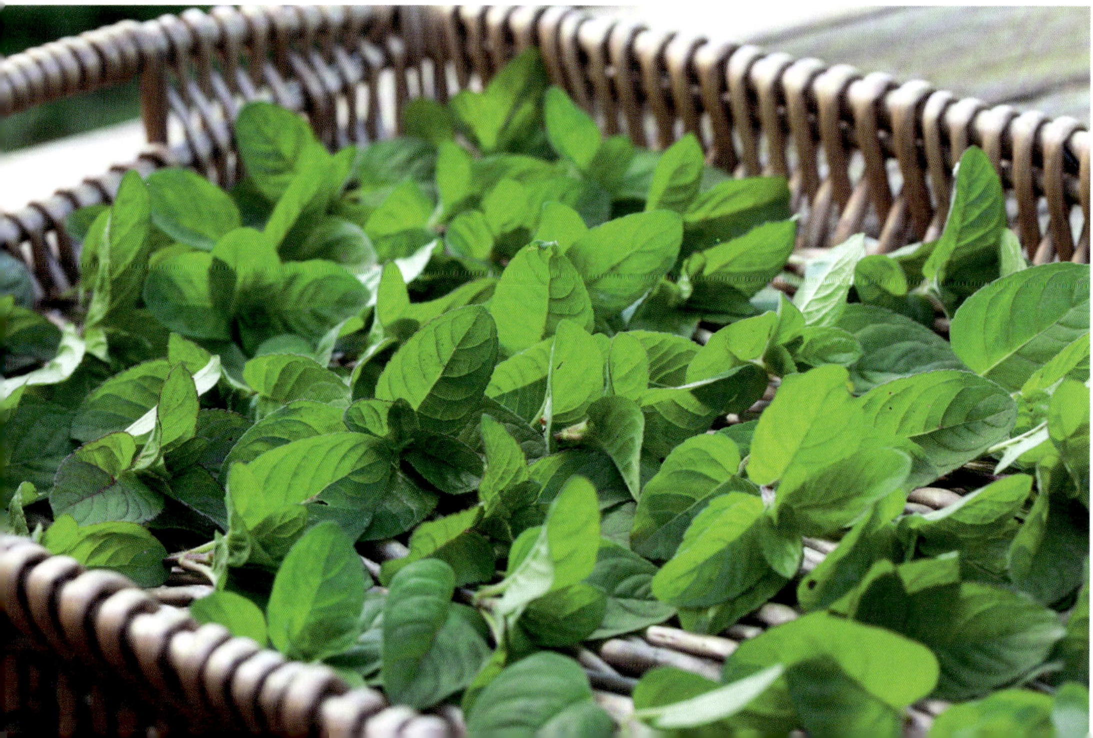

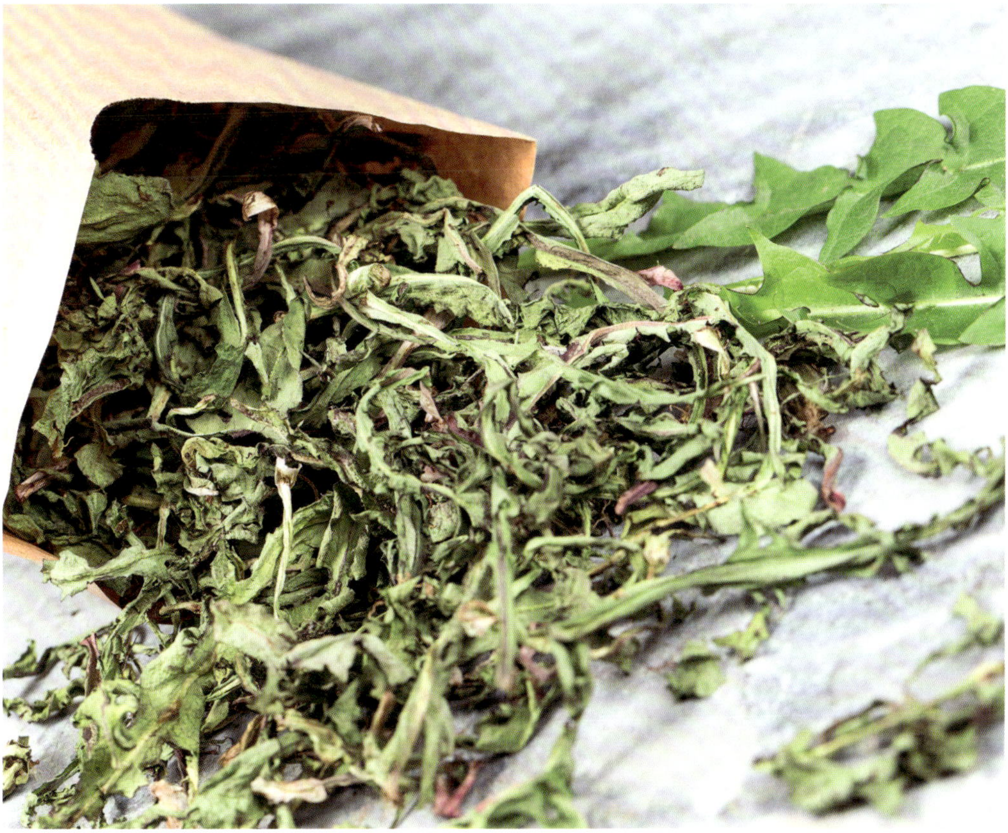

Zum Aufbewahren an einem trockenen Ort eignen sich einfache Papiertüten.

der „Ofentrocknung“ lassen Sie die Ofentür einen Spalt offen, damit die Feuchtigkeit entweichen kann.

Wann sind die Pflanzen wirklich fertig getrocknet? Wenn die Blätter wie trockenes Laub rascheln und die Stängel sich leicht brechen lassen.

Richtig lagern

Getrocknete Heilpflanzen sollten dunkel, trocken und kühl aufbewahrt werden. Unzerkleinerte Kräuter halten sich etwa 2 Jahre, zerkleinerte maximal 1 Jahr. Auch aus diesem Grund empfehle ich, die Kräuter erst vor der Teezubereitung zu zerkleinern und zur Lagerung ganz zu lassen. Getrocknete Heilpflanzen lassen sich gut in Stoffbeuteln, Papiertüten oder Kartons an einem trockenen Ort aufbewahren, kleinere Vorräte in braunen Teegläsern, die Sie in Teeläden oder im Internet beziehen können. Kräuter, die Wasser anziehen (z. B. Spitzwegerich, Huflattich, Königskerze), müssen immer in solchen dunklen Teegläsern aufbewahrt werden.

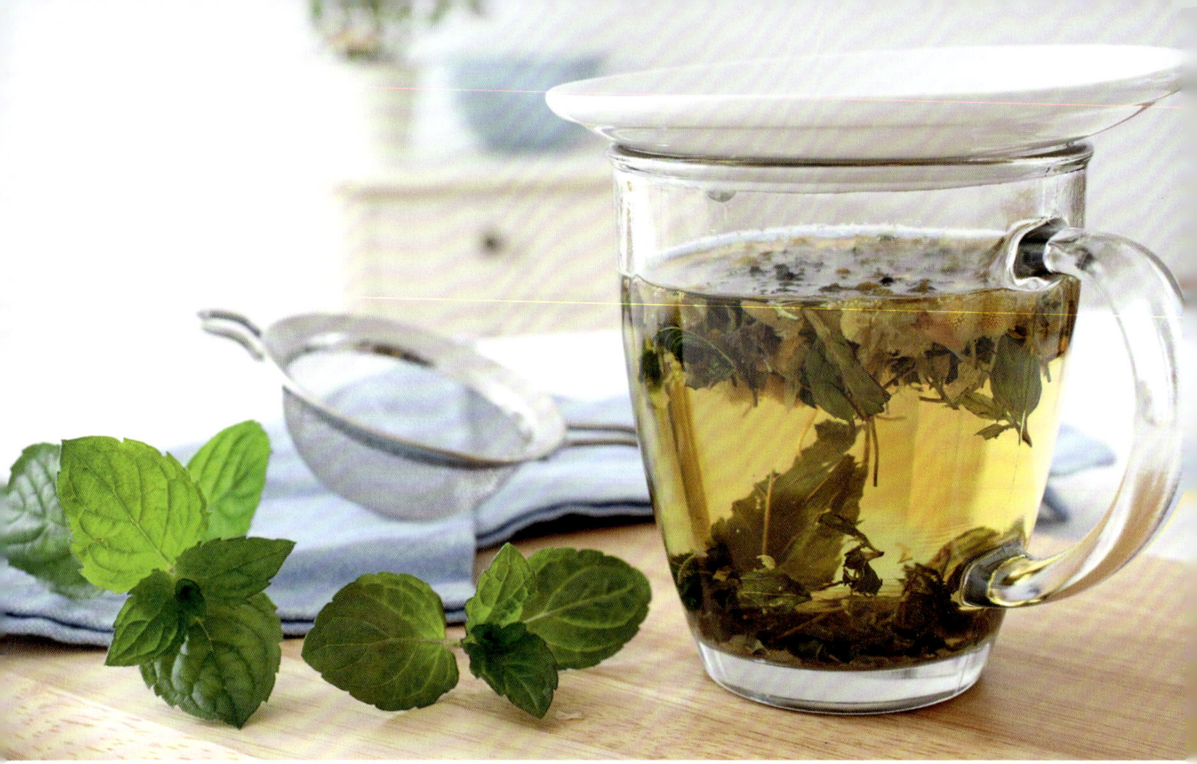

Heiltees zubereiten

Wenn Sie bislang Ihren Tee auf klassische Art und Weise zubereitet haben, haben Sie vermutlich alles richtig gemacht. Der sogenannte Heißwasseraufguss, als Fachbegriff „Infus“ genannt, bezeichnet das Übergießen des verwendeten Tees mit heißem Wasser.

Will man Teekräuter für Heilzwecke verwenden, fangen hier die kleinen, aber feinen Unterschiede an: Je nach Pflanzenteil oder Wirkstoff ist die „Ziehzeit“ unterschiedlich. Während Blüten ihre Wirkstoffe bereitwillig hergeben, ist es bei der Wurzel anders, die braucht eine viel längere Ziehzeit. Unter den Wirkstoffen sind ätherische Öle an sich schon leicht flüchtig, man kann sie also schnell mit heißem Wasser ausziehen, während sich Gerbstoffe erst nach längerer Zeit bitten lassen. Daher ist die Zubereitungsart zwar häufig ähnlich, aber doch von Pflanze zu Pflanze unterschiedlich, je nachdem, was Sie gerne hätten.

FAUSTREGEL WIRKSTOFF-ZIEHZEITEN

- Ätherische Öle: löslich nach 1–2 Minuten
- Bitterstoffe: nach 5–10 Min.
- Saponine: nach 5–10 Min.
- Gerbstoffe: nach 10–15 Min.
- Flavonoide: nach 15–30 Min.

Der Heißwasseraufguss (Infus)

Dies ist die üblichste Zubereitungsart für die meisten Heilpflanzen. Bei aromatischen Heilpflanzen, also solchen mit einem hohen Anteil an ätherischen Ölen, lassen Sie das kochende Wasser

Beim Infus ist es wichtig, den Tee beim Ziehenlassen abzudecken, um alle Wirkstoffe einzufangen.

2–3 Minuten stehen, damit die Düfte nicht mit dem Wasserdampf verduften, sondern im Tee bleiben. Decken Sie diese Tees aus dem gleichen Grund auch immer mit einem Deckel ab. Und ein Tipp: Das Kondenswasser, das sich am Deckel sammelt, ist geschwängert mit ätherischen Ölen. Die gehören in den Tee, daher lassen Sie das Wasser bitte immer dort hinein abtropfen.

Die Abkochung (Dekokt)

Das ist für harte Pflanzenteile oder schwer lösliche Wirkstoffe, z. B. die Kieselsäure im Ackerschachtelhalm, die geeignete Zubereitung. Der verwendete Pflanzenteil wird hierbei immer mit kaltem Wasser zum Kochen gebracht, um eine möglichst große Wirkstoffausbeute zu haben. Je nach Pflanze ist es unterschiedlich, wie lange sie dann weiterkocht.

Der Kaltwasserauszug (Mazerat)

Dieser wird mit Heilpflanzen durchgeführt, die hitzeempfindliche Wirkstoffe haben, z. B. die Schleimstoffe im Huflattich, oder bei denen man durch die Teezubereitung unverträgliche Begleitstoffe aus dem Tee fernhalten möchte, z. B. bei Bärentraubenblättern.

Heiltees werden möglichst nicht gesüßt. Ausnahmen sind Husten- und Beruhigungstees: „Süß“ wirkt bei Unruhe etwas beruhigend und bei festsitzendem Husten auswurffördernd. Für Kinder darf gerne ein Schluck Fruchtsaft dazugegeben werden.

ODER EINFACH NUR GENIESSEN

Möchten Sie Ihren Kräutertee einfach nur genießen? Dann ist die Zubereitung nicht ganz so wichtig. Hier ist der ganz normale Heißwasseraufguss gefragt. Was sich immer lohnt: Decken Sie den frisch aufgebrühten Tee ab, damit die Aromen erhalten bleiben. Und noch ein Tipp: Ein besonderes Geschmackserlebnis erhalten Sie, wenn Sie aromatische Pflanzen wie Pfefferminze, Melisse & Co. als „blonden“ Aufguss zubereiten und den Tee nur maximal 1 Minute ziehen lassen. Dann kommt die blumige, fein-aromatische Note dieser Pflanzen am stärksten heraus; Beistoffe wie Gerbstoffe werden gar nicht erst gelöst.

Heiltees trinken

Heilpflanzentees können alltägliche Beschwerden lindern und sind unkompliziert in der Einnahme sowie gut verträglich. Dennoch gibt es auch hier ein Zuviel oder Zuwenig. Damit eine Wirkung eintritt, braucht es eine regelmäßige Einnahme.

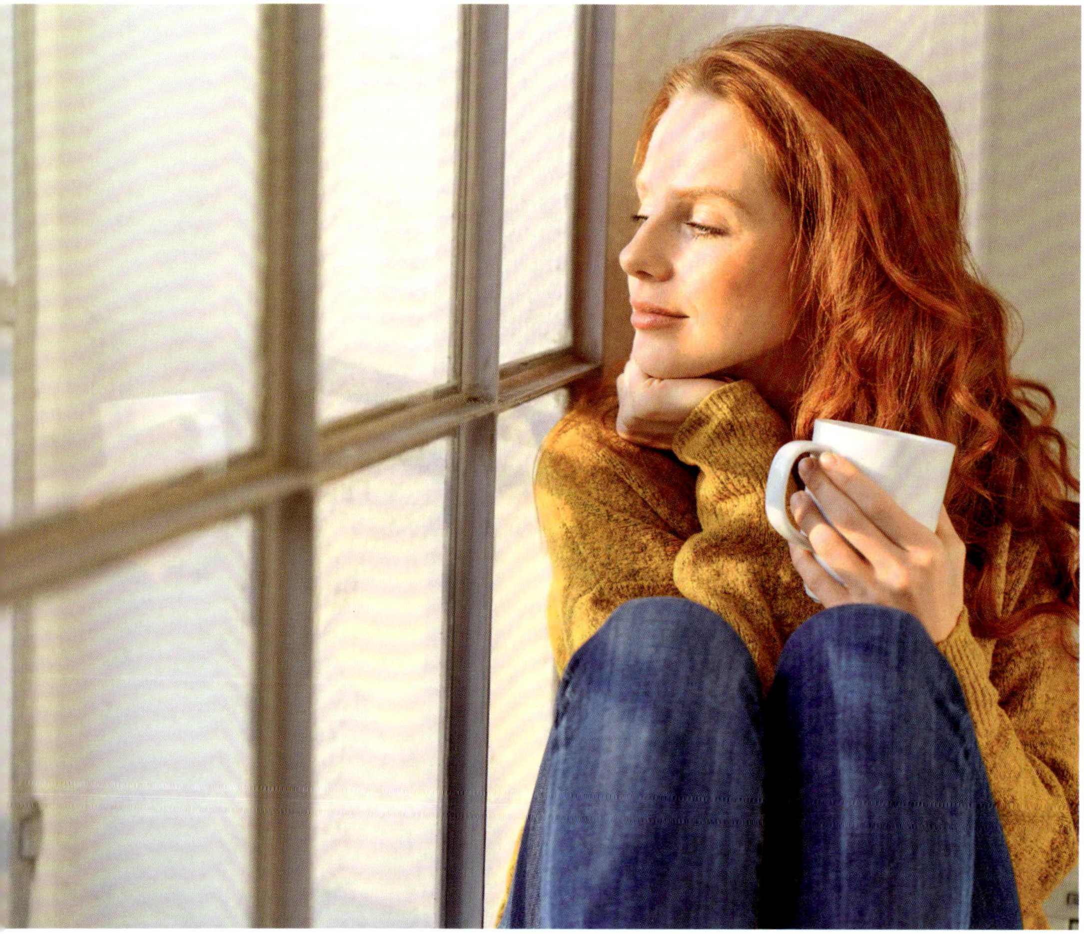

Heiltees sollen guttun – die richtige Dosis ist dabei wichtig.

Neben der Sorgfalt bei der Teezubereitung – für einen möglichst hohen Wirkstoffgehalt – ist beim Heilteetrinken auch wichtig, wie häufig, über welchen Zeitraum und in welcher Dosierung Sie den Tee zu sich nehmen. Nur so können Sie das volle Potenzial der heilenden Stoffe ausschöpfen.

Wie viel Tee tut gut?

Die Dosierung habe ich sowohl bei den Pflanzenporträts als auch bei den Teemischungen beschrieben. Dabei gehe ich von 3 Tassen Tee täglich aus. Dies entspricht auch der üblichen Einnahmehäufigkeit eines Arzneimittels und dient zum einen dazu, über den Tag verteilt immer wieder einen „therapeutischen" Reiz zu setzen, und zum anderen, den Wirkstoffspiegel im Blut aufrechtzuerhalten. Ganz wichtig: Den Tee sollten Sie immer frisch zubereiten, da langes Stehenlassen zu Oxidationsprozessen und damit zum Wirkstoffverlust führt. Das können Sie unschwer in einer Glaskanne beobachten – man sieht, wie sich die Farbe des Tees nach einiger Zeit verändert.

Bei akuten Beschwerden, beispielsweise Übelkeit, einer Erkältung oder einer Blasenentzündung, können Sie die Menge auf 5 Tassen täglich erhöhen. Der Tee wird „entlang der Beschwerden" getrunken. Das heißt, bei Besserung reduzieren Sie die Menge und bei Beschwerdefreiheit bleiben Sie sicherheitshalber noch 2 Tage dran, dann aber mit einer normalen Dosierung, sprich 3-mal täglich 1 Tasse.

Bei länger andauernden Beschwerden, etwa chronischen Verdauungsbeschwerden, empfehle ich Ihnen, eine Teekur über 4–6 Wochen bei einer Dosierung von 3-mal täglich 1 Tasse durchzuführen. Die naturheilkundliche Erfahrung zeigt, dass dieser Zeitraum benötigt wird, um Heilungsprozesse anzustoßen.

Wichtig: Bitte lassen Sie chronische Beschwerden immer medizinisch abklären, bevor Sie zur Selbstbehandlung greifen.

TEEDOSIS FÜR ERWACHSENE

- Normale Dosierung: 3-mal täglich 1 Tasse
- Bei akuten Beschwerden: bis zu 5-mal täglich 1 Tasse.

1 Tasse entspricht 150 ml Wasser.

Dosierung für Kinder

Bei Kindern gilt das gleiche Vorgehen wie bei den Erwachsenen, aber die Dosierung ist eine andere.

Die meisten Heilpflanzen sind bereits für Säuglinge geeignet, wobei im ersten Lebensjahr grundsätzlich Zurückhaltung geboten ist. Für Kinder im ersten Jahr sind folgende im Buch aufgeführte Heilpflanzen geeignet: Apfel, Dill, Gänseblümchen, Gänsefingerkraut, Holunder, Kamille, Königskerze, Lavendel, Melisse, Ringelblume und Thymian.

Achtung: Für 0- bis 4-Jährige sollten folgende Heilpflanzen **nicht** eingesetzt werden: Beifuß, Hirtentäschel, Huflattich, Johanniskraut.

TEEDOSIS FÜR KINDER

- Im ersten Lebensjahr: 3-mal täglich 50 ml
- 1–4 Jahre: 3-mal täglich 75 ml
- 4–10 Jahre: 3-mal täglich 100 ml
- Kinder ab 10 Jahre: 3-mal täglich 150 ml (Dosierung für Erwachsene)

Heiltees mischen

Sie können Tees sehr gut selber mischen und Ihre individuellen Lieblingskombinationen zusammenstellen. Ein paar Hinweise helfen Ihnen dabei und sollen Sie zu Routiniers in Sachen Teemischung machen. Nehmen Sie sich Zeit und lassen Sie sich einfach von der sie umgebenden Natur inspirieren.

Am Anfang steht immer die Frage, wofür oder wogegen Sie den Tee einsetzen möchten. Soll er bei einer Erkältung mit einem festsitzenden Husten helfen? Oder die krampfartigen Regelbeschwerden lindern? Nach einem üppigen Essen die Verdauung unterstützen?

Dann schauen Sie in Ihre Vorräte, in den Garten oder in die Sie umgebende Natur, welche Heilpflanzen für Ihre Bedürfnisse vorhanden sind. Für eine Mischung braucht es nicht viel. Oft hilft auch ein Einzelkraut, wenn es zu den Beschwerden passt. Auch in einer Mischung ist weniger oft mehr. Aus pharmakologischer Sicht sollte eine Menge von fünf bis sieben Kräutern pro Mischung nicht überschritten werden, sonst ist die Heilwirkung zu ungenau.

Der Vorteil von Teemischungen ist, dass Sie bei der Zusammenstellung der Heilpflanzen verschiedene Aspekte Ihrer Beschwerden mit einbeziehen können. Sollten Ihre Verdauungsbeschwerden beispielsweise eher nervöser Natur sein, dann werden Sie zusätzlich zu den eigentlich verdauungsfördernden Gewürz- oder Bitterstoffpflanzen sicher auch ein oder zwei Kräutlein für das Nervenkostüm dazugeben. Dafür eignen sich gut Melisse oder Lavendel, denn beide wirken nicht nur beruhigend, sondern auch verdauungsfördernd. Sie merken schon, das eine gute Kenntnis der Heilpflanzen von Vorteil ist.

GETROCKNET ODER FRISCH?

Getrocknete und frische Kräuter können Sie ohne Bedenken miteinander kombinieren. Wenn Sie frische Pflanzen im Tee verwenden, dann nehmen Sie von diesen die doppelte der in den Rezepten angegebenen Menge.

Gut kombiniert

Um bei dem Beispiel mit den nervösen Verdauungsbeschwerden zu bleiben: Ich überlege mir vor der Zusammenstellung einer Teemischung immer, welches die Hauptpflanzen sein sollen. Diese ein bis drei Pflanzen sollten dann mindestens die Hälfte der Teemischung ausmachen, bei einer 100 g-Mischung also mindestens 50 g. Das wären zur Verdauungsförderung dann z. B. Beifuß, Bohnenkraut und Thymian. Versuchen Sie bei der Zusammenstellung der Heilkräuter darauf zu achten, dass auch eines für den Geschmack und eines für das Auge enthalten ist. Der Tee soll ja nicht nur wirken, sondern auch genießbar und

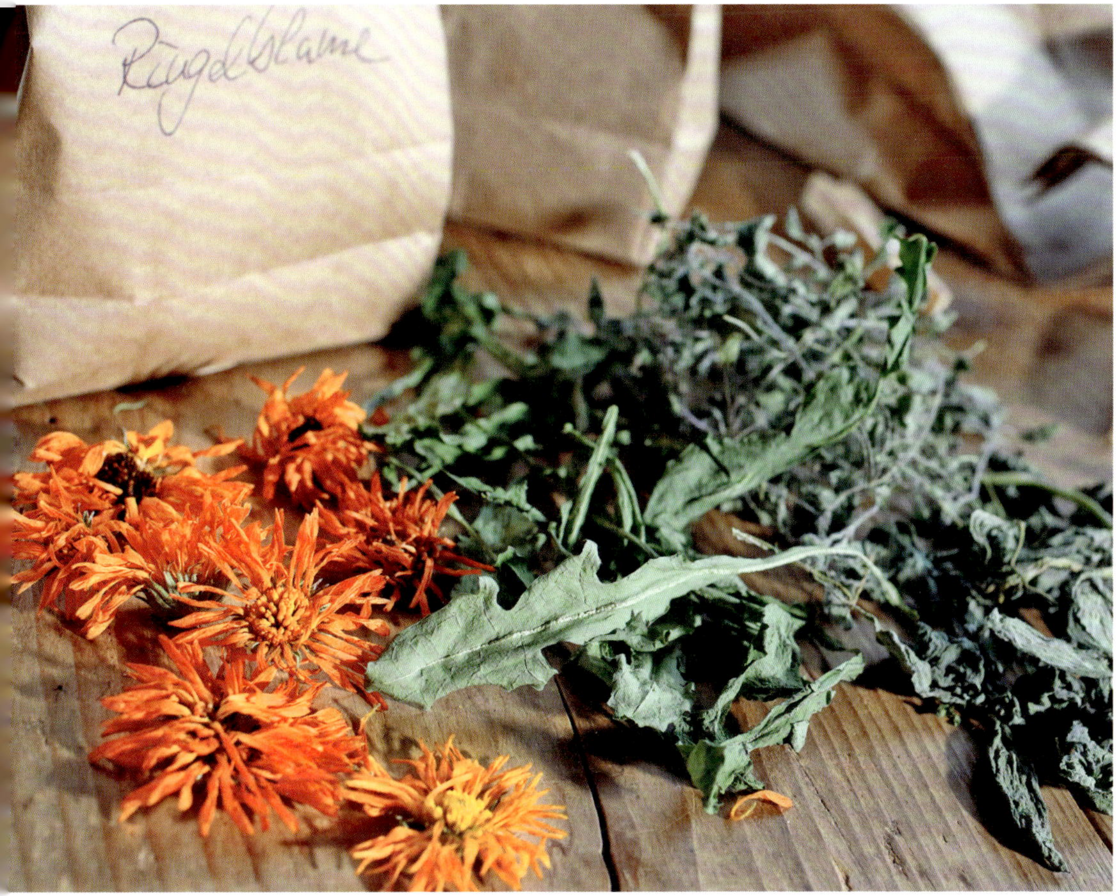

Tees richtig mischen – das ist eine Kunst und doch gar nicht so schwer.

schön anzuschauen sein. Dass das eine das andere nicht ausschließt, lässt sich am Beispiel eines Tees gegen nervöse Verdauungsbeschwerden verdeutlichen: Unsere Hauptpflanzen Thymian und Bohnenkraut schmecken gut – würzig, aromatisch – und ergänzen geschmacklich den bitteren Beifuß. Und auch unsere Nervenkräutlein Melisse und Lavendel sind geschmacklich fein. Sie merken, dass die Teemischung äußerst individuell, ganz entlang Ihrer Beschwerden erfolgen kann.

In einigen der Rezepte habe ich die Zitronenverbene eingesetzt, eine Südländerin, die nicht winterhart ist und im Haus überwintern muss. Sie besticht durch ihr frisches, zitroniges Aroma und bringt einen feinen Geschmack in die Teemischung. Es lohnt sich, sie anzuschaffen!

Nicht nur geschmacklich, sondern auch von der Wirkung her sind Teemischungen den Einzelpflanzen überlegen. Bisher ist die Gesamtwirkung von Mischungen nur ansatzweise wissenschaftlich untersucht, mit dem Ergebnis, dass sich Heilpflanzen in ihrer Wirkung ergänzen und verstärken. Die meisten der überlieferten Rezepte der Pflanzenheilkunde sind Teemischungen, der Trend zur Einzeldroge ist gemessen an der jahrtausendealten Erfahrung der Pflanzenheilkunde sehr jung.

Im Rezeptteil ab Seite 85 gehe ich jeweils von 100 g Teemischung aus. Diese Menge reicht bei einer Standard-Dosierung von 3-mal täglich 1 Tasse (1 TL getrocknete Teepflanzen auf 1 Tasse Wasser) etwa 3–4 Wochen. Rechnen Sie sich die Menge einfach herauf oder herunter auf den Zeitraum, in dem Sie die Teemischung trinken möchten.

Ich möchte Sie anregen, die Teemischungen im Rezeptteil als Ideen für Ihre ganz eigenen Rezepturen zu sehen. Probieren Sie eigene Kombinationen aus, die Pflanzen enthalten, die Ihnen sympathisch sind oder besonders guttun.

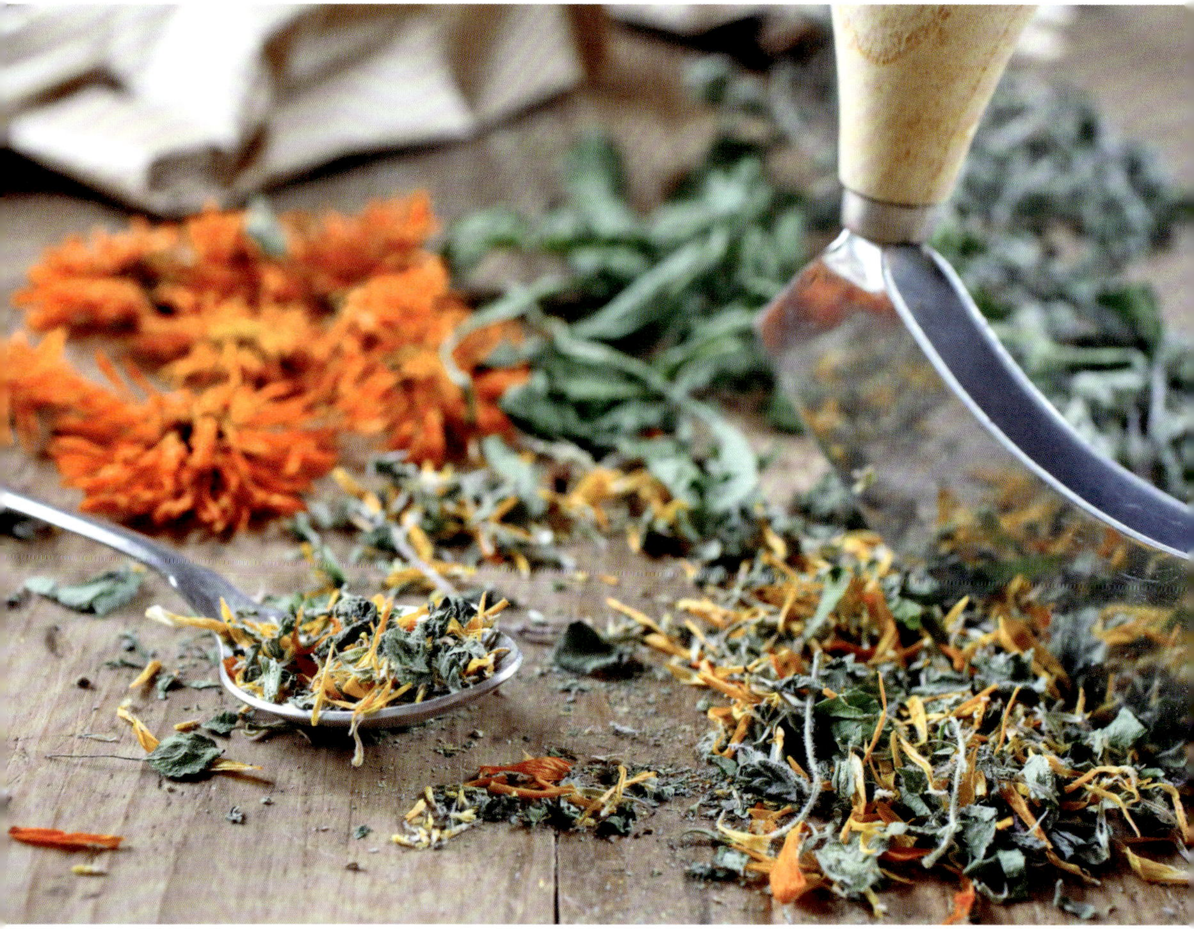

Ganz oder zerkleinert?

Die Frage, ob Heilpflanzen, egal ob frisch oder getrocknet, bei der Teezubereitung ganz gelassen oder zerkleinert werden sollten, könnte fast zur Gretchenfrage werden, denn hier stoßen wir auf zwei fast unvereinbare Gegensätze: Unbestritten ist die sogenannte Ganzblattdroge, also der unzerkleinerte Pflanzenteil, vom Wirkstoffgehalt her die beste Teedroge. Bei der Lagerung hält sich die Droge (= der getrocknete Pflanzenteil) so getrocknet etwa 2 Jahre. Bei der einzelnen Heilpflanze ist das auch die zu empfehlende Zubereitung, hier können Sie die getrocknete Droge kurz vor dem Aufguss mit den Fingern zerreiben, damit ausreichend Wirkstoffe in das Wasser übergehen. Bei Teemischungen stellt sich das anders dar: Wie passen eine Kamillenblüte, ein Melissenblatt und ein Schafgarbenstängel mit Blüten und Blättern auf meinen Teelöffel, wenn ich sie ganz lasse? Ich möchte ja auf einem Teelöffel die ganze Teemischung und nicht nur einen Teil davon haben. In der Apotheke oder Drogerie ist das Problem gelöst: Die Heilpflanzen werden vor dem Trocknen geschnitten, schonend getrocknet und aromaerhaltend aufbewahrt. Aus diesem Grund sind Teebeutel sehr häufig auch einzeln verpackt – was als Umweltsünde daherkommt, ist in diesem Fall sinnvoll.

Mein Vorschlag: Stellen Sie sich immer nur eine kleine Menge Mischungen (etwa 50 g) her, die gerade für rund 2 Wochen halten, zerkleinern Sie sie vorsichtig mit der Hand oder mit dem Wiegemesser.

Um den Tee gut dosieren zu können, zerkleinern Sie am besten immer nur kleine Mengen.

Ein Garten für Teekräuter

Das Haus, in dem ich wohne, befindet sich mitten in einem älteren Neubaugebiet, direkt gegenüber vom Kindergarten. Bei unserem Einzug vor rund 25 Jahren befand sich vor dem Haus ein gepflegter Vorgarten mit Rasenfläche und halbhoher Ligusterhecke – heute ist das anders!

Wir zogen im Januar ein. Im Frühjahr war unsere erste Handlung, den halben Garten umzugraben und Gemüsebeete anzulegen. Dazu kam eine Kompostmiete. Dennoch fehlten mir für das biologische Gärtnern die Brennnesseln, dafür musste ich immer auf das Fahrrad steigen und an den Waldrand fahren. Drei Jahre später hatte sich bei uns am Kompost eine kleine Heerschar von Brennnesseln angesiedelt, sehr zu unserer Freude! Je länger wird dort leben und je weniger wir eingreifen, desto größer wird die Vielfalt an Pflanzen und Tieren in unserem kleinen Gärtchen, und unser Gemüsegarten gedeiht prächtig. Viele der Pflanzen, die sich selbst ansiedeln, sind auch Heilpflanzen für meine selbst gesammelten Kräutertees. Und ich tue nicht nur mir selbst Gutes damit!

Den eigenen Garten entdecken

Versuchen Sie einmal, Ihren Garten so zu betrachten und zu erfühlen, als ob Sie ihn gerade das erste Mal betreten würden. Drücken Sie im übertragenen Sinne die Reset-Taste und gehen

WILDNIS ZULASSEN

Mit der zunehmenden „Verwilderung" eines Gartens nimmt auch nach und nach die Vielfalt an Insekten zu. Das zieht wiederum Vögel an; Igel werden sich unter einem Haufen nicht weggeräumter Äste vom Baumschnitt sicher wohlfühlen. Sie alle sind Teil eines wichtigen Ökosystems, das sich in Wohngebieten immer seltener findet.

Heute wird es immer wichtiger, Insekten ausreichend Futterpflanzen zu bieten und kleine Oasen im Betondschungel zu schaffen. Das geht schon mit ein paar einfachen Brennnesseln: Allein vier wunderschöne Schmetterlingsarten sind auf die Brennnessel als alleinige Futterpflanze angewiesen.

Wenn der Garten nicht allzu sehr „frisiert" wird, finden sich viele Heilpflanzen ganz von selbst ein.

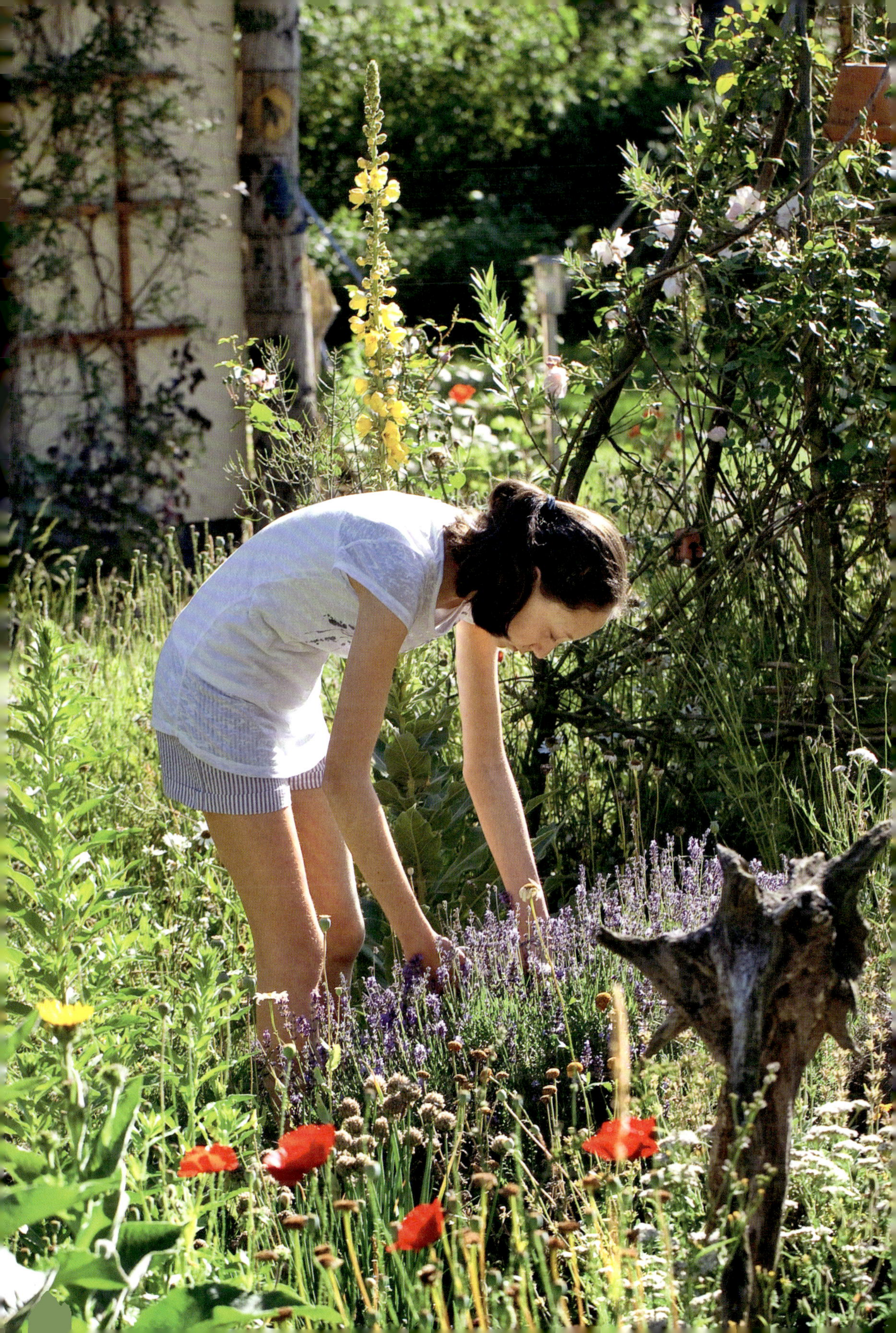

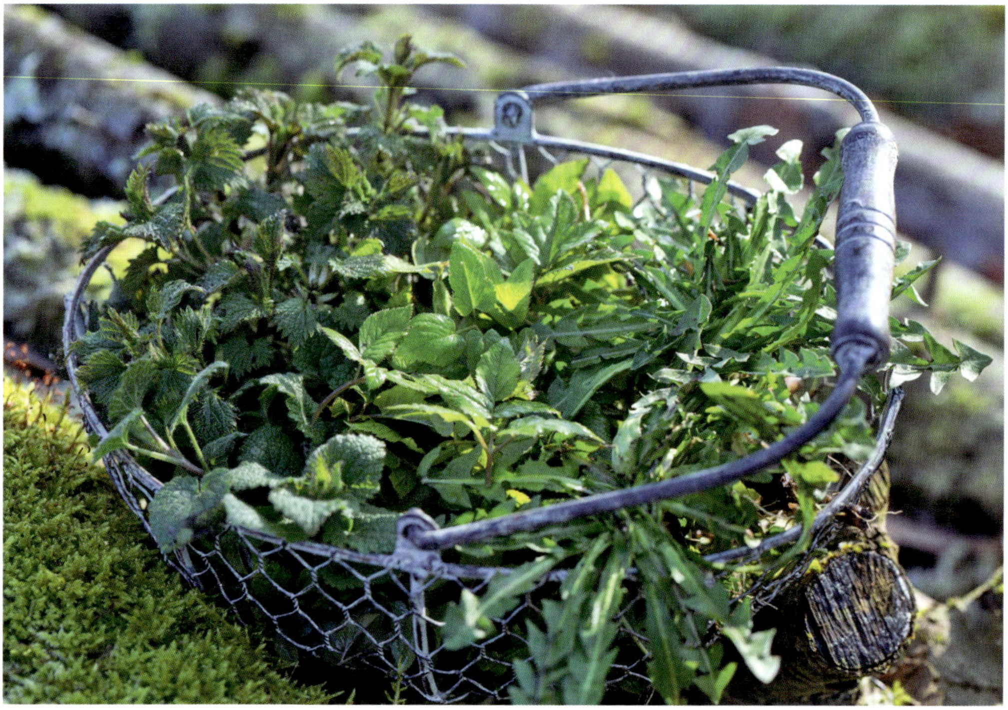

Die Natur hält eine reiche Ernte bereit! Brennnesseln, Giersch und Löwenzahn wachsen fast überall.

Sie auf Anfang. Was fällt Ihnen auf? Schauen Sie mal, was auf dem Rasen wächst, in der Hecke, am Kompost, hinter der Regentonne, am Schuppen, unterm Baum, im Beet, auf dem Gehweg. Sie werden überrascht sein, welche Vielfalt an Pflanzen und vermutlich sogar an Heilpflanzen Sie bereits im Garten haben – kaum ein Garten ohne Löwenzahn und Gänseblümchen, ohne Nelkenwurz und Giersch. Vielleicht haben Sie diese Pflanzen bisher eher als Unkräuter angesehen, aber wenn Sie sie mit anderen Augen betrachten, kann sich Ihnen eine ganz neue Welt erschließen. Dazu kommen die Kräuter in den Beeten, die Sie vielleicht bisher nur für die Küche genutzt haben, wie Rosmarin, Lavendel und Salbei – allesamt wunderbare Heilpflanzen.

Erweitern Sie Ihren Blick auf die Wege, die sie vielleicht täglich mit dem Hund oder Kinderwagen gehen oder beim Spazierengehen oder Joggen. Sie müssen vermutlich gar nicht weit laufen, um Heilpflanzen zu finden. Wenn Sie sich bereits etwas mit Pflanzen auskennen, dann schauen Sie doch mal, welche der in diesem Buch vorgestellten Heilpflanzen Sie spontan in Ihrer näheren Umgebung finden. Für das Kennenlernen der Pflanzen empfehle ich Ihnen am Buchende (Seite 146) gute Bestimmungsbücher.

Standorte der Pflanzen

Bei Streifzügen durch Garten und Natur fällt Ihnen sicher auf, dass sich unterschiedliche Pflanzen an verschiedenen Standorten wohlfühlen. Die meisten Heilpflanzen sind relativ genügsam und mögen sandige, nährstoffarme Böden. Das gilt vor allem auch für Pflanzen aus dem Mittelmeerraum wie Salbei, Lavendel oder Thymian. Wenn Sie Kräuter im Garten anbauen möchten, sollte die Erde für die meisten Arten locker und luftdurchlässig sein, der Standort sonnig. Sie können neben den Kräutern aus dem Süden übrigens auch heimische Heilpflanzen wie Johanniskraut, Dost oder Kamille in Ihren Garten holen und dort pflegen – dann haben Sie sie immer direkt verfügbar.

Folgende heimische Heilpflanzen finden Sie im Garten verstreut oder in Ihrer Umgebung:

AN WEG- UND FELDRÄNDERN: Ackerschachtelhalm, Beifuß, Brennnessel, Dost, Eisenkraut, Gänsefingerkraut, Hirtentäschel, Huflattich, Hundsrose, Johanniskraut, Kamille, Klette, Königskerze, Malve, Sanddorn, Schafgarbe, Spitzwegerich, Stinkender Storchschnabel, Walnuss und Wegwarte

IM WALD ODER AN WALDRÄNDERN: Bärlauch, Birke, Brombeere, Eiche, Giersch, Gundermann, Goldrute, Holunder, Hopfen, Hundsrose, Kriechender Günsel, Linde, Nelkenwurz, Stinkender Storchschnabel, Waldmeister, Weide (auf feuchtem Boden) und Weißdorn

AUF FEUCHTEN UND NÄHRSTOFFREICHEN WIESEN: Ackerschachtelhalm, Baldrian, Beinwell, Braunelle, Frauenmantel, Gänseblümchen, Gundermann, Kriechender Günsel, Löwenzahn, Mädesüß, Quecke, Schafgarbe, Spitzwegerich

AUF TROCKENEN ODER HALBTROCKENEN MAGERRASEN: Dost, Echtes Labkraut, Eisenkraut, Goldrute, Hundsrose, Johanniskraut, Schafgarbe

IM GARTEN haben wir meist keinen Magerrasen, sondern nährstoffreiche, eher feuchte, sonnige, aber auch halbschattige bis schattige Standorte. An zusätzlichen Pflanzen finden wir hier entsprechend die angebauten Südländer: Bohnenkraut, Lavendel, Majoran, Melisse, Mutterkraut, Ringelblume und Zitronenverbene. Und natürlich finden Sie im Garten auch unsere Obstbäume wie den Apfel, der in diesem Buch ebenfalls als Heilpflanze aufgeführt ist.

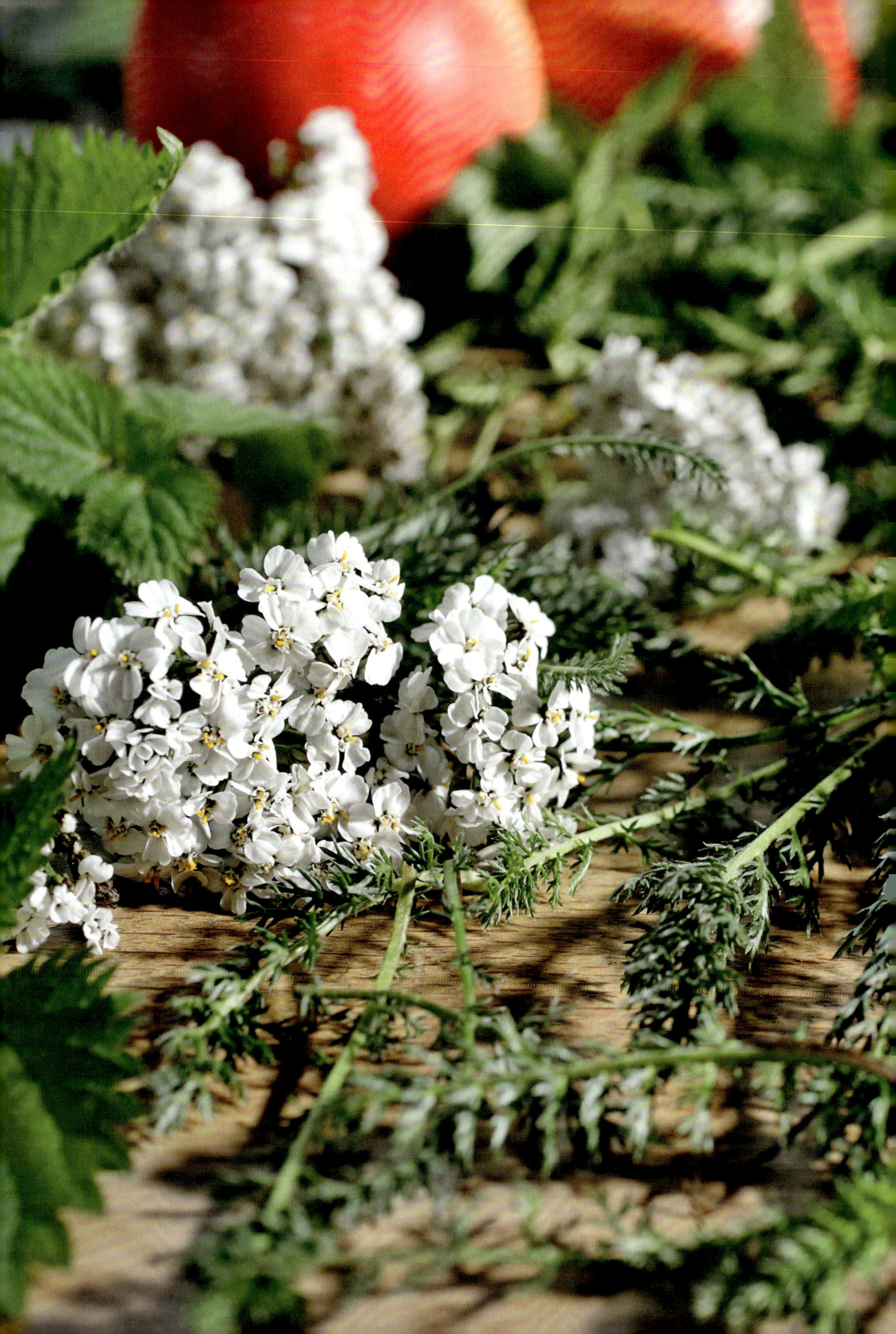

Porträts der Teepflanzen

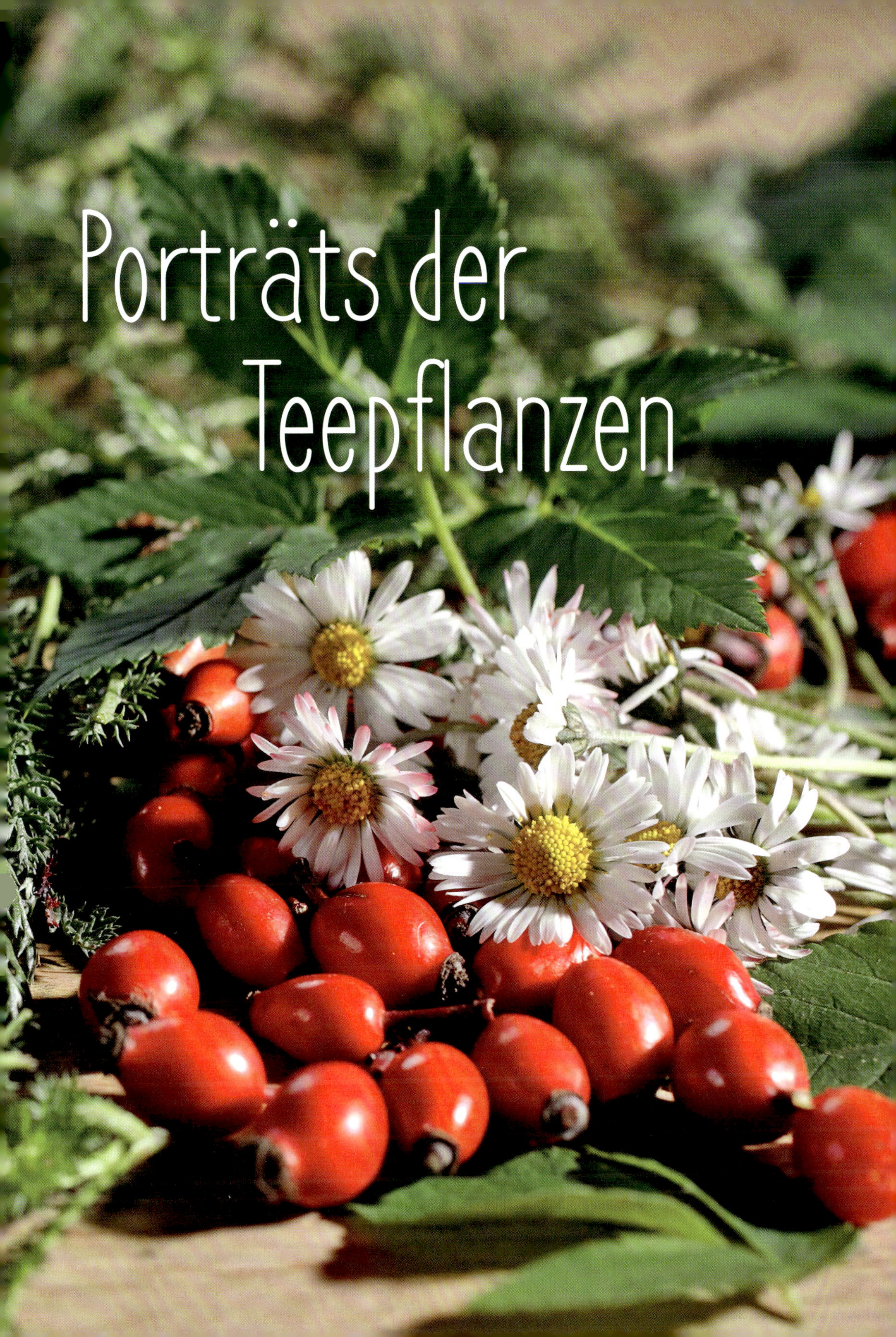

Ackerschachtelhalm

Equisetum arvense

Mit seinem ausschweifenden Wurzelgeflecht gehört er nicht unbedingt zu den Lieblingen des Gärtners, aber wenn Sie wissen, dass Sie ein lebendes Fossil vor sich haben, begegnen Sie ihm sicher anders. Botanisch gesehen gehört er zu den Farnen, die es schon viele Millionen Jahre vor unseren Blütenpflanzen gab.

Die auch Zinnkraut genannte Pflanze enthält so viele Mineralien, dass sie sich richtig spröde anfühlt – früher wurde damit das Zinngeschirr geputzt. Pfarrer Kneipp meinte dazu: „Es reinigt nicht bloß die Geschirre ..., es reinigt und heilt auch innere und äußere Gebrechen des menschlichen Körpers."

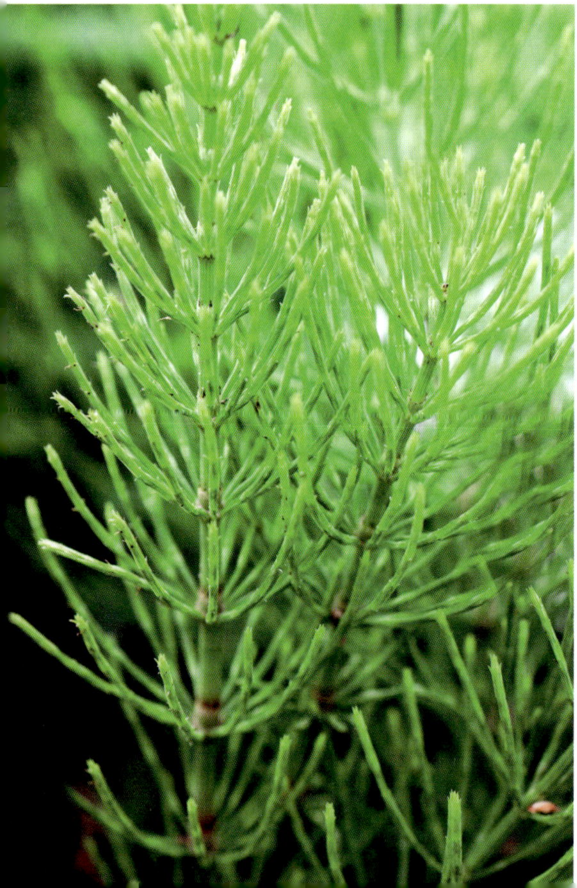

Was bewirkt der Tee?

Bis zu 10 % Mineralien enthält der Ackerschachtelhalm, davon ca. 6 % Kieselsäure. Das erklärt seine harntreibende und gewebsfestigende Wirkung. Er wirkt außerdem gegen *E. coli*-Bakterien, dem häufigsten Auslöser für Harnwegsinfekte, und gehört daher in jeden „Blasentee"! Jüngere Untersuchungen weisen auf eine leberschützende Wirkung hin. Äußerlich eingesetzt wirkt er juckreizlindernd bei Ekzemen und fördert die Wundheilung.

Wo zu finden?

Der Ackerschachtelhalm ist in Gärten, auf Äckern, an lehmigen und feuchten Wiesenrändern, in Gräben und an Böschungen zu finden.

Ernten: Was und wann?

Die Sommertriebe von Mai bis Juni, später ist Pilzbefall möglich.

Teezubereitung

Frisch aus dem Garten: 4 TL Schachtelhalmkraut
Getrocknet: 2 TL Schachtelhalmkraut
Mit 1 Tasse kochendem Wasser übergießen, 15 Minuten ziehen lassen.
Für Waschungen und Auflagen die doppelte Menge.

Gegenanzeigen

Nicht bei Wassereinlagerungen infolge von Herz- oder Niereninsuffizienz.

VERWECHSLUNGSGEFAHR

Ackerschachtelhalm kann mit dem giftigen Sumpfschachtelhalm verwechselt werden.

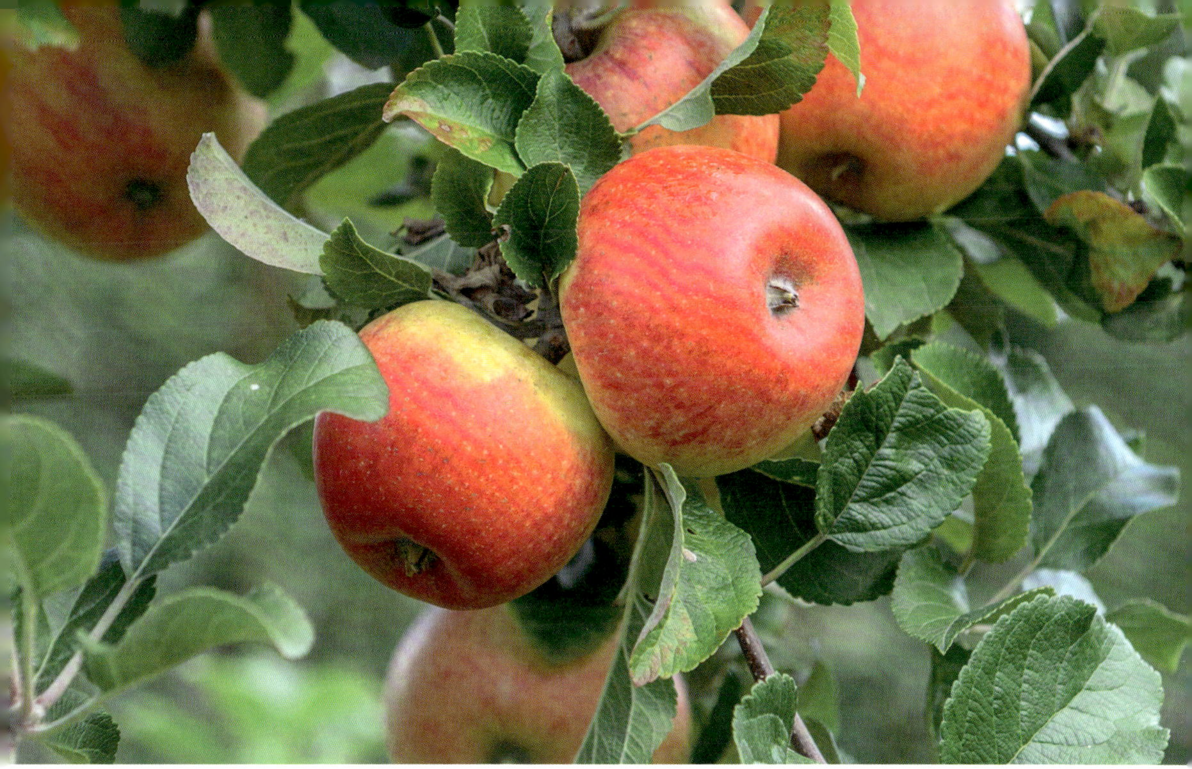

Apfel

Malus sylvestris var. domestica

Der Apfel ist das Lieblingsobst der Deutschen – der durchschnittliche Pro-Kopf-Verzehr an Äpfeln beträgt etwa 17 kg im Jahr. Seitdem es Menschen gibt, werden Äpfel kultiviert: In Mitteleuropa stammen die ältesten Apfelüberreste aus der Jungsteinzeit, die ersten Kultursorten wurden von den Persern gezüchtet. Heute gibt es weltweit etwa 20 000 verschiedene Sorten, die sich deutlich voneinander unterscheiden – in Geschmack, Konsistenz und teilweise auch im Nährwertgehalt. Am aromatischsten sind alte Apfelsorten.

Was bewirkt der Tee?

Äpfel wirken mit ihren zahlreichen Mineralien und Spurenelementen basisch und helfen damit überschüssige Säuren auszuscheiden. Wichtig ist dies zwar immer, besonders aber während der Frühjahrskur und dem Heilfasten. Da Äpfel reich an Vitaminen sind, werden sie das ganze Jahr als Genusstee getrunken.

Wo zu finden?

Ein sonniger oder halbschattiger, aber heller Standort ist für den Kulturapfel der optimale Standort. Der Boden sollte feucht und vor allem wasserdurchlässig sein, da Apfelbäume keine Staunässe vertragen, sowie humusreich und leicht sauer.

Ernten: Was und wann?

Die Früchte je nach Sorte von Juli bis Oktober.

Teezubereitung

Frisch aus dem Garten: 1 ungeschälten Apfel grob reiben, mit 500 ml kochendem Wasser übergießen und 30 Minuten ziehen lassen. In Erkältungszeiten ½ TL gemahlenen Zimt und 1 EL Honig dazugeben.

Getrocknet: 1 EL getrocknete Apfelschale mit 1 Tasse kochendem Wasser übergießen, 10–20 Minuten bedeckt ziehen lassen. Evtl. einen Spritzer Zitronensaft und Honig dazu.

Basilikum

Ocimum basilicum

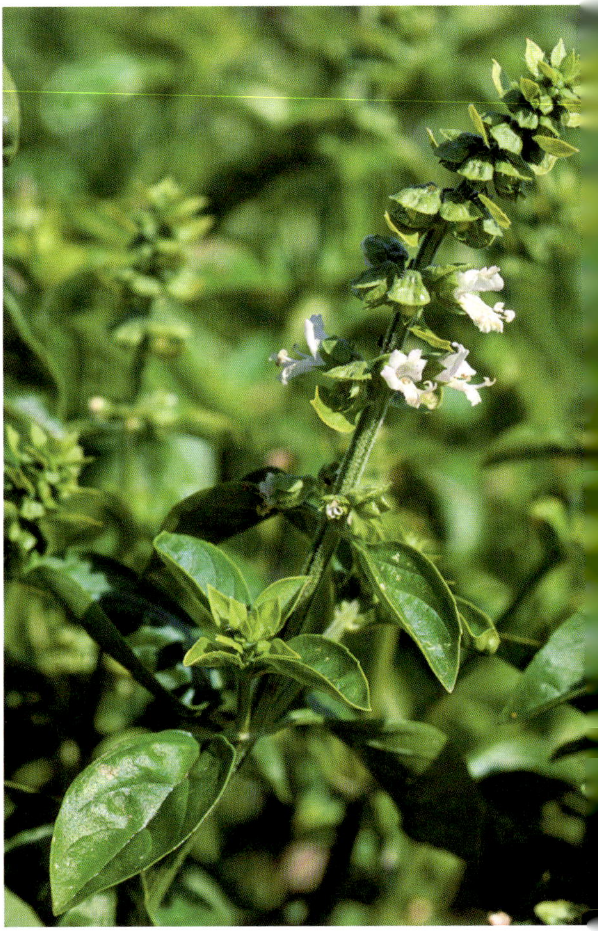

Vermutlich mit Alexander dem Großen, der das Kraut von seinen Feldzügen aus Asien mitbrachte, gelangte Basilikum nach Europa. Dort erfreut es sich seit Langem als Gewürz großer Beliebtheit, gerne wird es als „Primadonna der Küche“ bezeichnet, da sein Geschmack so dominant ist. Im Altertum galt es als Antidot gegen das Gift der Basilisken, der mythischen Fabelwesen mit dem tödlichen Blick. Die Anwendung war im Mittelalter dieselbe wie im Altertum: Als besonders heilkräftig galt das Kraut bei Nervenschwäche.

Was bewirkt der Tee?

Basilikum wirkt mit seinem ätherischen Öl verdauungsfördernd und krampflösend, aber auch beruhigend, stimmungsaufhellend und insgesamt kräftigend. Es hilft bei Erschöpfungszuständen und nervösen, mit Krämpfen einhergehenden Verdauungsstörungen. Außerdem wirkt es harntreibend und (durch Hormonfreisetzung) milchbildend und aphrodisierend.

Wo zu finden?

An vollsonnigen, windgeschützten Standorten. Es bevorzugt lockere, nährstoffreiche Böden. Nur kultiviert.

Ernten: Was und wann?

Das Kraut zum Zeitpunkt der Vollblüte von Juli bis September.

Teezubereitung

Frisch aus dem Garten: 1 TL Basilikumkraut
Getrocknet: 2 TL Basilikumkraut
Mit 1 Tasse heißem Wasser übergießen, 5 Minuten bedeckt ziehen lassen.

Tipp: Auch andere Basilikumarten können in dieser Weise verwendet werden.

Beifuß

Artemisia vulgaris

Beifußarten sind auf der ganzen Welt als Heilpflanzen bekannt und werden auch bei Heilungszeremonien zum Räuchern eingesetzt, um den Kontakt zu den Ahnen, Geistern oder Göttern herzustellen. Diese unscheinbare Pflanze wurde früher als „Mutter aller Pflanzen“ verehrt und seit der Antike als kraftvolle Heilpflanze gelobt. Beifuß wird ausschließlich in der Volksmedizin verwendet, aktuellere wissenschaftliche Untersuchungen stehen aus. Im November findet sich das vernachlässigte Kraut jedoch plötzlich in den Supermärkten, denn traditionell wird die Martinsgans mit Beifuß gestopft in die Ofenröhre geschoben. Aus mythologischer Sicht vereinen sich hier zwei kraftvolle weibliche Elemente: der Beifuß als Pflanze der Artemis, Schutzpatronin der Frauen, und die Gans, Krafttier der weiblichen Schöpfung.

Was bewirkt der Tee?

Die Bitterstoffe lassen die Verdauungssäfte fließen und regen die Fettverdauung an. Als Frauenkraut wirkt es ausgleichend bei hormoneller Dysbalance (unregelmäßige Menstruation, unregelmäßige Eisprünge). Hierfür werden 2 Tassen täglich über 3 Monate getrunken. Bei Regelschmerzen 3 Tassen täglich, möglichst schon 1 oder 2 Tage vor Einsetzen der Regel beginnen.

Wo zu finden?

An Wegrändern, auf Schuttplätzen und Ödland, auch auf leicht feuchten Böden.

Ernten: Was und wann?

Das blühende Kraut von Juli bis September.

Teezubereitung

Frisch aus dem Garten: 2 TL Beifußkraut
Getrocknet: 1 TL Beifußkraut
Mit 1 Tasse kochendem Wasser übergießen, 7 Minuten bedeckt ziehen lassen.

Gegenanzeigen

Nicht in der Schwangerschaft. Korbblütlerallergie.

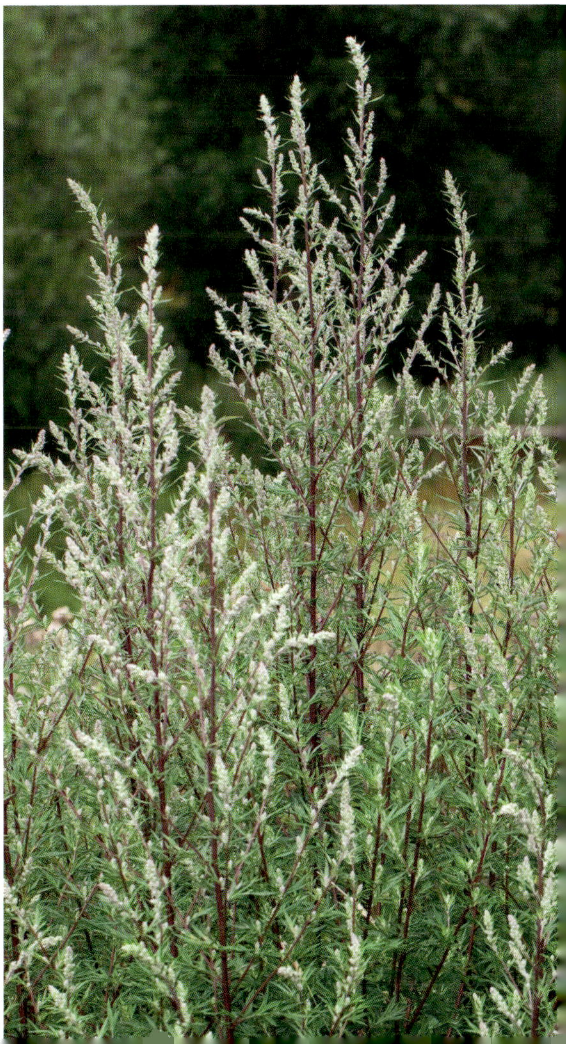

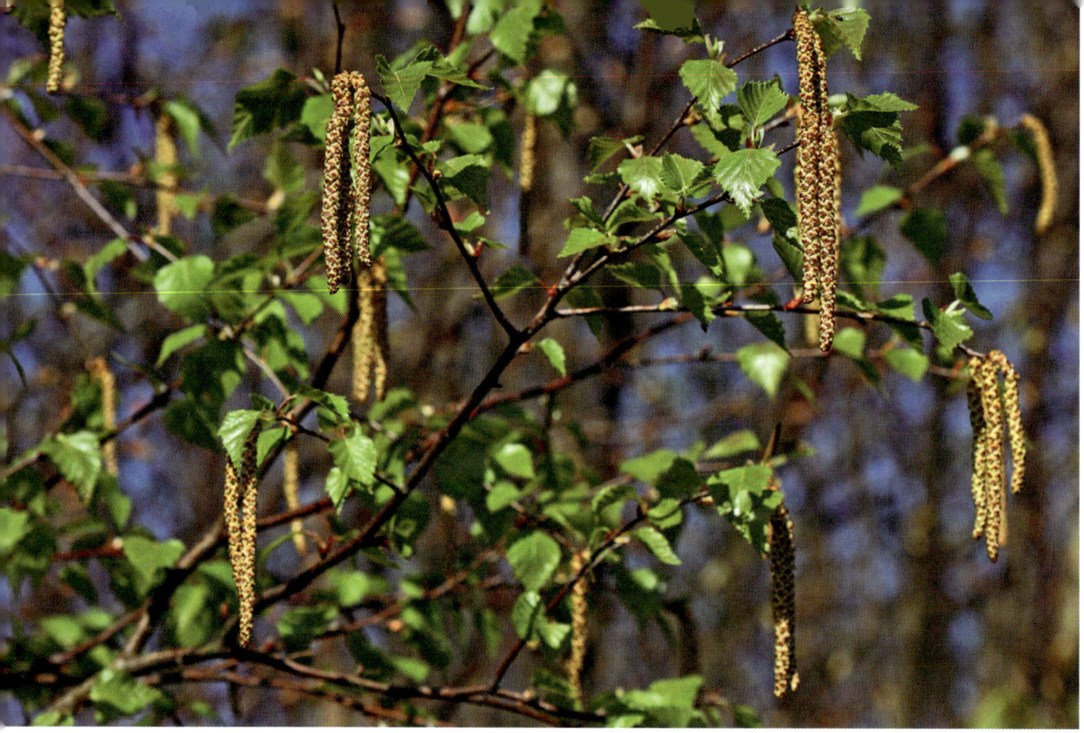

Birke

Betula pubescens, B. pendula

Eng verbunden mit traditionellen Maibräuchen ist die Birke: Symbol für die neu erwachte Natur, die Jugend, das Wachsen und Entstehen. Die würzigen Blätter lösen Verhocktes und machen geschmeidig und beweglich.

Die Germanen waren davon überzeugt, dass man der Birke die Gicht übertragen konnte, um sich von ihr zu heilen. Hierfür musste man vor Sonnenaufgang schweigend zur Birke gehen, sie schütteln und folgendermaßen ansprechen: „Birkenbaum, ich schüttle dich, siebenundsiebzigerlei Gichten quälen mich. Solang sollen sie in dir sein verbunden, bis meine siebenundsiebzigerlei Gichten verschwunden!"

Was bewirkt der Tee?

Mit ihren Flavonoiden, dem Kalium und den Salicylverbindungen wirkt die Birke stark harntreibend und hilft Säuren auszuscheiden. Das ist günstig bei rheumatischen Beschwerden, chronischen Hauterkrankungen, zur Prophylaxe im Rahmen der jährlichen Frühjahrskur und bei Blasenentzündung. Im Volksmund gilt sie als „Nierenbaum".

Wo zu finden?

Als Pionierpflanze kommt sie in lichten Mischwäldern, in Mooren, auf Magerweiden und Heiden vor, sie wächst auf feuchten bis trockeneren, eher sauren, sandigen Lehm- und Sandböden.

Ernten: Was und wann?

Die Blätter von Mai bis Juli.

Teezubereitung

Frisch aus dem Garten: 2 EL Birkenblätter
Getrocknet: 1 EL Birkenblätter
Mit 1 Tasse kochendem Wasser übergießen, 15 Minuten bedeckt ziehen lassen.

Gegenanzeigen

Nicht bei Wassereinlagerungen infolge von Herz- oder Niereninsuffizienz.

Echtes Bohnenkraut

Satureja hortensis

Aus dem Mittelmeerraum gelangte das würzig-aromatische Bohnenkraut im Mittelalter mit den Benediktinern in die Klöster und erlangte bald einen solch hohen Stellenwert, dass es 795 n.Chr. in die Landgüterverordnung „Capitulare de villis“ Karls des Großen aufgenommen wurde. Es galt als Gewürz und Heilpflanze sowie als Aphrodisiakum: Maurice Mességué, bekannter französischer Phytotherapeut (Pflanzenheilkundler), verordnete zur Herstellung „erotischer Harmonie“ einen Tee aus Minze und Bohnenkraut zu gleichen Teilen.

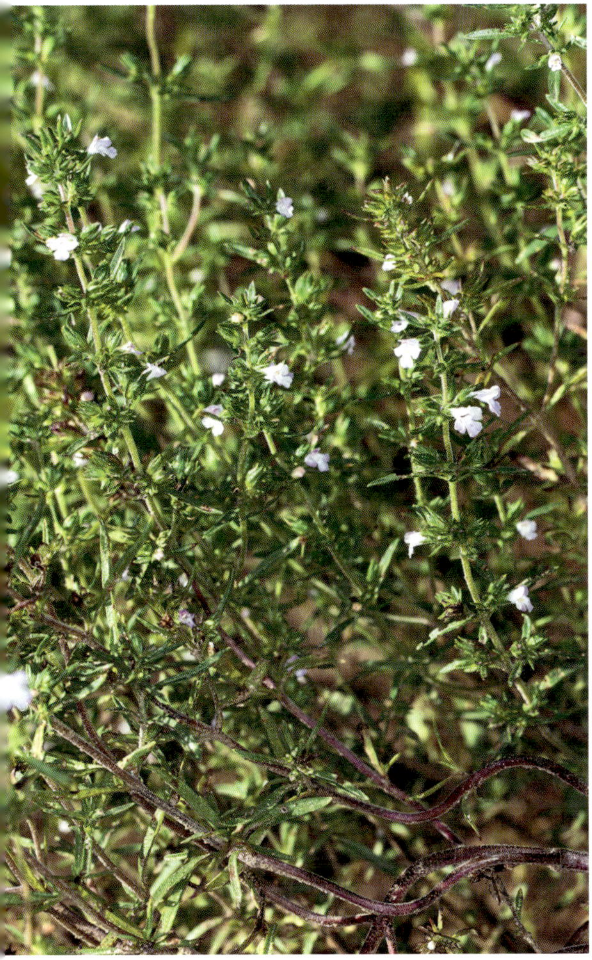

Was bewirkt der Tee?

Das Echte Bohnenkraut ist eine gute Heilpflanze bei Beschwerden rund um die Verdauung: Der hohe Anteil an ätherischem Öl lässt die Verdauungssäfte fließen, wirkt krampflösend, blähungswidrig und desinfizierend. Die Gerbstoffe unterstützen die antibakterielle Wirkung und wirken zudem leicht stopfend.

Wo zu finden?

An vollsonnigen, windgeschützten Standorten. Es bevorzugt kalkhaltige, lockere Böden. Nur kultiviert.

Ernten: Was und wann?

Das Kraut zu Beginn der Blütezeit von Juli bis September.

Teezubereitung

Frisch aus dem Garten: 2 TL Kraut vom Bohnenkraut
Getrocknet: 1 TL Kraut vom Bohnenkraut
Mit 1 Tasse heißem Wasser übergießen, 5 Minuten bedeckt ziehen lassen.

Tipp: Das mehrjährige Berg-Bohnenkraut kann genauso verwendet werden.

Kleine Braunelle

Prunella vulgaris

Unvorstellbar, dass eine so häufig vorkommende Pflanze so viel Gutes zu tun vermag: Zur Behandlung der als „Braunfäule" gefürchteten Diphterie (daher der Name!) machte sich die Braunelle im Mittelalter einen Namen, damals galt sie als Universalheilmittel und wurde bei schweren Erkrankungen eingesetzt.

Was bewirkt der Tee?

Durch ihren interessanten Wirkstoff-Cocktail wirkt sie sehr vielseitig, was durch jüngere Untersuchungen bestätigt wurde: Äußerlich eingesetzt ist die Braunelle ein vorzügliches Wundheilkraut, hilft gegen Lippenherpes, bei sonnengeschädigter Haut und allergischen Hautreaktionen. Auch ist sie für Spülungen und zum Gurgeln bei Erkrankungen des Mund- und Rachenraumes geeignet sowie innerlich bei Durchfällen und zur Leberstärkung. Die stark antioxidative Wirkung schützt unsere Gefäße vor Arteriosklerose. Außerdem wirkt sie dämpfend auf eine übermäßige Schilddrüsenaktivität.

Wo zu finden?

Auf frischen Wiesen, Weiden, Waldwegen, in Parks und im Gartenrasen.

Ernten: Was und wann?

Die Blüten mit dem darunter liegenden Blattpaar von Juni bis August.

Teezubereitung

Frisch aus dem Garten: 2 TL Braunellenblüten
Getrocknet: 1 TL Braunellenblüten
Mit 1 Tasse kochendem Wasser übergießen, 10 Minuten bedeckt ziehen lassen.
Für äußerliche Anwendungen bei Wunden und für Spülungen: 1 EL auf 1 Tasse.

Tipp: Die Großblütige Braunelle (*Prunella grandiflorum)* kann genauso verwendet werden. Sie bevorzugt Halbtrocken- und Magerrasen, sonnige Waldränder und trockene Wiesen.

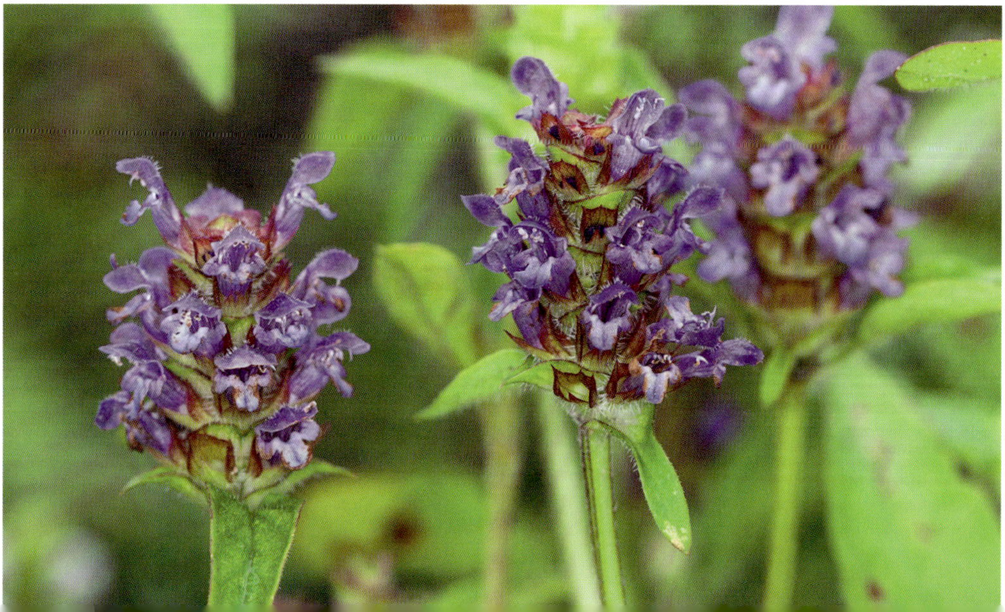

Große Brennnessel

Urtica dioica

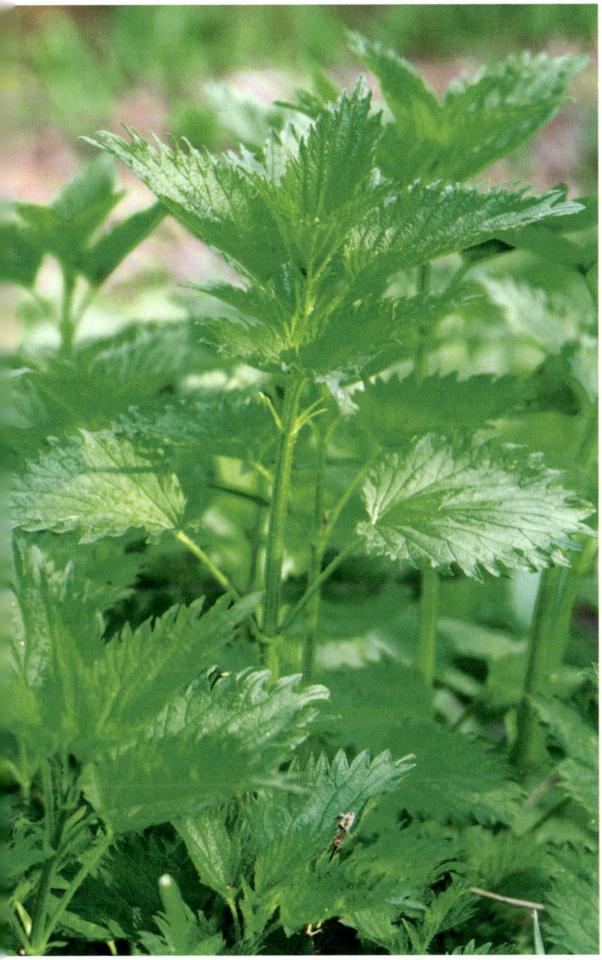

Sie sucht unsere Nähe und hält uns trotzdem auf Distanz – oft ist die Kontaktaufnahme mit der Brennnessel recht schmerzhaft. Doch die Alten schworen darauf: „Wer in einen Brennnesselbusch fällt bekommt kein Rheuma“, wussten sie. Pfarrer Kneipp heilte Schwerstkranke mit ihr und traditionell gilt sie als große Pflanze zur Blutreinigung – und dies nicht nur im Frühjahr.

Was bewirkt der Tee?

Unsere mineralienreiche Freundin hilft Säuren auszuscheiden und regt den Stoffwechsel an: Das entlastet nicht nur die schmerzenden Gelenke bei Rheuma sondern das gesamte Bindegewebe. Sie wirkt nachweislich entzündungshemmend und schmerzlindernd und hilft begleitend bei Hauterkrankungen und Harnwegsinfekten.

Wo zu finden?

Da, wo Mensch und Tier leben, an Waldsäumen, an Ufern, auf Ödland und Schuttplätzen, an Gräben und Zäunen, sowie an Weg- und Straßenrändern. Der Standort sollte nicht zu schattig sein. Sie bevorzugt frischen bis feuchten, nährstoffreichen Lehm- und Tonboden.

Ernten: Was und wann?

Die Blätter von April bis Juli.

Teezubereitung

Frisch aus dem Garten: 4 TL Brennnesselblätter

Getrocknet: 2 TL Brennnesselblätter

Mit 1 Tasse kochendem Wasser übergießen, 10 Minuten bedeckt ziehen lassen.

Gegenanzeigen

Nicht bei Wassereinlagerungen infolge von Herz- oder Niereninsuffizienz.

FUTTER FÜR DIE RAUPEN

Brennnesseln sind für die Raupen von rund 50 Schmetterlingsarten eine Futterpflanze. Unter anderem Admiral, Tagpfauenauge und Kleiner Fuchs sind dafür sogar auf sie angewiesen, andere Pflanzen kommen für diese Arten nicht in Betracht.

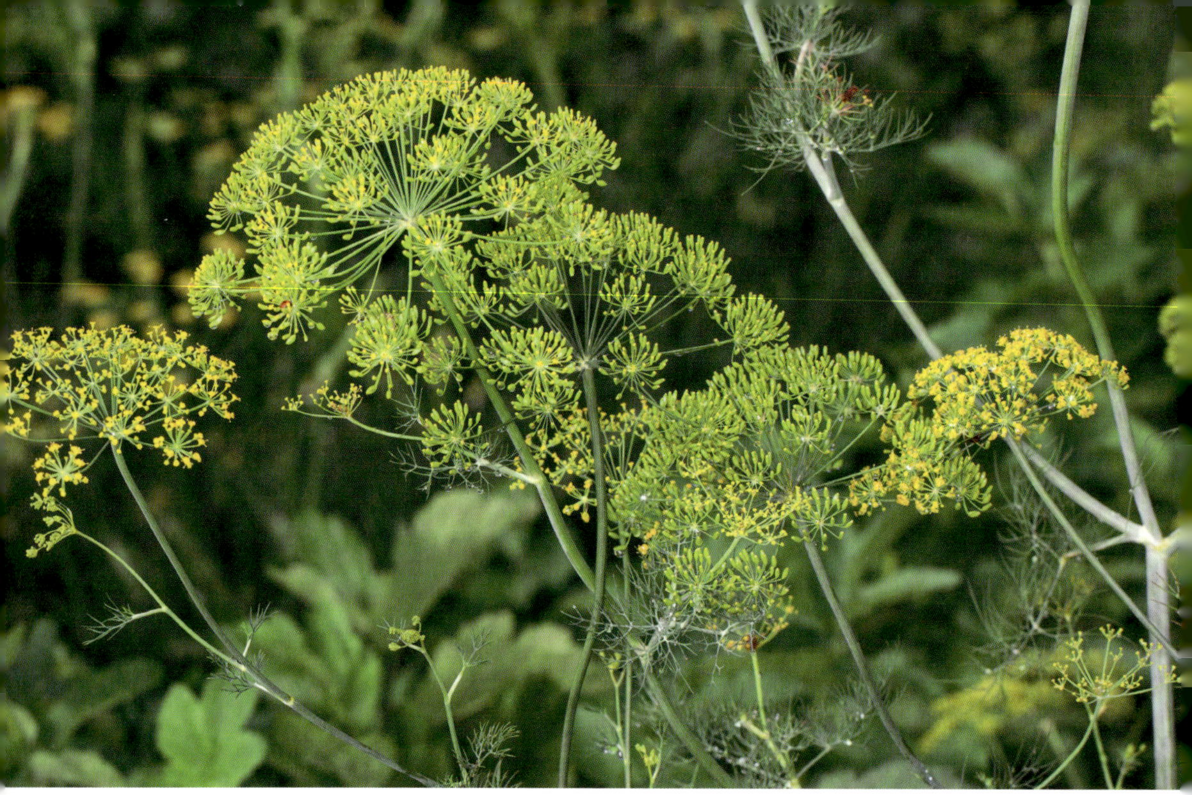

Dill

Anethum graveolens

Der Name Dill, leitet sich vom altnordischen *dylla* (= einlullen) ab und nimmt Bezug auf seine beruhigende Wirkung. Unruhigen Kindern wurden früher Dillsamen zum Kauen gegeben, oder, in Milch ausgezogen, in's Fläschchen. In Nordamerika wurde er daher *Meeting seed* genannt, damit der geregelte Ablauf einer Versammlung oder eines Gottesdienstes nicht durch unruhige Kinder gestört wurde!

Seit der Landgüterverordnung Karls des Großen im 9. Jahrhundert ist der eigentlich in Westasien beheimatete Dill in unseren Gärten zu finden und gehört zu den klassischen Küchenkräutern.

Was bewirkt der Tee?

Während das Kraut durch das Trocknen stark an Aroma verliert, enthalten die Früchte einen hohen Anteil an ätherischem Öl mit verdauungsfördernder, krampflösender, desinfizierender und beruhigender Wirkung. Wie Fenchel ist er gut geeignet für Säuglinge mit Blähungen.

Wo zu finden?

Auf durchlässigen, lockeren, leicht feuchten, humosen Böden. Er mag es sonnig und warm, aber nicht zu heiß.

Ernten: Was und wann?

Die Früchte im August/September kurz vor der Vollreife

Teezubereitung

Frisch aus dem Garten: 4 TL angequetschter Dillsamen

Getrocknet: 2 TL angequetschter Dillsamen

Mit 1 Tasse heißem Wasser übergießen, 5 Minuten bedeckt ziehen lassen.

Dost

Origanum vulgare

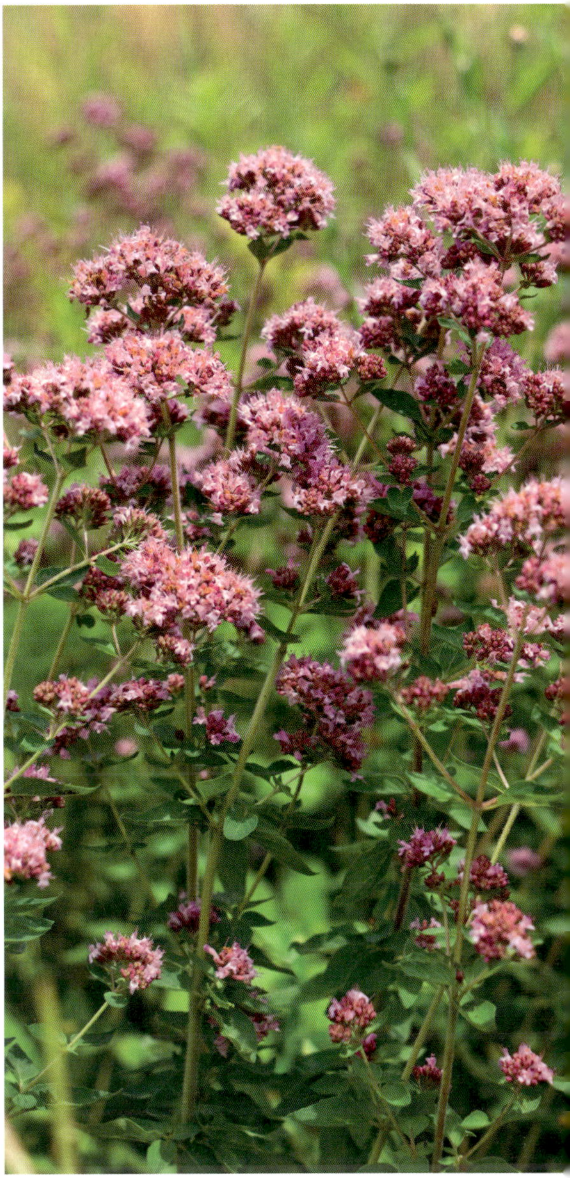

Bei uns ist der Dost vor allem als Gewürz, nämlich als Oregano bekannt, in katholischen Gegenden ist er jedoch immer noch Bestandteil des Kräuterbuschens, der an Mariä Himmelfahrt geweiht wird. Dieser wurde in den Herrgottswinkel gehängt und diente das Jahr hindurch als Hausapotheke.

In den Kräuterbüchern des Mittelalters wird viel über den Dost geschrieben, er war Heilmittel für die verschiedensten Erkrankungen und Gebrechen. Ein alter Volksspruch fasst zusammen: „Nimm Doste onn Johannesblut (Johanniskraut), däi sai für alle Kranket gout". Ein Segen, wenn man ihn im Garten hat!

Was bewirkt der Tee?

Mit seinem ätherischen Öl wirkt er auswurffördernd, krampflösend und antibakteriell und wird eingesetzt bei akuter und chronischer Bronchitis. Außerdem wirkt er verdauungsfördernd und durch die Gerbstoffe leicht stopfend. Diese sind auch mit verantwortlich für die gute Wirkung bei Mundschleimhaut-, Zahnfleisch- und Halsentzündungen.

Wo zu finden?

Auf trockenen Wiesen, an Säumen, Böschungen und in lichten Wäldern. Er mag es sonnig und warm.

Ernten: Was und wann?

Das blühende Kraut von Juli bis Oktober.

Teezubereitung

Frisch aus dem Garten: 4 TL Dostkraut
Getrocknet: 2 TL Dostkraut
Mit 1 Tasse heißem Wasser übergießen, 5–10 Minuten bedeckt ziehen lassen.

Eisenkraut

Verbena officinalis

Das sparrige, eher unauffällige Pflänzlein überrascht mit einer schillernden Geschichte: Als „Diplomatenkraut“ half es bei Verhandlungen, die Stimmung zu seinen Gunsten zu verändern. Dass diese Eigenschaft auch für das Liebeswerben genutzt wurde, kann man sich vorstellen: „...charfreytags graben, hilft dir sehr, daß dir die frawen werden hold...“.

Eisenkraut war nach Plinius die berühmteste Pflanze der römischen Flora und wurde als Allheilmittel, stets eingebunden in sehr genau zu befolgende magische Handlungen, verwendet. Der Name bezieht sich vermutlich auf den sehr festen Stängel des Krautes, womöglich auch auf die wundheilenden Eigenschaften bei Hieb- und Stichverletzungen.

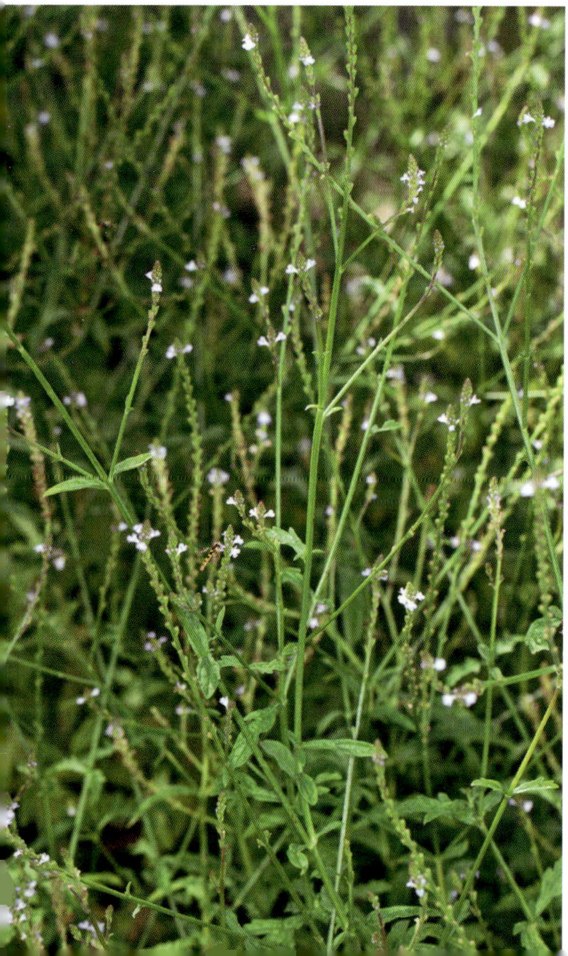

Was bewirkt der Tee?

Er wirkt auf drei Ebenen:
1. allgemein stoffwechselfördernd und entgiftend,
2. bei Atemwegserkrankungen schleimlösend, abwehrstärkend, antiviral und antibakteriell,
3. auf der hormonellen Ebene dämpfend auf die hyperaktive Schilddrüse, menstruations- und wehenauslösend, fruchtbarkeitsfördernd.

Wo zu finden?

An hellen Standorten, wie Brachland, trockenen Wiesen, Wegrändern und Waldlichtungen. Es bevorzugt nährstoffarme, trockene Böden.

Ernten: Was und wann?

Das blühende Kraut von Juli bis September.

Teezubereitung

Frisch aus dem Garten: 2 TL Kraut vom Eisenkraut
Getrocknet: 1 TL Kraut vom Eisenkraut
Mit 1 Tasse kochendem Wasser übergießen, 5–10 Minuten bedeckt ziehen lassen.

Gegenanzeigen

Nicht in der Schwangerschaft.

VERWECHSLUNGSGEFAHR

Häufig wird die Zitronenverbene, *Aloysia citriodora*, als „Eisenkraut“ bezeichnet, dabei handelt es sich um völlig unterschiedliche Pflanzen mit unterschiedlicher Wirkung.

Gewöhnlicher Frauenmantel

Alchemilla vulgaris (Syn. *Alchemilla xanthochlora*, Gelbgrüner Frauenmantel)

Die Guttationstropfen, die sich am Morgen in der schüsselförmigen Blattmitte sammeln, faszinierten bereits die Alchemisten: Das geläuterte „Himmelswasser" war wichtiger Bestandteil für die Herstellung ihrer Elixiere. *Alchemilla* ist eine Pflanze, die immer schon den Frauen zugehörig galt: Bei den Germanen stand sie unter dem Schutz der Freya, nach der Christianisierung war Maria die Schutzpatronin.

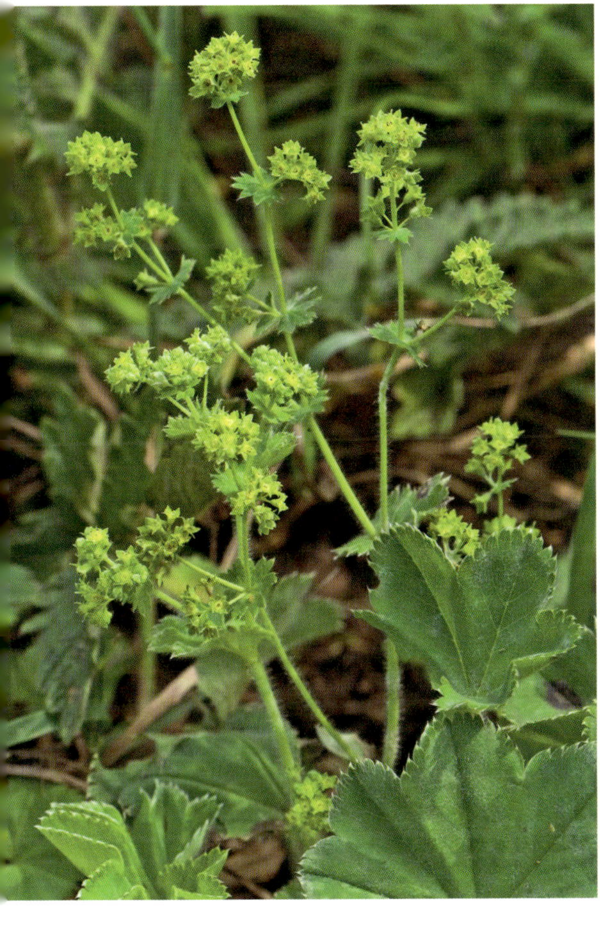

Was bewirkt der Tee?

Frauenmantel ist *das* große Frauenheilmittel der Volksheilkunde: Bei unregelmäßiger Regelblutung, bei krampfartiger Menstruation, zur Fruchtbarkeitsförderung, durch die gesamte Schwangerschaft und im Wochenbett bis hin zu den Wechseljahren und damit einhergehenden Beschwerden – der Frauenmantel begleitet Frauen ein Leben lang.

Außerdem hilft er mit seinen zahlreichen Gerbstoffen bei Durchfall und eignet sich zum Gurgeln bei Zahnfleischentzündungen und Aphthen.

Wo zu finden?

Auf Wiesen, Weiden, in Gebüschen, an Walrändern und Gräben. Er bevorzugt nähstoffreiche, feuchte Standorte.

Ernten: Was und wann?

Das blühende Kraut von Mai bis September.

Teezubereitung

Frisch aus dem Garten: 4 TL Frauenmantelkraut
Getrocknet: 2 TL Frauenmantelkraut
Mit 1 Tasse kochendem Wasser übergießen, 10 Minuten bedeckt ziehen lassen.

VERWECHSLUNGSGEFAHR

Der Gewöhnliche oder Gelbgrüne Frauenmantel kann verwechset werden mit *Alchemilla mollis*, dem Weichen Frauenmantel, der in Gärten oft zur Zierde angepflanzt wird. Die Blätter und Blüten von *Alchemilla mollis* sind größer, die Blätter durch dichte Behaarung sehr weich. Dieser wird nicht medizinisch verwendet.

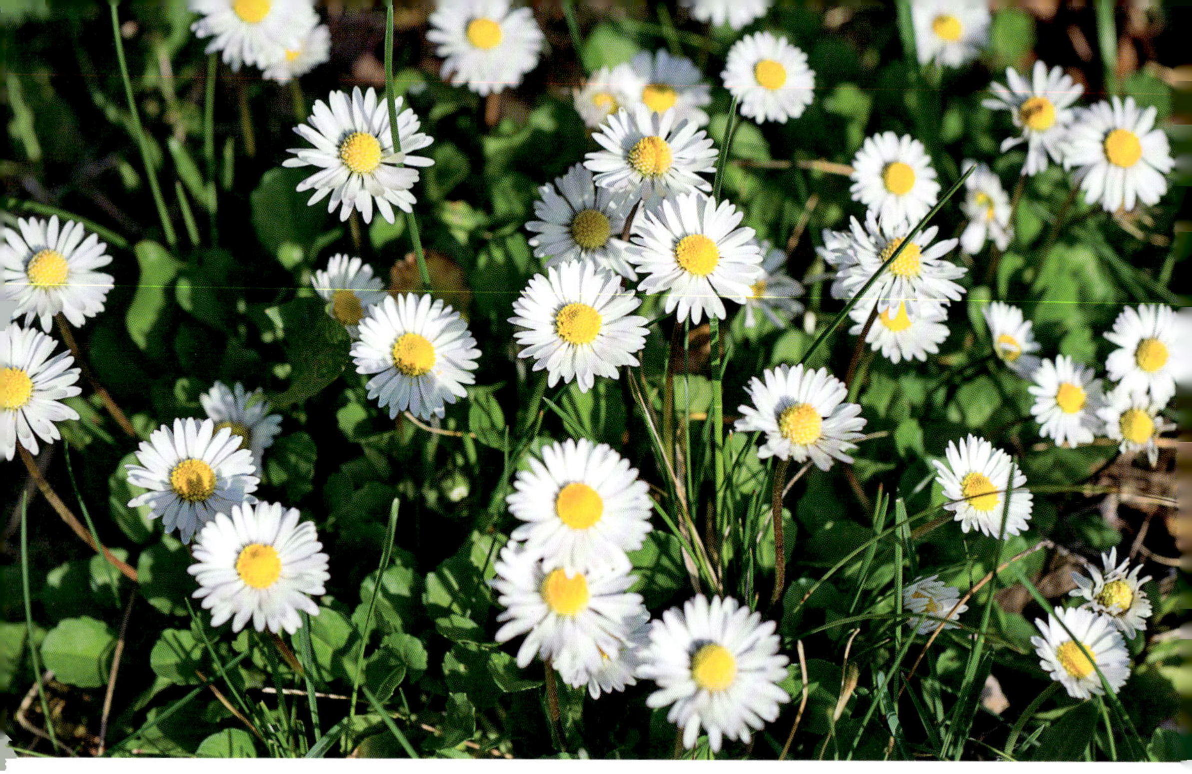

Gänseblümchen

Bellis perennis

„Wenn Du mit dem Fuß auf 7 Gänseblümchen treten kannst, dann ist es Frühling", heißt es in England, dabei blüht es fast das ganze Jahr hindurch! Diese Beharrlichkeit inspirierte den schwedischen Botaniker Carl von Linné, der sich auch ihrer Schönheit nicht verschloss und beides im botanischen Namen verewigte: *Bellis* = die Schöne, *perennis* = ausdauernd. Oft ist das Maßliebchen die erste Pflanze, die Kinder bewusst wahrnehmen – und gerade für sie ist das Gänseblümchen eine wichtige Heilpflanze.

Was bewirkt der Tee?

Dazu Pfarrer Künzle: „Eine Prise Maßliebchen soll man jeder Mischung Kindertee beifügen; es hat es in sich, Kindern, die trotz guter Kost nicht gedeihen wollen, auf die Beine zu helfen." Gänseblümchen wirkt konstitutionell stärkend, wenn Kinder ewig kränkeln und anfällig sind. Hier kann eine Teekur über Wochen und Monate durchgeführt werden. Darüber hinaus wirkt es entzündungshemmend und juckreizlindernd bei Ekzemen, wundheilungsfördernd und innerlich eingenommen schleimlösend bei Husten. Insgesamt wirkt es stoffwechselanregend und entgiftend.

Wo zu finden?

Auf nährstoffreichen, feuchten Wiesen und Rasenflächen, in Gebüschen und Wäldern.

Ernten: Was und wann?

Die Blüten und Blätter von Mai bis September.

Teezubereitung

Frisch aus dem Garten: 4 TL Gänseblümchenblüten und -blätter

Getrocknet: 2 TL Gänseblümchenblüten und -blätter

Mit 1 Tasse kochendem Wasser übergießen, 10 Minuten bedeckt ziehen lassen.
Für Waschungen die doppelte Menge.

Gänsefingerkraut

Argentina anserina

Das Gänsefingerkraut ist eine bei uns sehr häufig vorkommende Heilpflanze. Ihre schönen Blätter sehen aus wie kleine Palmwedel und die Unterseite ist silbrig-weiß behaart. Wen wundern da die alten Erzählungen und Sagen, die von kleinen Elfen und Pflanzengeistern berichten, die sich bei Mondschein auf den Blättern zum Plaudern und Tanzen treffen!

Der Name rührt daher, dass man mit dem Kraut früher junge Gänse gefüttert hat. Der bisherige botanische Name *Potentilla* stammt von lateinisch *potens* (= mächtig), was die große Heilkraft zum Ausdruck bringt. Der Beiname *anserina* kommt von lat. *anser* (= Gans).

Was bewirkt der Tee?

Durch die zahlreichen Gerbstoffe wirkt er stopfend, entzündungshemmend und antibakteriell bei Durchfall.

Das „Krampfkraut" der Volksheilkunde hilft bei krampfartigen Bauchschmerzen, leichten Gallenkoliken und krampfartigen Regelbeschwerden. Fangen Sie bereits einige Tage vor der zu erwartenden Regel mit dem Teetrinken an, damit es erst gar nicht zu Krämpfen kommt.

Wo zu finden?

Auf eher feuchten, nährstoffreichen Wiesen und an Wegrändern.

Ernten: Was und wann?

Von Mai bis August kann das ganze blühende Kraut gesammelt werden.

Teezubereitung

Frisch aus dem Garten: 2 TL Kraut vom Gänsefingerkraut
Getrocknet: 1 TL Kraut vom Gänsefingerkraut
Mit 1 Tasse kochendem Wasser übergießen, 10 Minuten bedeckt ziehen lassen.

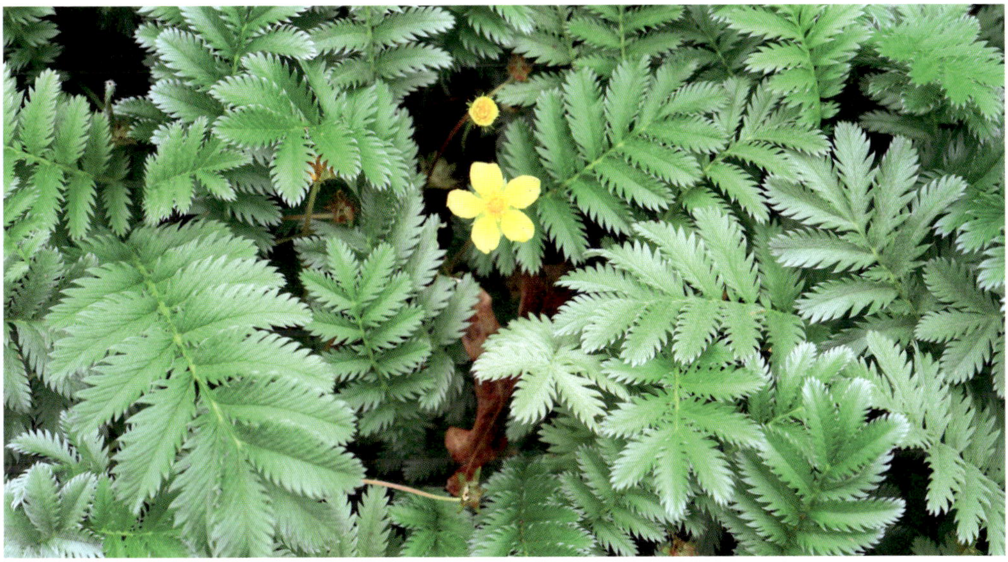

Giersch

Aegopodium podagraria

Haben Sie sich auch schon über ihn geärgert? Der Gewöhnliche Geißfuß erschreckt jeden Gärtner, denn mit unterirdischen Ausläufern verbreiten sich einzelne Pflanzen binnen weniger Jahre über große Flächen.

Dennoch lohnt es sich, ihn in einem Trog o. Ä. gebändigt, im Garten zu haben, denn Giersch ist die „Gichtpflanze" schlechthin: Der griechische Beiname *podagraria* bezieht sich auf *Podagra*, das übersetzt „Gichtanfall der großen Zehe" bedeutet. Auch die Volksnamen Zipperleinskraut, Gichtkraut und St. Gerhardskraut sind eindeutig: Der heilige Gerhard ist der Schutzpatron der Gichtkranken. Kräuterpfarrer Künzle sagt über den Giersch: „... gegen Fussgicht, Hüftweh, Gliedsucht gibt's nicht leicht ein besseres Mittel als den Geissfuss".

Sehr geschätzt wird er auch als schmackhaftes und gesundes Wildkraut im Frühjahr.

Was bewirkt der Tee?

Giersch enthält reichlich Mineralien, außerdem Vitamine (A, C) und ätherisches Öl. Er wirkt vor allem harntreibend und unterstützt damit die Ausscheidung von Harnsäure.

Wo zu finden?

In Auwäldern, Hecken und Gärten. Am besten wächst er in stickstoffreichen, humosen Böden an feuchten, schattigen Stellen.

Ernten: Was und wann?

Das ganze Kraut kurz vor der Blüte von Mai bis September.

Teezubereitung

Frisch aus dem Garten: 2 EL Gierschkraut
Getrocknet: 1 EL Gierschkraut
Mit 1 Tasse kochendem Wasser übergießen, 10 Minuten bedeckt ziehen lassen.

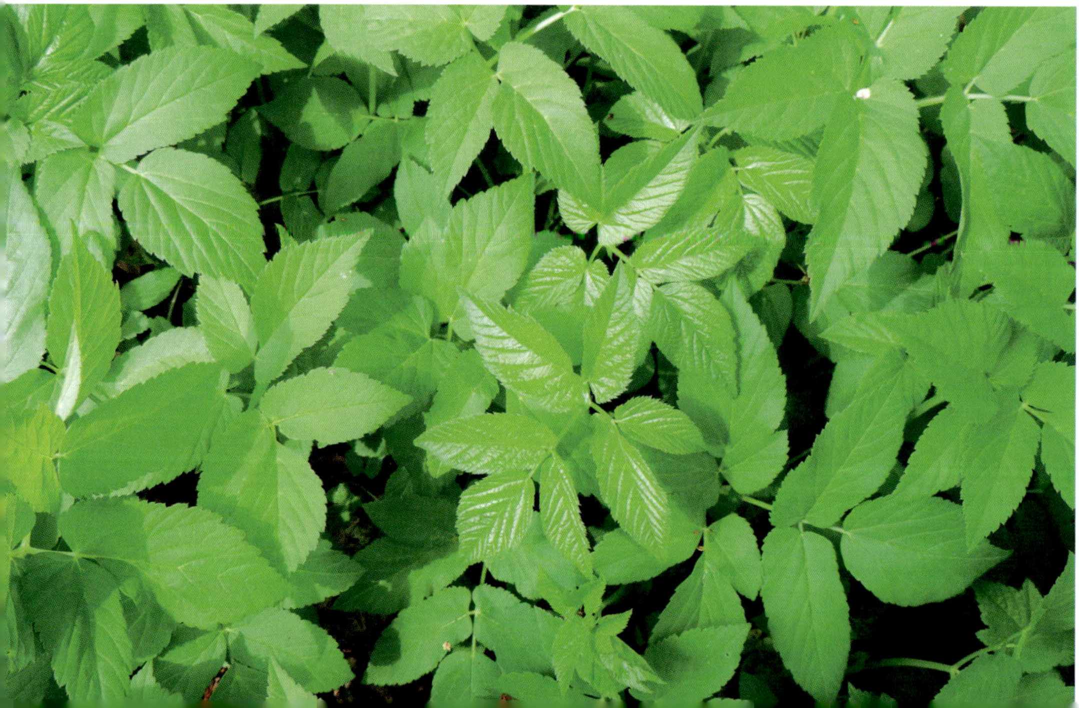

Gewöhnliche Goldrute

Solidago virgaurea

Im Hoch- und Spätsommer erfreut sie uns mit ihren goldgelben Blüten und lässt uns allmählich Abschied nehmen von der Zeit des Lichts und der Wärme. Die Goldrute ist auch eine beliebte Bienen- und Insektenpflanze, da die Pflanze sehr viel Nektar bildet. Sie gilt als ökologisch besonders wertvoll.

Was bewirkt der Tee?

Die Hauptwirkung der Gewöhnlichen Goldrute ist die Unterstützung der Nieren. Der berühmte Arzt Rademacher hat dies bereits 1840 mit folgenden Worten ausgedrückt: „Dieses Kraut ist ein gar altes und gutes Nierenmittel... Es ist ein Eigenmittel auf die Nieren, es bringt die erkrankten zum Normalstande zurück ...“. Goldrute wird bei Harnwegsinfekten, Entschlackungskuren, begleitend bei chronischen Hauterkrankungen, Rheuma und nierenbedingtem Bluthochdruck eingesetzt.

Wo zu finden?

Die Gewöhnliche Goldrute kommt auf Magerrasen, in lichten, trockenen Wäldern, auf Kahlschlägen und Heiden vor.

Ernten: Was und wann?

Die oberen 20 cm der blühenden Pflanze von August bis Oktober. Rasches Trocknen ist hier wichtig, da die Blüten sonst beim Trocknen nachreifen.

Teezubereitung

Frisch aus dem Garten: 4 TL Goldrutenkraut
Getrocknet: 2 TL Goldrutenkraut
Mit 1 Tasse kochendem Wasser übergießen, 20 Minuten bedeckt ziehen lassen.

Gegenanzeigen

Korbblütlerallergie. Nicht bei Wassereinlagerungen infolge Herz- oder Niereninsuffizienz.

Tipp: Die häufiger vorkommende Kanadische Goldrute (*Solidago canadensis*) sowie die Riesengoldrute (*S. gigantea*) können auch verwendet werden, wenn auch die spezifisch nierenstärkende Wirkung vor allem für die Gewöhnliche Goldrute beschrieben ist.

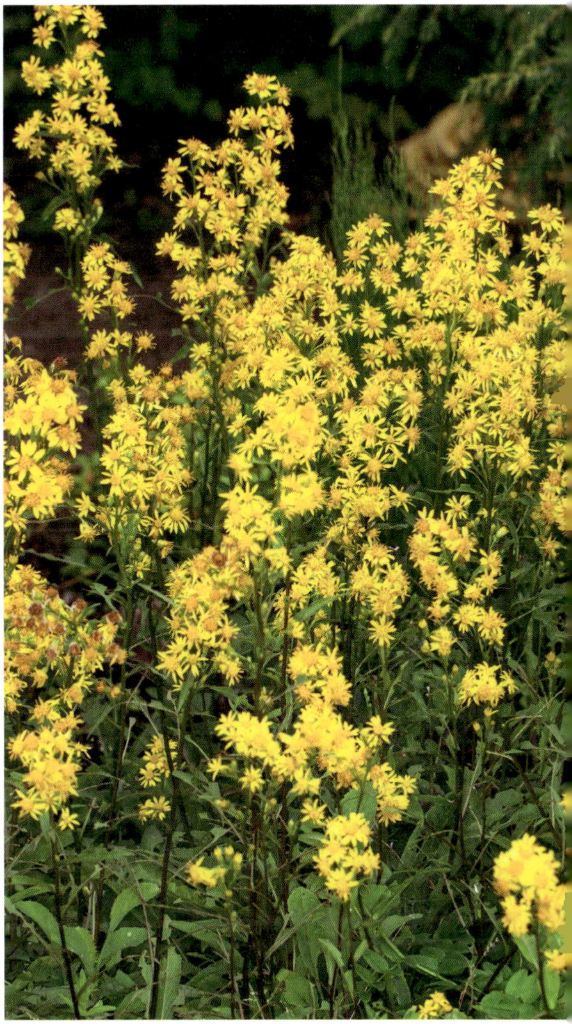

Kriechender Günsel

Ajuga reptans

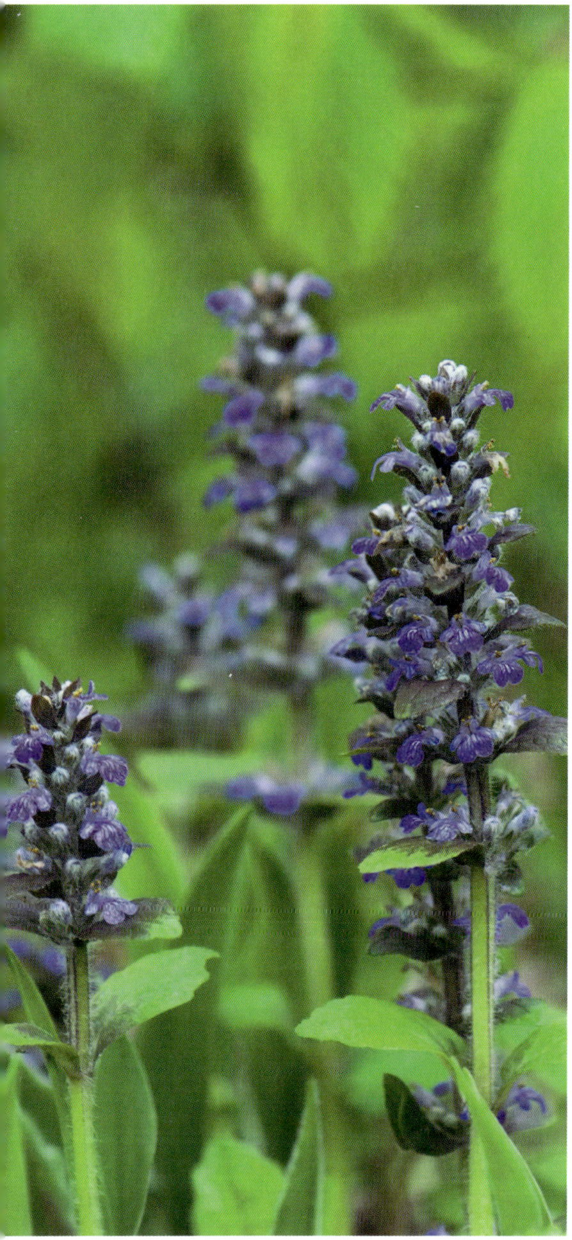

Im Volksglauben war man sich früher sicher: Wie andere blau blühende Frühlingsblumen auch durfte der Günsel nicht abgerissen werden, denn sonst schlägt der Blitz ins Haus ein! Auch riechen darf man nicht an ihm, sonst bekommt man Sommersprossen ...

Was bewirkt der Tee?

Mit Beinwell, Braunelle, Gänseblümchen und Waldsanikel gehört er zu den früher als *Consolida* (= Festmacher) bezeichneten Pflanzen, die bei jeder Art von Wunden und Verletzungen eingesetzt wurden. In der Volksmedizin galt er außerdem als leberreinigend. Neuere Untersuchungen bestätigen eine mild entzündungshemmende Wirkung bei Rheuma und eine stressmindernde, entspannende Wirkung.

Wo zu finden?

Auf nährstoffreichen, feuchten Wiesen und Rasenflächen, in Gebüschen und Wäldern.

Ernten: Was und wann?

Das blühende Kraut von Mai bis August.

Teezubereitung

Frisch aus dem Garten: 2 TL Günselkraut
Getrocknet: 1 TL Günselkraut
Mit 1 Tasse kochendem Wasser übergießen, 5 10 Minuten bedeckt ziehen lassen.
Für Auflagen und Waschungen die doppelte Menge.

VERWECHSLUNGSGEFAHR

Der Kriechende Günsel kann mit dem Pyramidengünsel verwechselt werden, der keine Heilwirkung hat.

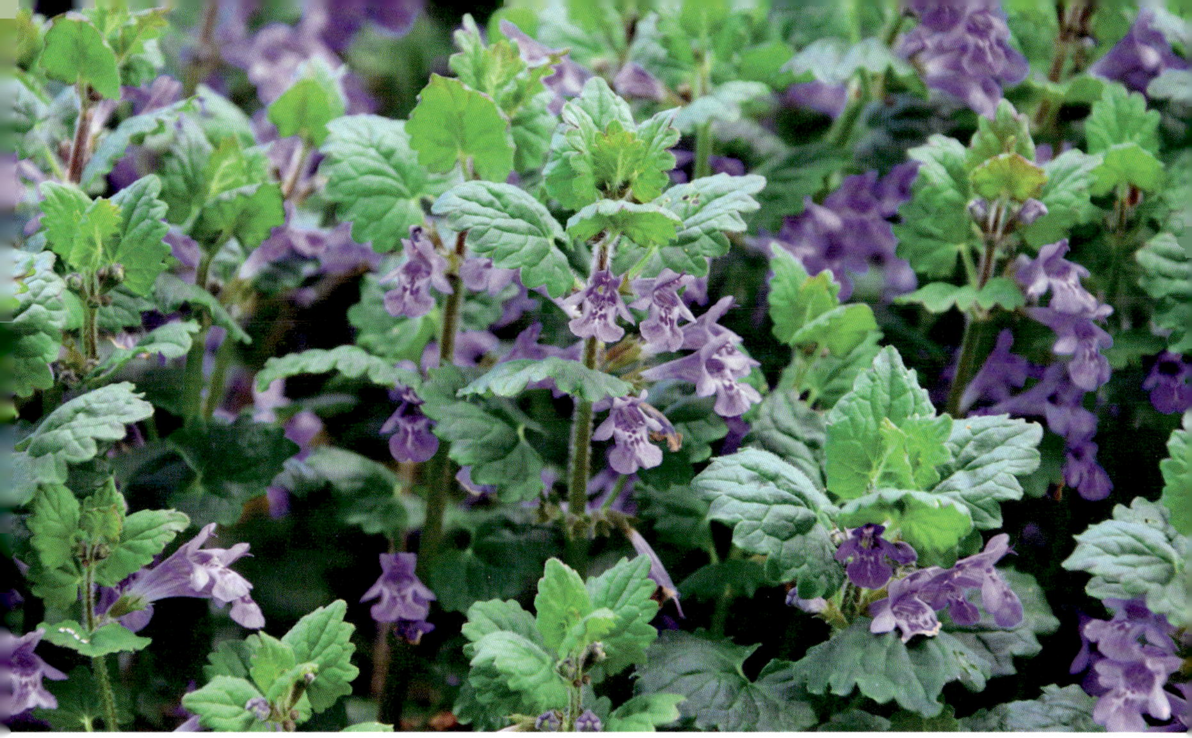

Gundermann

Glechoma hederacea

Die Gundelrebe, wie diese Pflanze auch genannt wird, gehört zu den Heilpflanzen der Germanen. *Gund* ist das altgermanische Wort für Eiter und als „Gundkräuter" wurden Pflanzen bezeichnet, die eiternde, geschwürige Wunden heilten. Als Bestandteil der Neunkräutersuppe, die germanischen Ursprungs ist und heute an Gründonnerstag verspeist wird, verspricht er Schutz vor allem Übel. Mit diesem schönen Ritual lässt sich das Frühjahr mit seiner lebensspendenden Kraft angemessen begrüßen! Es reicht aber auch, ein paar Blättchen des aromatischen Krautes in den Salat zu geben …

Was bewirkt der Tee?

Gundermann wirkt insgesamt entgiftend – früher war er das Kraut der Büchsenmacher und half, Blei auszuscheiden. Er gehört in Entschlackungstees und wirkt bei Beschwerden im Magen-Darm-Trakt. Außerdem hat er eine antibakterielle und auswurffördernde Wirkung: In der Volksmedizin ist man überzeugt, dass er vor allem bei langwierigen Krankheiten der Atemwege wie chronischem Husten und Schnupfen, hilft.

Äußerlich wird er bei schlecht heilenden Wunden und Ekzemen verwendet und zum Spülen bei Entzündungen der Mundschleimhaut.

Wo zu finden?

Auf schattigen Wiesen, in Hecken, auf Auen, an Waldrändern und feuchten Wäldern.

Ernten: Was und wann?

Das blühende Kraut von April bis Juli.

Teezubereitung

Frisch aus dem Garten: 4 TL Gundermannkraut
Getrocknet: 2 TL Gundermannkraut
Mit 1 Tasse heißem Wasser übergießen, 5 Minuten bedeckt ziehen lassen.

Hagebutte

Rosa canina

Die bei uns heimische Hundsrose erfreut uns im Sommer mit ihren zarten rosa Blüten und im Herbst mit ihren reifen Hagebutten. Die Rose galt schon seit dem Altertum als Königin der Pflanzen, sie ist das Sinnbild der Unschuld, Jugend, Schönheit und Liebe. Aber wie sagt der Volksmund: „Es gibt keine noch so schöne Rose, die nicht zur Hagebutte wird."

Die Hagebutte ist ein altbekanntes Hausmittel: Funde in den Pfahlbauten am Bodensee zeigen, dass die Frucht als Mus schon in der Steinzeit verwendet wurde.

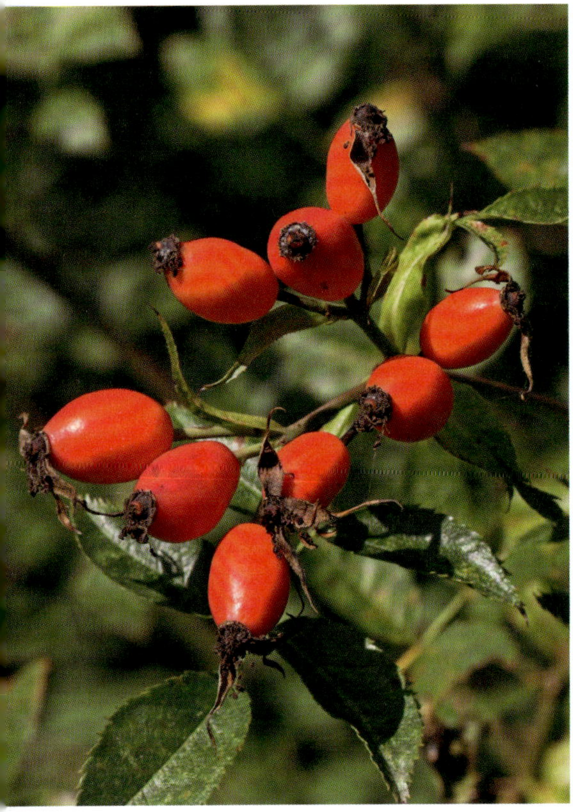

Was bewirkt der Tee?

Sie enthält mit 1400 mg/dl (= mg/100 ml oder mg/g) Vitamin C weit mehr als Zitrusfrüchte, außerdem B-Vitamine, Mineralien und Spurenelemente und gehört in jeden Erkältungstee. Verwendet man die ganze Hagebutte mit Kernen, kommt eine harntreibende Wirkung hinzu.

Wo zu finden?

An Hecken-, Wald- und Wegrändern, in Feldgehölzen und auf Ödflächen. Sie mag warme Lehmböden und tritt als Pionierpflanze auf.

Ernten: Was und wann?

Die Früchte von Oktober bis November. Der Vitamin-C-Gehalt ist dann am höchsten, wenn sie schon stark gefärbt, aber noch ganz fest sind.

Teezubereitung

Frisch aus dem Garten: 2 TL Schale oder Frucht der Hagebutte
Getrocknet: 4 TL Schale oder Frucht der Hagebutte
Für **Erkältungstees** die Schale, für eine **harntreibende Wirkung** die ganze Frucht klein schneiden und mit 1 Tasse kochendem Wasser übergießen, 15 Minuten bedeckt ziehen lassen.

ALTERNATIVE ROSENARTEN

Es können auch die Früchte anderer bei uns wild vorkommender Rosenarten verwendet werden, z. B. die der eingebürgerten Kartoffelrose (*R. rugosa*), der Heckenrose (*R. corymbifera*), der Weinrose (*R. rubiginosa*) und der Bibernellrose (*R. spinosissima*).

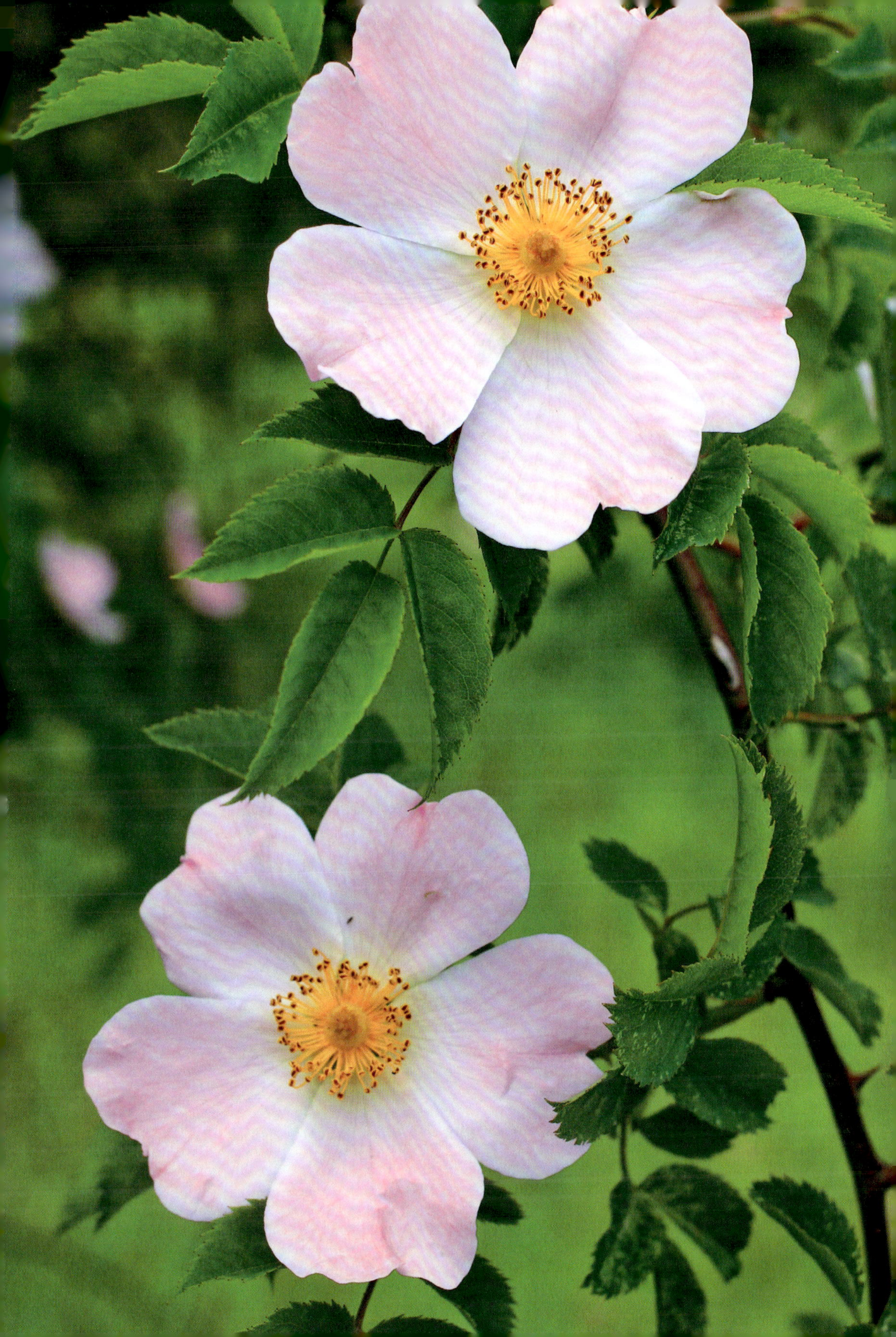

Hirtentäschel

Capsella bursa-pastoris

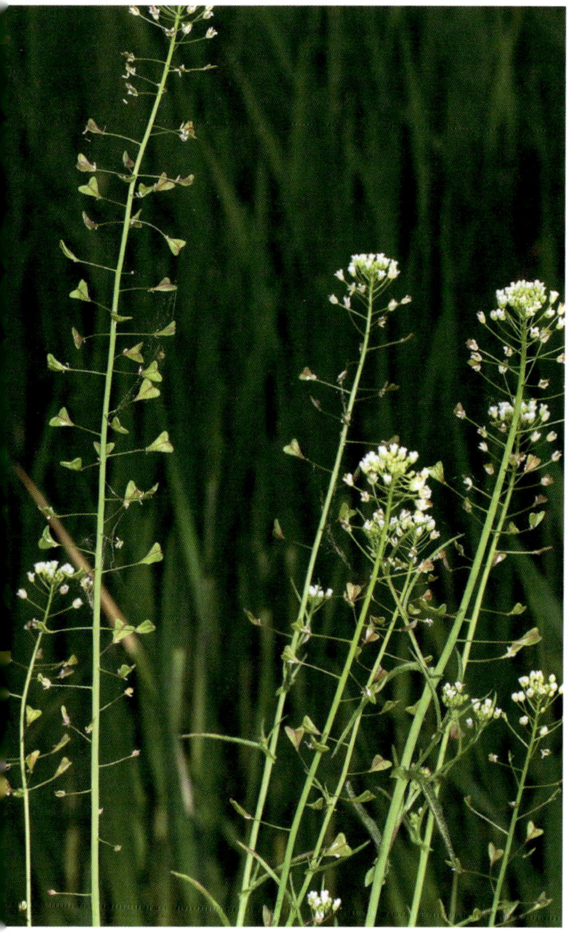

Der Name leitet sich von der Form der Schoten ab: Sie erinnert an die Taschen, die von Hirten früher getragen wurden. Er könnte aber auch daher kommen, dass Hirten das Kraut in ihrer Tasche trugen, um bei einer Verletzung eines ihrer Schafe gleich ein gutes Wundkraut zur Stillung von Blutungen parat zu haben, denn als solches ist es in der Volksheilkunde bekannt.

Was bewirkt der Tee?

Hirtentäschel wird als „pflanzliches Hämostyptikum" bezeichnet, es wirkt blutstillend bei übermäßigen Menstruationsblutungen infolge von Myomen oder in der Frühphase der Wechseljahre. Äußerlich bei Nasenbluten und kleinflächigen oberflächlichen Wunden zur Blutstillung.

Wo zu finden?

Diese Pflanze ist ein „Hungergewächs": Man findet sie zwischen Pflastersteinen, in Gärten, auf Äckern, Schuttplätzen, in Wiesen und Triften, am Wegrand, an Mauern und im Ödland.

Ernten: Was und wann?

Das blühende Kraut von April bis September.

Teezubereitung

Frisch aus dem Garten: 4 TL Hirtentäschelkraut
Getrocknet: 2 TL Hirtentäschelkraut
Mit 1 Tasse kochendem Wasser übergießen, 10–15 Minuten bedeckt ziehen lassen.
Für die äußerliche Anwendung für Umschläge oder Nasentamponaden: 2 EL mit 100 ml kochendem Wasser übergießen, 15 Minuten bedeckt ziehen lassen.

Gegenanzeigen

Nicht in der Schwangerschaft.

VORSICHT

Jede Form von übermäßiger Menstruationsblutung sollte gynäkologisch abgeklärt werden.

Schwarzer Holunder

Sambucus nigra

„Auch die Hollunderblüthe reiniget, daran zweifelt Niemand, und es wäre gut, wenn in jeder Hausapotheke eine Schachtel gedörrter Blüthen aufbewahrt würde. Der Winter ist lang, und es kann Fälle geben, in denen ein derart lösendes und schweißtreibendes Mittelchen überaus treffliche Dienste leistet." Recht hat Sebastian Kneipp und wie schön, dass wir uns zweimal im Jahr am Holunder erfreuen können: im Mai an den Blüten und im Sommer an den Früchten.

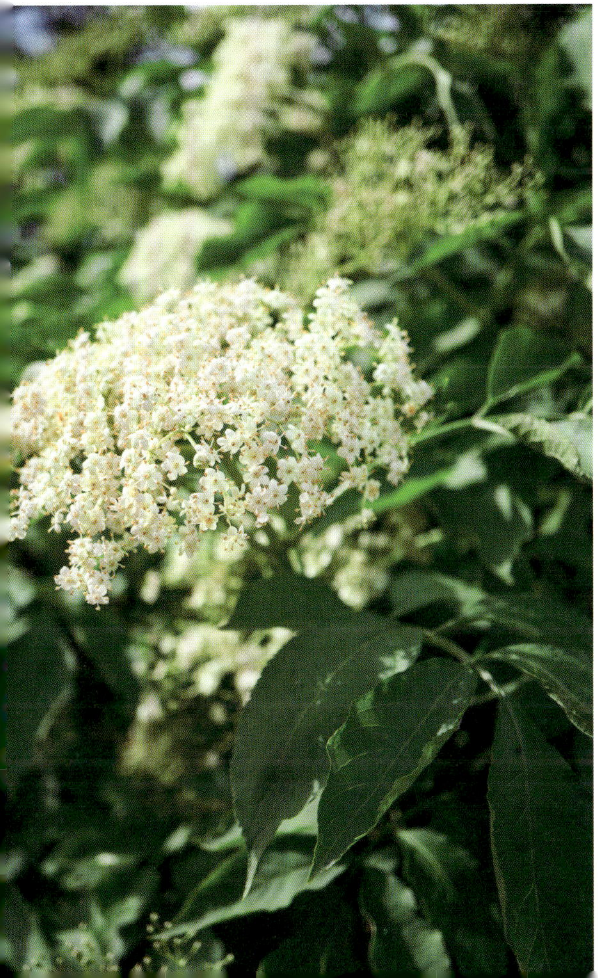

Was bewirkt der Tee?

Die Blüten des Schwarzen Holunders wirken schweißtreibend und schleimlösend und werden bei Erkältungskrankheiten verwendet. Die leicht harntreibende Wirkung hilft bei Blasenentzündungen und zur Entschlackung.

Wo zu finden?

In feuchten Wäldern, an Waldrändern, auf Waldlichtungen und Kahlschlägen, in der Nähe menschlicher Siedlungen. Holunder mag feuchte, nährstoffreiche Böden.

Ernten: Was und wann?

Die Blüten im Mai und Juni, die Früchte im August und September.

Teezubereitung

Frisch aus dem Garten: 4 TL Blüten vom Schwarzen Holunder
Getrocknet: 2 TL Blüten vom Schwarzen Holunder
Mit 1 Tasse kochendem Wasser übergießen, 10 Minuten bedeckt ziehen lassen.
Als Schwitzkur zu Beginn von Erkältungskrankheiten eine große Menge heißen Tee trinken und im Bett gut durchschwitzen. Das aktiviert das Immunsystem.

HOLLERSAFT

Die Früchte des Schwarzen Holunders werden nur als gekochter Saft verwendet, **roh sind sie giftig!** Hollersaft schützt vor Ansteckung: Viren und Bakterien werden durch die im Saft enthalten Anthocyane (blauviolette Farbstoffe) daran gehindert, an den Schleimhautzellen des Mund- und Rachenraumes „anzudocken". Außerdem wirken die Früchte zusätzlich abwehrstärkend.

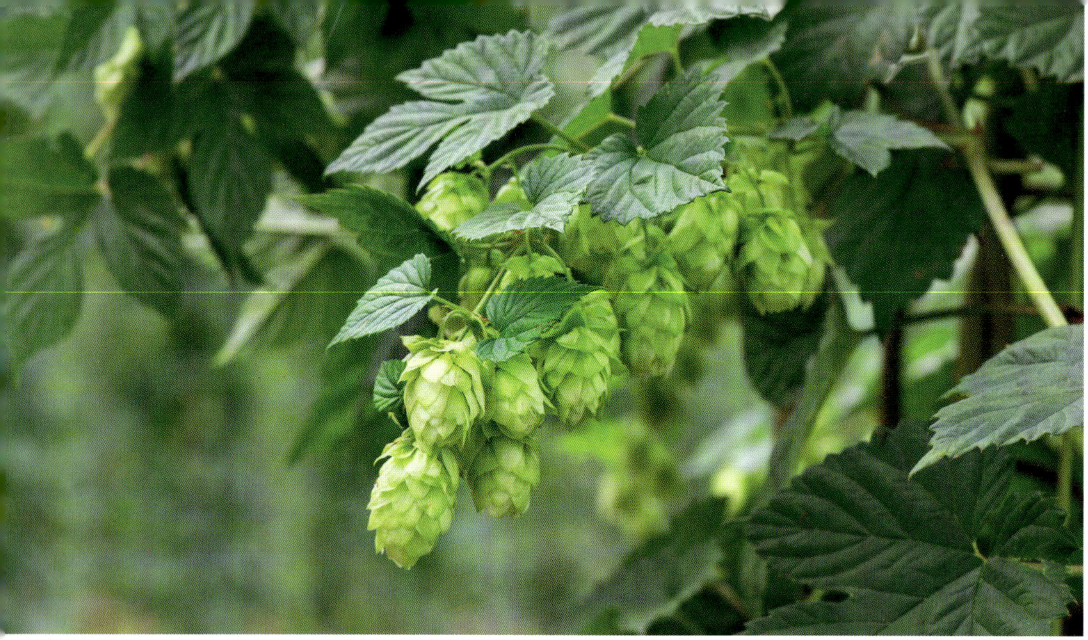

Hopfen

Humulus lupulus

Seit dem 8. Jahrhundert wird die Pflanze in Deutschland, Frankreich und England für die Bierherstellung angebaut. In den klassischen Kräuterbüchern des Mittelalters findet man die ersten Loblieder über die Wirkung des Hopfens: Schon Paracelsus rühmte die schlaffördernden Eigenschaften.

Was bewirkt der Tee?

Im Wappenschild des Hopfenordens wird anno 1406 von Johann dem Unerschrockenen die Wirkung der Pflanze beschrieben: „Wild durch Mild gezähmt", womit deutlich wird: Hopfen macht ruhig, besonnen und schweigsam. Er gibt dem Schläfer die nötige Bettschwere. Darüber hinaus wirkt er mit seinem hohen Anteil an Harzen antibakteriell und kann gut bei Blasenentzündung eingesetzt werden, außerdem wirkt er östrogenartig und hilft bei Hitzewallungen. Seine Bitterstoffe wirken verdauungsfördernd.

Wo zu finden?

Er wächst wild auf feuchtem Grund in Hecken, an Rainen und in lichten Gehölzen.

Ernten: Was und wann?

Die Hopfenzapfen der weiblichen Pflanzen von Juli bis September. Beim Sammeln darauf achten, dass die Zapfen nicht zu alt sind, da dann bereits ein Teil des wirksamen Drüsenpulvers herausgefallen ist.

Teezubereitung

Frisch aus dem Garten: 2 TL Hopfenzapfen
Getrocknet: 1 TL Hopfenzapfen
Mit 1 Tasse kochendem Wasser übergießen, 5–10 Minuten bedeckt ziehen lassen.

HOPFENZAPFEN IM SCHLAFKISSEN

Bei längerer Lagerung entsteht aus Humulon und Lupulon ein Wirkstoff, der flüchtig ist und stark beruhigend wirkt. Dieser Wirkstoff erklärt die beruhigende Wirkung des mit Hopfenzapfen gefüllten Schlafkissens. Gut dazu passen Lavendel, Melisse und Kamille.

Huflattich

Tussilago farfara

Der Huflattich ist eine der ersten Pflanzen, die uns im zeitigen Frühjahr ihre Blüten präsentieren. Schon Ende Februar kann man beobachten, wie sich kleine, schuppige Hälse aus der Erde schieben, auf die sich dann sonnengelbe, kreisrunde Korbblüten setzen. Erst später folgen schließlich die typischen fast herzförmigen Blätter. *Filius ante patrem*, nannte man im Mittelalter den Huflattich, was „der Sohn vor dem Vater" bedeutet. Man meinte damit die besondere Eigenart des Huflattichs, zu blühen bevor die Blätter nachkommen.

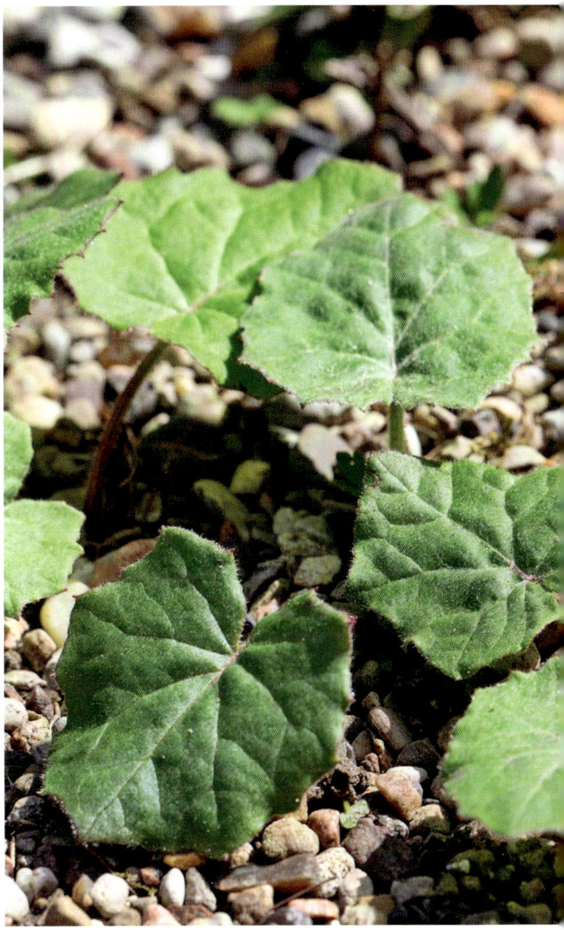

Was bewirkt der Tee?

Mit seinen zahlreichen Schleimstoffen wirkt er reizlindernd beim trockenen Husten und bei akuten leichten Entzündungen der Mund- und Rachenschleimhaut.

Wo zu finden?

Der Huflattich ist auf steinreichen Äckern, an Wegrändern, auf Schuttplätzen und in Steinbrüchen zu finden. Er bevorzugt kalkhaltige, lehmige Böden.

Ernten: Was und wann?

Die Blätter von April bis Juni.

Teezubereitung

Frisch aus dem Garten: 4 TL Huflattichblätter
Getrocknet: 2 TL Huflattichblätter
Mit 1 Tasse heißem Wasser übergießen,
10 Minuten bedeckt ziehen lassen.

Gegenanzeigen

Nicht in der Schwangerschaft und während der Stillzeit. Korbblütlerallergie.

VORSICHT!

Aufgrund der enthaltenen Pyrrolizidinalkaloide sollte Huflattichtee nicht länger als 4–6 Wochen im Jahr getrunken werden. Aus dem gleichen Grund werden auch die Blüten nur in kleinen Mengen als Schmuckdroge in Hustentees verwendet.

Echtes Johanniskraut

Hypericum perforatum

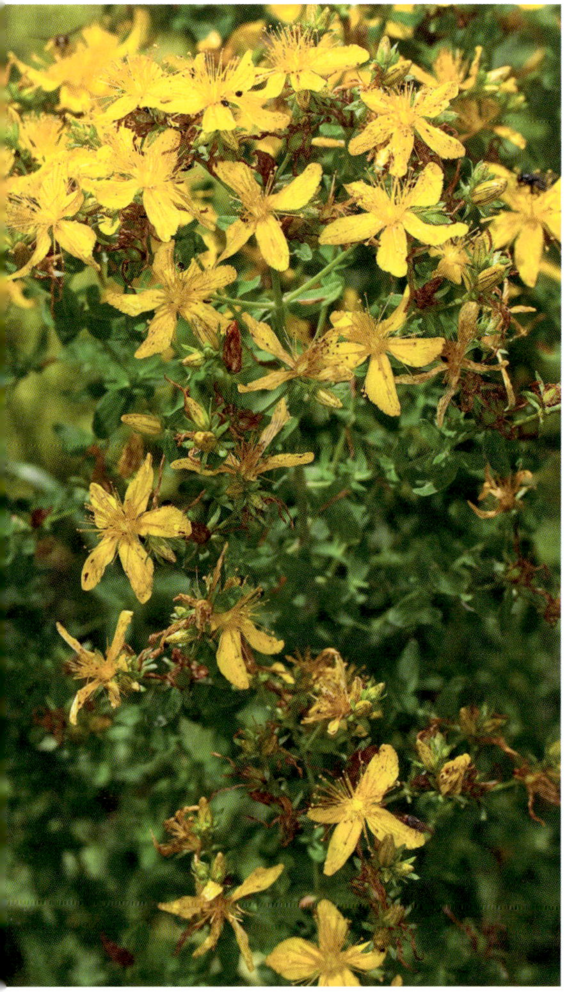

Fuga daemonum – Teufelsflucht oder Teufelsbanner – ist eine alte Bezeichnung für das Echte oder Tüpfeljohanniskraut. Die Bauern hingen es in den Stall, um das Vieh vor Verzauberung zu schützen, auch sollte es Unheil und Krankheit abhalten. Vor lauter Wut darüber soll der Teufel seine Krallen in die Blätter geschlagen haben, die seitdem wie perforiert aussehen!

Vor der Christianisierung war es wichtiger Bestandteil der Rituale, die zur Zeit der Sommersonnenwende gepflegt wurden: Bekränzt mit Johanniskraut überließ man Belastendes und Krankmachendes in einer Reinigungszeremonie dem Feuer.

Was bewirkt der Tee?

Die Kräfte der Sonne sammeln sich im Johanniskraut. Und richtig, es kann die dunklen Schatten auf der Seele vertreiben: Der Tee wirkt stimmungsaufhellend und spannungslösend bei Niedergeschlagenheit und steigert den Antrieb. Das Johanniskraut begleitet uns durch seelische Täler und hilft uns, abzuschalten und Kraft zu sammeln.

Wo zu finden?

Das Johanniskraut liebt trockene, warme Wegränder, lichte Wälder, Magerwiesen, Brachflächen und Gebüsche.

Ernten: Was und wann?

Die oberen 20 cm der blühenden Pflanze im Juni und Juli.

Teezubereitung

Frisch aus dem Garten: 2–4 TL Kraut vom Johanniskraut

Getrocknet: 1–2 TL Kraut vom Johanniskraut

Mit 1 Tasse kochendem Wasser übergießen, 5–10 Minuten bedeckt ziehen lassen.

VERWECHSLUNGSGEFAHR

Das Tüpfeljohanniskraut oder Echte Johanniskraut ist leicht mit dem Gefleckten Johanniskraut (*Hypericum maculatum*) zu verwechseln, das medizinisch nicht verwendet wird.

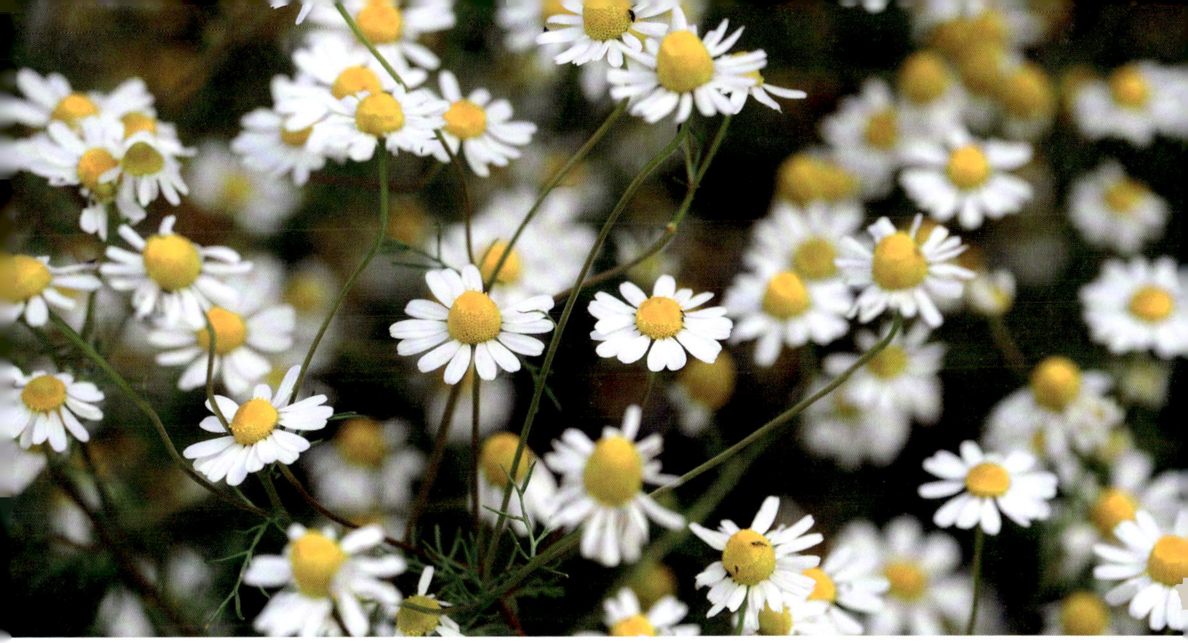

Echte Kamille

Matricaria recutita

Bei uns ist die Kamille die populärste unter den Heilpflanzen: Durch unzählige Untersuchungen kennt man zahlreiche Heilwirkungen – und entdeckt ständig neue: ein wahres Allheilmittel! Wie sagte schon Karl-Heinz Waggerl in seinem „Heiteren Herbarium“: Die Kraft das Weh im Leib zu stillen, verlieh der Schöpfer den Kamillen. Sie blühn und warten unverzagt auf jemand, den das Bauchweh plagt. Der Mensch jedoch in seiner Pein glaubt nicht an das, was allgemein zu haben ist. Er schreit nach Pillen. Verschont mich, sagt er, mit Kamillen, um Gotteswillen“.

Was bewirkt der Tee?

Mit ihrem ätherischen Öl wirkt sie vor allem entzündungshemmend, was sie zu einer wunderbaren Heilpflanze bei Entzündungen von Haut und Schleimhaut macht: Entzündungen im Mund und Rachenraum, Magenschleimhautentzündungen und Durchfall sind Erkrankungen, bei denen sie vorzüglich hilft. Außerdem wirkt sie krampflösend und entspannend. Äußerlich wirkt sie wundheilungsfördernd.

VERWECHSLUNGSGEFAHR

Die Echte Kamille ist leicht mit der Acker-Hundskamille (*Anthemis arvensis*) zu verwechseln, die medizinisch nicht verwendet wird.

Wo zu finden?

An Wegen, Schuttplätzen, Straßenrändern. Sie mag nährstoffreichen, lehmigen, kalkarmen Boden.

Übrigens: Wächst die Echte Kamille auf Getreidefeldern, hat sie den höchsten Wirkstoffgehalt!

Ernten: Was und wann?

Die Blüten von Mai bis September.

Teezubereitung

Frisch aus dem Garten: 2–4 TL Kamillenblüten
Getrocknet: 1–2 TL Kamillenblüten
Mit 1 Tasse kochendem Wasser übergießen, 5–10 Minuten bedeckt ziehen lassen.

Gegenanzeigen

Korbblütlerallergie.

Großblütige Königskerze

Verbascum densiflorum

Keiner kann sich ihrem Anblick entziehen: Bis zu 2 m wird sie hoch und überragt alle Nachbarpflanzen. Ihre goldgelben Blüten reihen sich eine über der anderen um den hohen Stängel und duften bezaubernd rosenähnlich. Die Blüten mit ihren Staubgefäßen verhalfen der Königskerze zu ihrem Namen: Die fünf Staubblätter im Inneren der Blüte tragen orangefarbenen Blütenstaub, zwei davon sind etwas länger und die drei kleineren tragen dicke weiße Bärte. *Verbascum* leitet sich vom lat. *barbascum* ab, da steckt *barba* (= der Bart) drin.

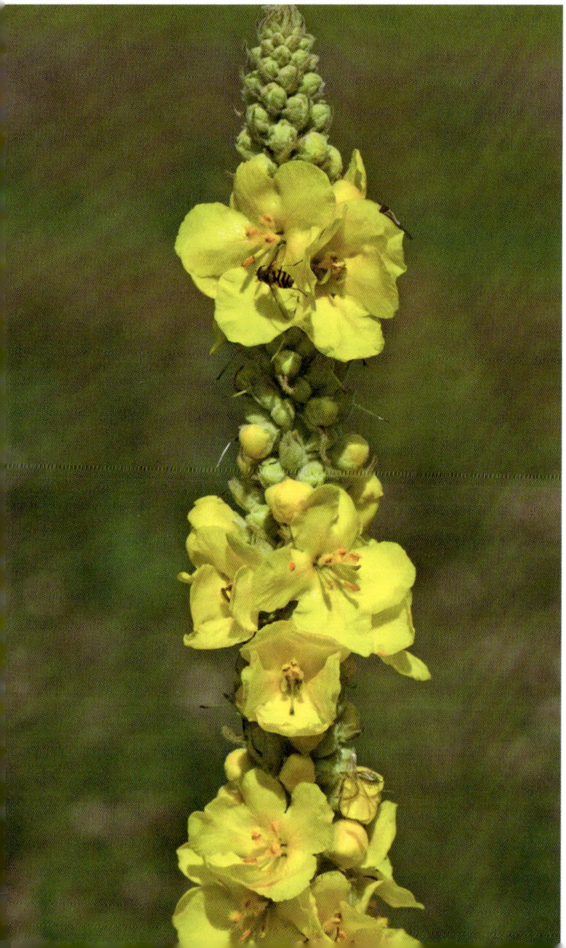

Was bewirkt der Tee?

Mit ihren zahlreichen Schleimstoffen wirkt sie reizlindernd beim trockenen Husten, durch die Saponine zusätzlich schleimlösend und auswurffördernd. Sie ist eine bewährte Hustenpflanze.

Wo zu finden?

Auf Ödflächen, Schuttplätzen, an Wegrändern und Böschungen. Sie mag sonnige Standorte und nährstoffreiche, eher kalkhaltige Böden.

Ernten: Was und wann?

Die Blüten von Juli bis September. Beim Ernten der Blüten ist zügiges Trocknen nötig, da sie aufgrund ihres hohen Schleimstoffgehaltes leicht schimmelt.

Teezubereitung

Frisch aus dem Garten: 6 TL Königskerzenblüten
Getrocknet: 3 TL Königskerzenblüten
Um die Schleimstoffe auszuziehen (sie lindern den **Reizhusten**): Mit 1 Tasse warmem Wasser übergießen, 30–60 Minuten bedeckt ziehen lassen.
Um die Saponine auszuziehen (sie unterstützen das Abhusten bei **produktivem Husten**): Mit 1 Tasse kochendem Wasser übergießen, 10–15 Minuten bedeckt ziehen lassen.

ALTERNATIVE KÖNIGSKERZEN

Es gibt verschiedene Königskerzen-Arten, außer der oben genannten kann auch die Windblumen-Königskerze (*Verbascum phlomoides*) und die Kleinblütige Königskerze (*V. thapsus*) verwendet werden.

Lavendel

Lavandula officinalis

Lavandula leitet sich von lat. *lavare* (= waschen) ab: Die Römer setzten das duftende Kraut ihren Bädern zu und konnten damit bei vielerlei Beschwerden helfen. Der Arzt und Chemiker Paracelsus verwendete ihn zusammen mit anderen stark duftenden Kräutern wie Rosmarin und Salbei als Räucherwerk zum Schutz vor Pest und Cholera und lobte ihn als bewährtes *Nervinum*.

Auch als traditionelles Kopfschmerz- und Migränemittel ist Lavendel seit der Zeit Elisabeth I. von England bekannt: Es ist überliefert, dass sie Lavendeltee gegen ihren häufigen Migränekopfschmerz trank. In der Provence sind Lavendelblüten Bestandteil der traditionellen Kräutermischung „Herbes de Provence".

Was bewirkt der Tee?

Mit seinem ätherischen Öl wirkt er stark antibakteriell, außerdem beruhigend und verdauungsfördernd. Bei innerer Unruhe und Schlafstörungen hilft er, abzuschalten. Besonders nützlich ist er bei krampfartigen, nervös bedingten Verdauungsbeschwerden. Außerdem lindert er leichte Kopfschmerzen.

Wo zu finden?

An vollsonnigen, Standorten, Trockenmauern, Steingärten. Nur kultiviert.

Ernten: Was und wann?

Mit dem Öffnen der ersten Blüten im Juni geht's los: Zur Weiterverwendung werden die Blüten vom Stängel abgestreift.

Teezubereitung

Reiner Lavendeltee schmeckt etwas „seifig", daher Lavendel am besten in Teemischungen zu max. 10 % verwenden.

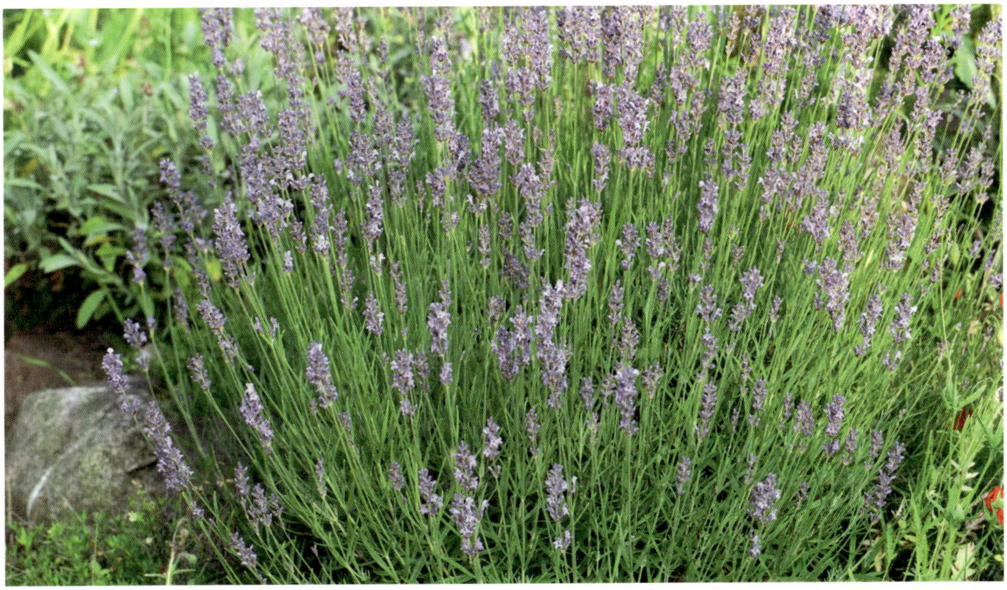

Löwenzahn

Taraxacum officinalis

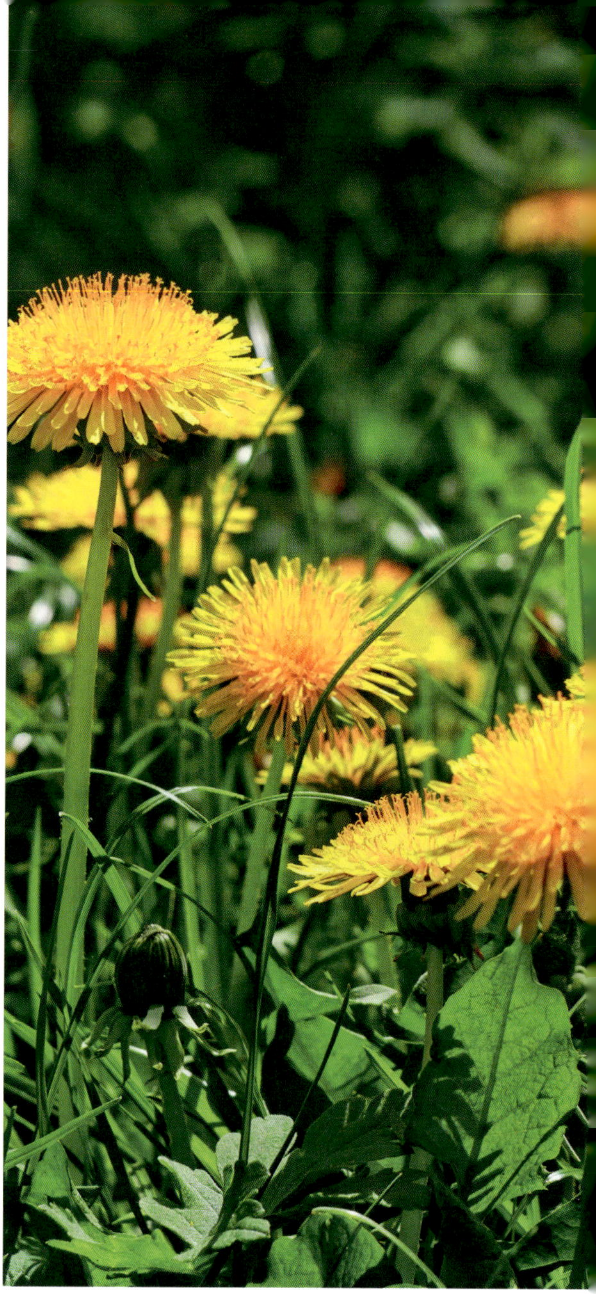

Neben der Brennnessel ist Löwenzahn für mich die wichtigste Heilpflanze. Das sehen auch andere so, denn es gibt für ihn über 600 Volksnamen! Bettseicher, Sonnenwirbel, Pusteblume, Kettenstaude, Märzestock, Saublume, Mistfink, Mönchskopf, Lichtblume, Lampe, Bettschisser, Ringelstock und wilde Zichorie sind nur einige davon. Nach der langen Winterzeit mit wenig Bewegung und viel nahrhaftem Essen tut es gut, im Frühjahr einmal richtig Hausputz in unserem Körper zu machen: den Stoffwechsel anzuregen und Niere und Leber beim Entgiften zu unterstützen.

Was bewirkt der Tee?

Löwenzahn enthält viele Mineralien, die harntreibend wirken und die Ausscheidung von Säuren unterstützen. Dies beugt chronischen Erkrankungen vor und hilft auch bei Harnwegsinfekten, chronischen Hauterkrankungen und Rheuma. Ins gleiche Horn blasen die Bitterstoffe: Sie unterstützen die Leber und regen die gesamte Verdauung an. Das im Milchsaft enthaltene Cholin wirkt außerdem leicht abführend. Das in den Blättern reichlich enthaltene Kalium und die Bitterstoffe unterstützen die Herzfunktion, die Bitterstoffe wirken zusätzlich schleimlösend bei Husten und Schnupfen und insgesamt tonisierend.

Wo zu finden?

Auf nährstoffreichen, feuchten Wiesen, Weiden, Rasenflächen und Äckern.

Ernten: Was und wann?

Die ganze Pflanze einschließlich der Wurzel vor dem Aufblühen. Von März bis Mai.

Teezubereitung

Frisch aus dem Garten: 2–4 TL Löwenzahnwurzel und -blätter
Getrocknet: 1–2 TL Löwenzahnwurzel und -blätter
Mit 1 Tasse kaltem Wasser kurz zum Kochen bringen, dann 10 Minuten bedeckt ziehen lassen.

Gegenanzeige

Korbblütlerallergie.

Majoran

Origanum majorana

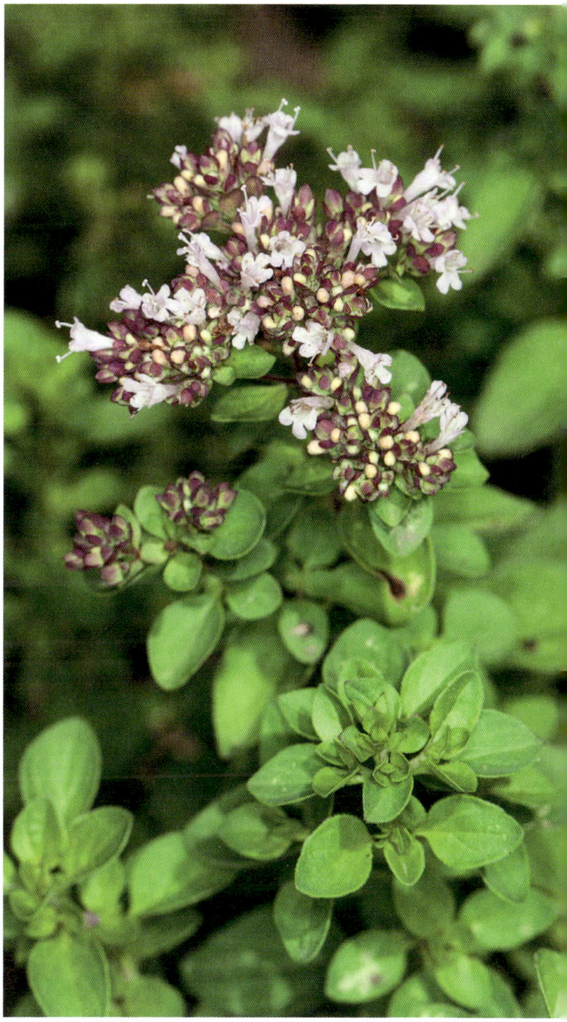

Oft steht er im Schatten seines Bruders, des Oregano, und wird bei uns nur als „Wurstkraut" gekannt. Dabei hat er es in sich: die Ärzte der griechischen und römischen Antike schätzten ihn genauso wie die arabischen Ärzte und er fehlte in keinem bedeutenden Kräuterbuch des Mittelalters. Durch seinen kräftigen Geruch galt er als Schutzkraut zur Abwehr von Krankheit und Dämonen und wurde an Stall- und Haustüren gehängt.

Was bewirkt der Tee?

Majoran wirkt verdauungsfördernd, stark antibakteriell und schleimlösend und gehört in Verdauungs- und Erkältungstees. Außerdem wirkt er beruhigend, leicht blutdrucksenkend und krampflösend.

Wo zu finden?

Als Südländer an sonnigen, trockenen Standorten mit durchlässigem Boden. Nur kultiviert.

Ernten: Was und wann?

Die Blätter während oder nach der Blütezeit. Da die Blütezeit sehr stark variiert und der Gehalt an ätherischem Öl im Sommer am höchsten ist, bevorzugt von Mai bis August.

Teezubereitung

Frisch aus dem Garten: 2 TL Majoranblätter
Getrocknet: 1 TL Majoranblätter
Mit 1 Tasse kochendem Wasser übergießen, 10 Minuten bedeckt ziehen lassen.

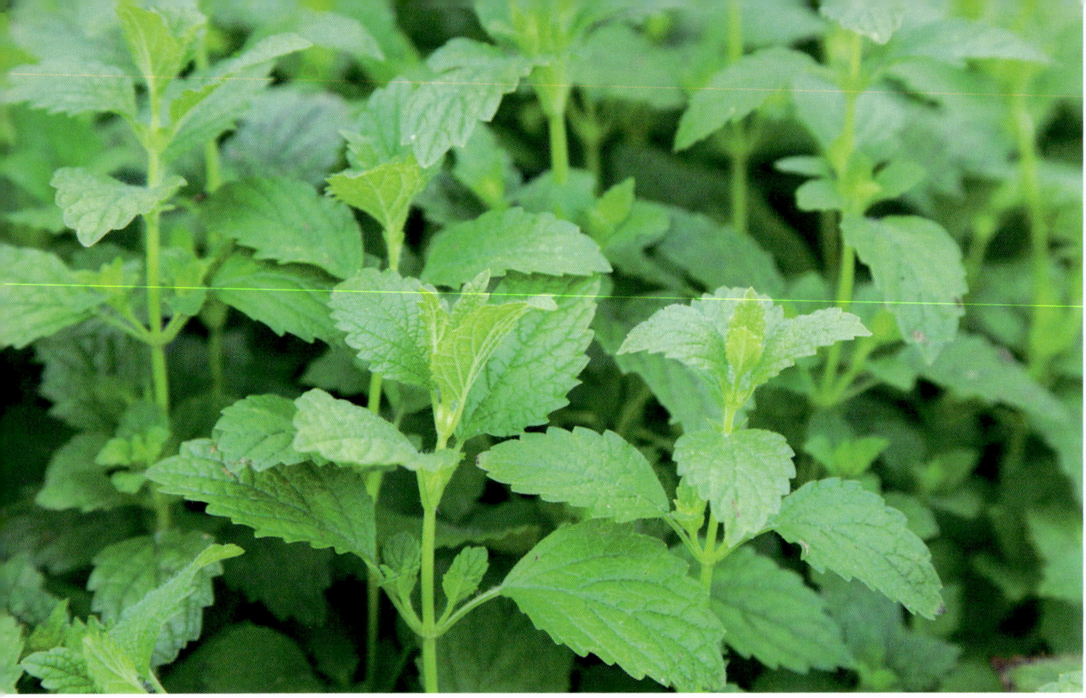

Melisse

Melissa officinalis

Bei uns ist sie eher als Zitronenmelisse bekannt, aber auch Bienenkraut, Nervenkräutl und Frauenkraut sind populäre Namen für diese wohlduftende und trotzdem eher unauffällige alte Heilpflanze. Dass die Bienen sie lieben, ist aus ihrem botanischen Namen ersichtlich: Das griechische Wort *melissa* bedeutet Honigbiene (*meli* = Honig). In der Antike wurde die Melisse überschwänglich gelobt, indem sie gegen Melancholie, Hysterie und unruhige Träume empfohlen wurde.

Was bewirkt der Tee?

Das ätherische Öl wirkt beruhigend, verdauungsfördernd und krampflösend, daher eignet sich die Melisse vorzüglich zur Behandlung nervöser (krampfartiger) Verdauungsbeschwerden. Gut hilft sie auch bei nervösen Herzbeschwerden, krampfartigen Regelbeschwerden und grundsätzlich bei allen Unruhezuständen. Insgesamt wirkt die Melisse antibakteriell. Die enthaltenen Lippenblütler-Gerbstoffe wirken antiviral: Der durch Zerquetschen des Blattes austretende Saft wirkt hemmend auf den Lippenherpes – einfach möglichst früh und möglichst häufig den Blattsaft auf die Lippenbläschen auftupfen.

Wo zu finden?

In Gärten oder verwilderten Gärten. Sie liebt nährstoffreiche, durchlässige Böden und sonnige Standorte.

Ernten: Was und wann?

Die Blätter, wenn die in den Blattachseln sitzenden Blüten sich öffnen, von Juni bis August. Die enthaltenen Schleimstoffe ziehen Wasser an, ernten Sie daher in einer trockenen Schönwetter-Periode.

Teezubereitung

Frisch aus dem Garten: 4 TL Melissenblätter
Getrocknet: 2 TL Melissenblätter
Mit 1 Tasse kochendem Wasser übergießen, 10 Minuten bedeckt ziehen lassen.

Mutterkraut

Tanacetum parthenium

Das Mutterkraut ist eine typische Bewohnerin des Bauerngartens: Unter dem Namen *febrefugia* ist es im *Capitulare de villis*, der Landgüterverordnung Karls des Großen, aufgelistet. Als „Aspirin der Engländer" oder *feverfew* bezeichnen es englische Autoren und der Name Mutterkraut deutet auf den starken Bezug zu Frauenleiden. Hildegard von Bingen (1098 bis 1179) nannte das Mutterkraut *metra* und empfahl es, als Suppe zubereitet, den Frauen gegen Menstruationsbeschwerden.

Was bewirkt der Tee?

Studien bestätigen es: Die regelmäßige Einnahme mildert die Häufigkeit und Intensität von Migräneanfällen. Verantwortlich dafür ist vermutlich der Bitterstoff Parthenolid. Das kräftig nach Kampfer riechende ätherische Öl wirkt keimwidrig und insektizid. Die ganze Pflanze wirkt außerdem entzündungshemmend, fiebersenkend und antiallergisch.

Wo zu finden?

Kultiviert in Gärten oder verwildert an Wegrändern, Zäunen und Mauern.

Ernten: Was und wann?

Von Juni bis August das ganze blühende Kraut.

Teezubereitung

Frisch aus dem Garten: 2 TL Kraut vom Mutterkraut
Getrocknet: 1 TL Kraut vom Mutterkraut
Mit 1 Tasse kochendem Wasser übergießen, 7 Minuten bedeckt ziehen lassen.

Gegenanzeigen

Nicht in der Schwangerschaft. Korbblütlerallergie.

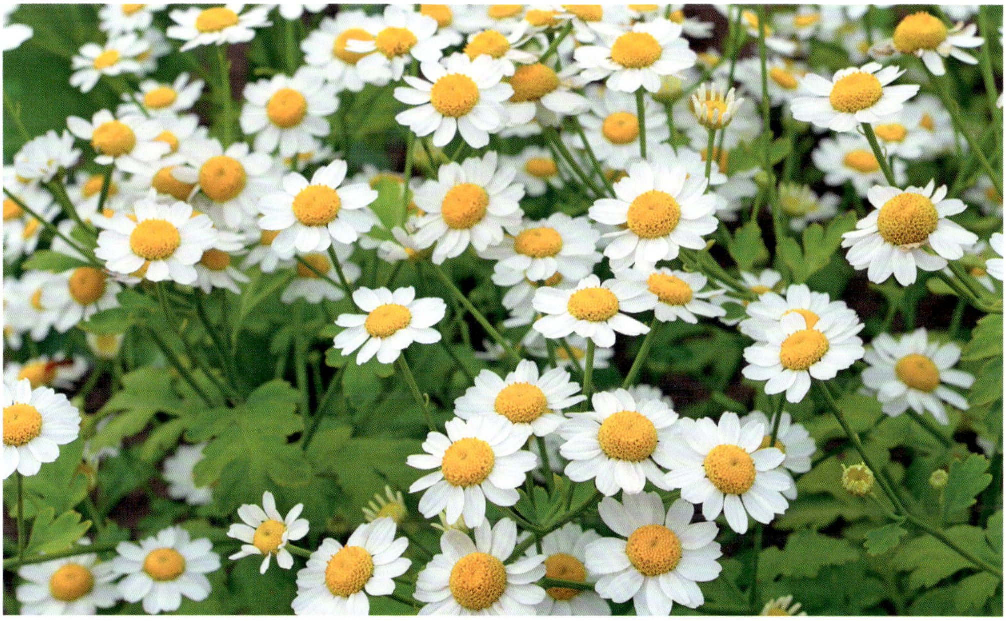

Echte Nelkenwurz

Geum urbanum

Schon aus dem Namen ist ersichtlich: Die Wurzel riecht nach Nelke. Früher als Ersatz für die kostbare Gewürznelke verwendet, war sie schon immer eine bedeutende Heilpflanze: Alle mittelalterlichen Autoren rühmen ihre Heilkraft in Bezug auf Verdauungsbeschwerden. Lonicerus (Kreuterbuch, 1564) rühmt die „Benediktenwurz" gegen Leberverstopfung, Magenerkältung und -verschleimung, Wassersucht, Unterleibskolik und Gelbsucht. Der Schweizer Kräuterpfarrer Künzle schimpft in seinem Hauptwerk Chrut und Uchrut: „...früher war diese Kraft allgemein bekannt; da kam die naseweise Wissenschaft des 18. Jahrhunderts, die alles verwarf, was sie nicht begriff, und erklärte solche Gebräuche als abergläubisch."

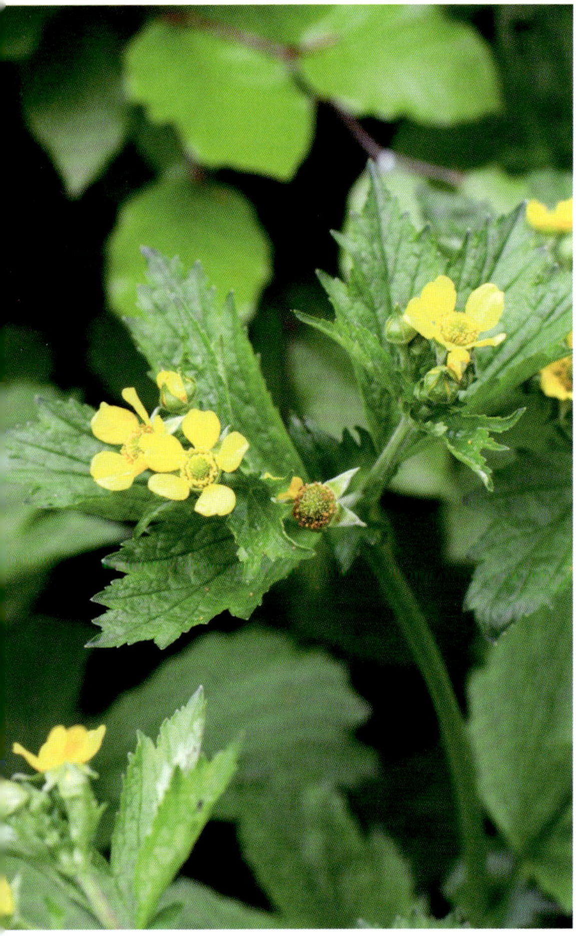

Was bewirkt der Tee?

Der hohe Gerbstoffgehalt (bis 30 %!) und das ätherische Öl mit dem für den Nelkenduft verantwortlichen Eugenol erklären die stopfende, entzündungshemmende und antibakterielle Wirkung bei Durchfällen. Außerdem unterstützt es die Verdauung und kann zur Spülung bei Mundschleimhautentzündungen eingesetzt werden.

Wo zu finden?

An frisch-feuchten, nährstoffreichen Standorten, in Unkrautfluren und Laubwäldern. Sie bevorzugt Halbschatten bis Schatten.

Ernten: Was und wann?

Die Wurzel bzw. das Rhizom Anfang März oder im Herbst.

Teezubereitung

Frisch aus dem Garten: 2 TL gut zerkleinerte Nelkenwurzwurzel
Getrocknet: 1 TL Nelkenwurzwurzel
Mit 1 Tasse kochendem Wasser übergießen, 15 Minuten bedeckt ziehen lassen.

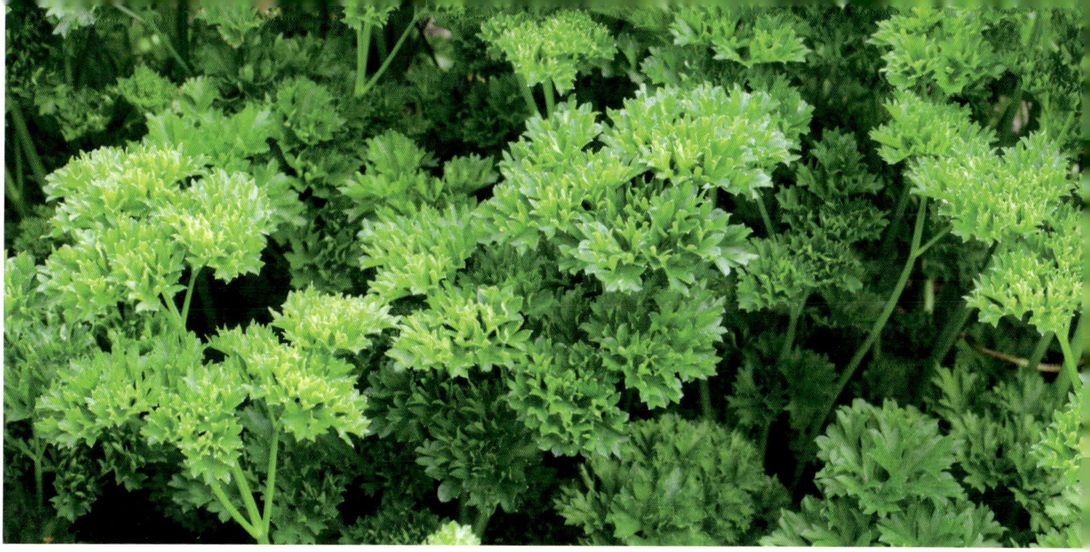

Petersilie

Petroselinum crispum

Im Altertum wurde die Petersilie besonders als Arzneipflanze geschätzt, während sie heute mehr Gewürzpflanze ist. Seit der Landgüterverordnung Karls des Großen im 8. Jahrhundert findet sie sich in den Gemüsegärten und die Heilwirkung ist in den Hintergrund getreten. Dabei gibt es reichlich interessantes: Petersiliengassen hießen früher die Straßen, in denen die „Freudenhäuser" zu finden waren, ein Hinweis auf die aphrodisierende Wirkung und die Tatsache, dass mit Petersiliensamen früher abgetrieben wurde, oft mit tödlichen Folgen für die Frauen. „Petersilie hilft dem Manne aufs Pferd, den Frauen unter die Erd!", wurde früher gesagt und Wilhelm Busch schrieb: „Zuweilen braucht die Familie als Suppenkraut die Petersilie".

Was bewirkt der Tee?

Die Petersilie mit ihrem ätherischen Öl, den zahlreichen Mineralien und reichlich Vitamin C wird vor allem zur Durchspülung bei Harnwegsinfekten und zur Anregung der Entgiftung über die Nieren eingesetzt. Sie ist ein Klassiker der Hildegard-Medizin, wo sie zur Kräftigung des Herzens und zur allgemeinen Stärkung eingesetzt wird. Sie wirkt außerdem verdauungsfördernd und wird bei krampfartiger Regelblutung, hier allerdings nur in Mischungen, eingesetzt. Und nicht zu vergessen, sie wirkt aphrodisisch.

Wo zu finden?

Am besten im Halbschatten auf feuchten und tiefgründigen Böden, der zudem humusreich ist.

Ernten: Was und wann?

Das Kraut kurz vor oder zu Beginn der Blüte. Bei der Petersilie ist rasches Trocknen wichtig.

Teezubereitung

Frisch aus dem Garten: 2 TL Petersilienkraut
Getrocknet: 1 TL Petersilienkraut
Mit 1 Tasse heißem Wasser übergießen,
5 Minuten bedeckt ziehen lassen.

VORSICHT

Aufgrund des enthaltenen Apiols sollte Petersilie als Tee nicht pur, sondern nur in Mischungen eingesetzt werden. Apiol ist zwar in hoher Konzentration vor allem in den Früchten enthalten (die hier nicht verwendet werden), trotzdem sollte man vorsichtig sein, denn es kann Menstruationsblutungen auslösen und Wehen anregen.

Pfefferminze

Mentha piperita

Die Minze war schon immer ein hoch geschätztes Kraut: Sie galt in biblischen Zeiten sogar als Zahlungsmittel. Orientalische Herrscher legten sie als Zeichen der Freundschaft in ihre Schriftrollen und Ägypterinnen brachten auf einem Lager aus heilsamer Minze ihre Kinder zur Welt. In der Antike rieb man die Tische mit frischen Minzeblättern ein, um die Fleischeslust anzuregen und die Liebe zu entfachen – laut Dioskurides wurde die Minze „Krone der Aphrodite" genannt, denn manche Minzarten nahm man früher zum Bekränzen von Braut und Bräutigam. Vor ca. 300 Jahren aus einer Kreuzung von Wasserminze und Ährenminze hervorgegangen, hat sich die Pfefferminze aufgrund ihrer Wirkung bei uns als Heilpflanze etabliert.

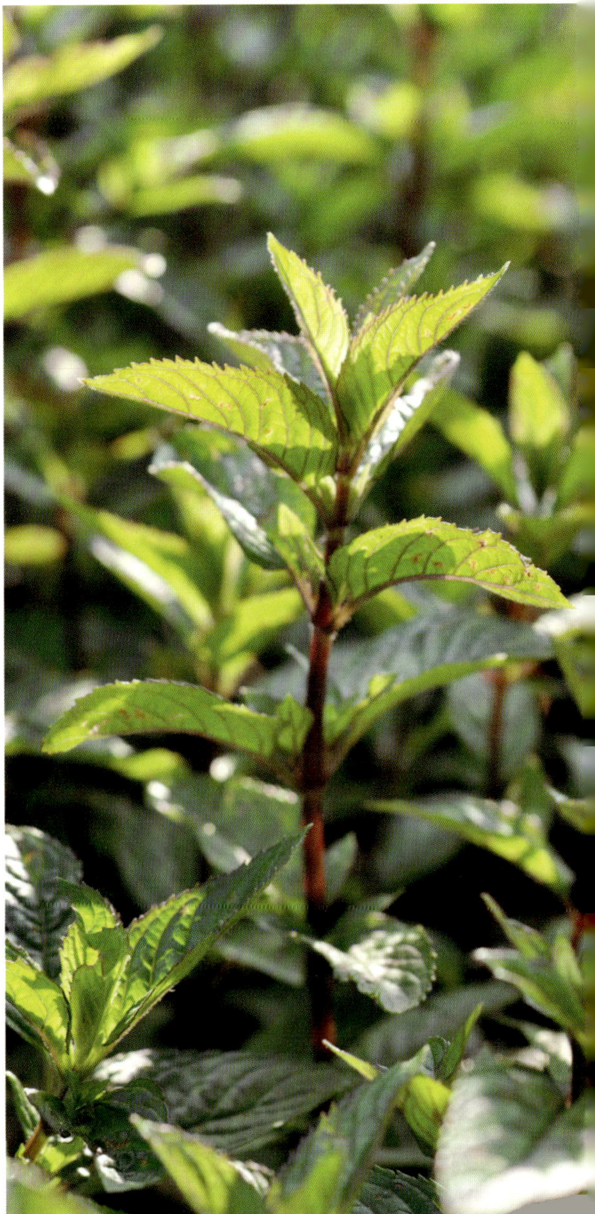

Was bewirkt der Tee?

Das ätherische Öl der Pfefferminze wirkt desinfizierend und krampflösend, was optimal ist bei verdorbenem Magen und Blähungen, insgesamt regt sie die Verdauung an. Sie ist erfrischend und belebend bei Müdigkeit und Erschöpfung. Die Lippenbütler-Gerbstoffe sind wirksam gegen Lippenherpes: Dafür ein frisches Blatt zerquetschen und mehrmals täglich den austretenden Saft auftupfen.

Wo zu finden?

Die Pfefferminze liebt es warm und sonnig bis halbschattig, der Boden sollte nicht zu trocken sein. Nur kultiviert.

Ernten: Was und wann?

Die Blätter kurz vor der Blüte von Juli bis August.

Teezubereitung

Frisch aus dem Garten: 2 EL Pfefferminzblätter
Getrocknet: 1 EL Pfefferminzblätter
Mit 1 Tasse kochendem Wasser übergießen, 15 Minuten ziehen lassen.

Quecke

Agropyron repens

Die Bezeichnung Quecke findet sich bereits im 15. Jahrhundert und leitet sich vermutlich vom mittelhochdeutschen Begriff *quec* (= lebendig, frisch) ab. Und in der Tat: Die Quecke ist zäh, schwer auszurotten und erscheint immer wieder frisch aufs Neue. Sicher haben Sie ein gestörtes Verhältnis zu ihr und werden überrascht sein, dass ihr sämtliche Kräuterbuchautoren der Antike und des Mittelalters eine zuverlässige Heilwirkung auf die Harnorgane zusprechen. So schreibt Tabernaemontanus (1613): „Sie treibt den Harn, Grieß und Stein und vertreibt den Kaltseich und Harnstreng."

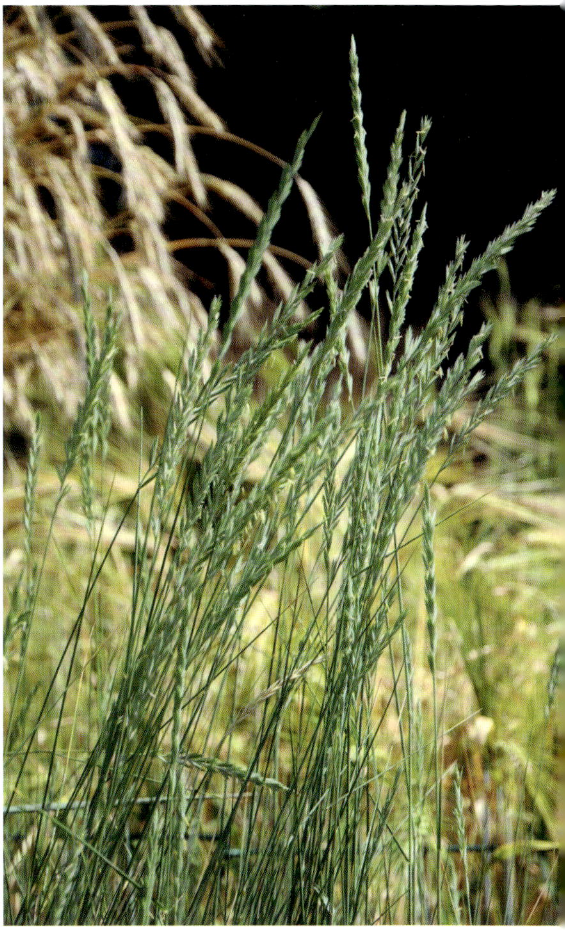

Was bewirkt der Tee?

Der mineralienreiche Wurzelstock wirkt harntreibend und sein ätherisches Öl trägt zu einer desinfizierenden Wirkung bei – perfekt für Blasenentzündungen, zur Entschlackung oder als Basentee bei Übersäuerung.

Wo zu finden?

Auf Ackerflächen, nährstoffreichen Wiesen, Weiden, an Wegen, in Ufersäumen, an Dämmen und Schuttplätzen, vor allem an stickstoffreichen Standorten.

Ernten: Was und wann?

Die von den Würzelchen befreiten unterirdischen Ausläufer von März bis Mai und im September/Oktober.

Teezubereitung

Frisch aus dem Garten: 10 TL fein geschnittene Queckenwurzeln
Getrocknet: 5 TL fein geschnittene Queckenwurzeln
Mit 1 Tasse kochendem Wasser übergießen, 10 Minuten bedeckt ziehen lassen.

GLAUBE ODER ABERGLAUBE

In Ostpreußen galt die Quecke als heilkräftig gegen Bettnässen, aber nur dann, wenn die Quecke durch eine Kartoffel gewachsen war. Man musste in diesem Fall beide essen.

Ringelblume

Calendula officinalis

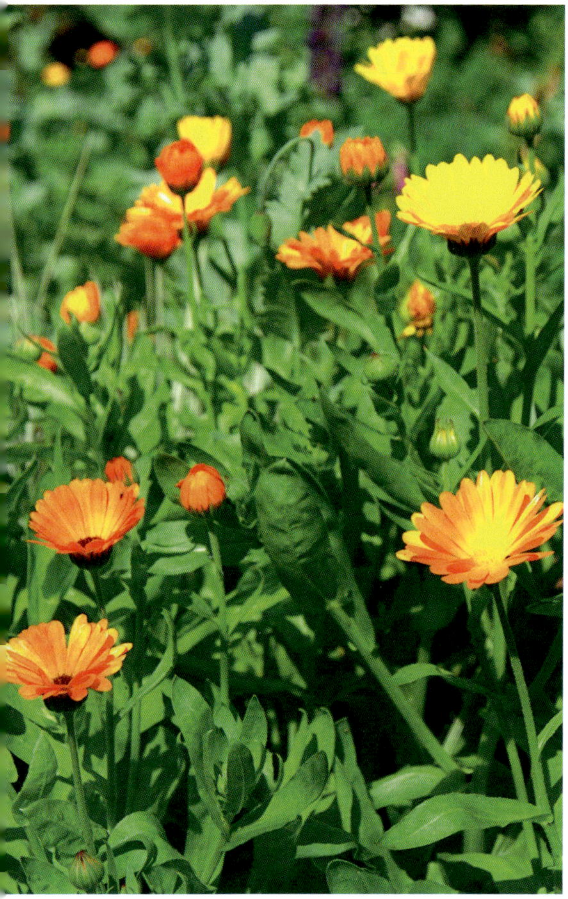

In milden Gegenden blüht sie das ganze Jahr hindurch – das inspirierte den schwedischen Botaniker Carl von Linné zu ihrem Namen: *Calendula* ist abgeleitet vom lat. *calendae*, dem ersten Tag des Monats, weil die Pflanzen in so vielen *calendis* (Monaten) blüht. Wucherblume wird sie auch genannt, da sie sich, wenn man sie einmal im Garten hat, munter ausbreitet.

Was bewirkt der Tee?

So fasste der Arzt Johann Becher (um 1660) ihre Heilwirkung zusammen:
„Der Leber / Hertzen auch / steht bey die Ringelblum / Sie treibt den Schweiß und Gifft / behält darin den Ruhm / Sie fördert die Geburt / und treibt der Frauen Zeit / Ein Wasser / Essig und Conseco wird drauß bereit."

Die Farbe ist Heilwirkung: Flavonoide und Carotinoide wirken stark antioxidativ und entzündungshemmend. Dies und ihre antimikrobielle Wirkung macht sie zur großen Hautpflanze in der äußerlichen Anwendung bei Wunden und Entzündungen der Haut. Innerlich wirkt sie, mit Unterstützung zahlreicher Schleimstoffe, lindernd auf entzündete Schleimhäute. Dank ihrer Cumarine ist sie lymphabflussfördernd und passt damit gut in Entschlackungstees, außerdem wirkt sie mild leberstärkend und krampflösend.

Wo zu finden?

Sie bevorzugt magere Böden, die leicht lehmig und nicht zu feucht sein sollten, und liebt vollsonnige Standorte.

Ernten: Was und wann?

Das ganze Blütenköpfchen von Juni bis September.

Teezubereitung

Frisch aus dem Garten: 4 TL Ringelblumenblüten
Getrocknet: 2 TL Ringelblumenblüten
Mit 1 Tasse kochendem Wasser übergießen, 10 Minuten bedeckt ziehen lassen.

Gegenanzeigen

Korbblütlerallergie.

Rosmarin

Rosmarinus officinalis

Rosmarin wurde bereits in Antike und Mittelalter bei „Liebesschmachten“ und zur „Erweckung der Liebesglut“, vornehmlich bei älteren Herrschaften, angewendet. Und so profitierte die 72-jährige Isabella, Königin von Ungarn, von dieser Wirkung: Sie erhielt von einem Einsiedler ein Kräuterwässerchen gegen ihre Altersbeschwerden, welches sie so verjüngt habe, dass sie „von jedermann wider für jung und schön erfunden, und darüber von dem König in Polen zur Ehe begehret worden“ sei.

Als Sinnbild der Liebe und Treue war Rosmarin seit der Zeit Karls des Großen in Europa als Hochzeitsblume verbreitet. Der symbolisch für die Treue stehende Rosmarin wurde zu *dem* Hochzeitskraut. Noch heute wird es von manchen Bräuten im Kranz getragen.

Was bewirkt der Tee?

Rosmarin entlastet Leber und Galle, fördert die Fettverdauung und hilft bei Blähungen, er wirkt antiseptisch und hat eine anregende Wirkung auf das Herz und den Blutdruck. Er ist der Klassiker bei niedrigem Blutdruck und Schwächezuständen.

Wo zu finden?

Als Südländer an sonnigen, trockenen Standorten mit durchlässigem Boden. Nur kultiviert.

Ernten: Was und wann?

Die Blätter während oder nach der Blütezeit. Da die Blütezeit sehr stark variiert und der Gehalt an ätherischem Öl im Sommer am höchsten ist, bevorzugt von Mai bis August.

Teezubereitung

Frisch aus dem Garten: 2 TL Rosmarinblätter

Getrocknet: 1 TL Rosmarinblätter

Mit 1 Tasse kochendem Wasser übergießen, 10 Minuten bedeckt ziehen lassen.

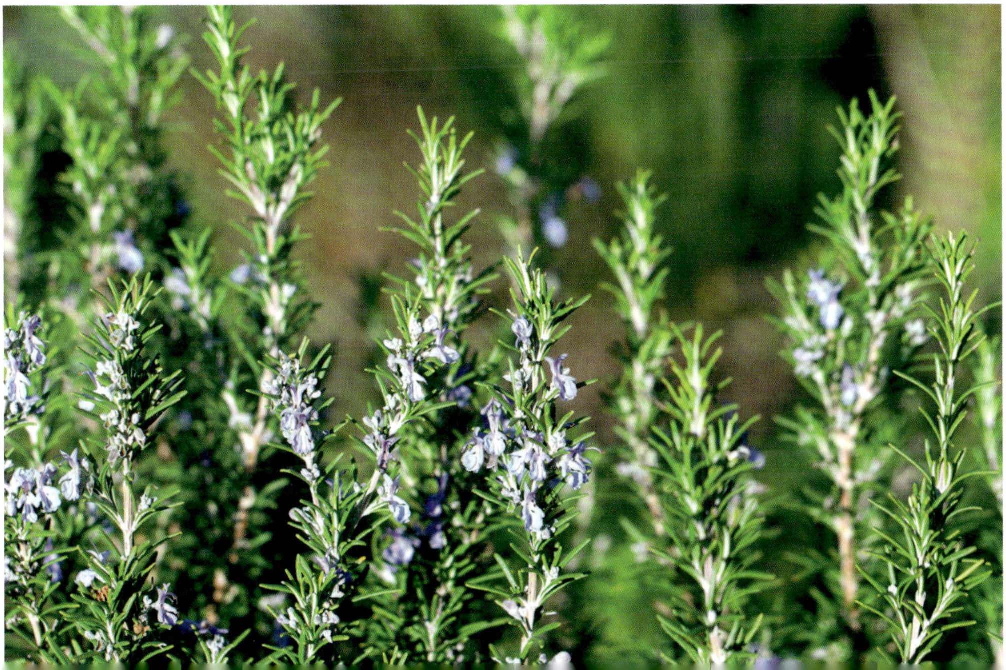

Salbei

Salvia officinalis

Schon Sebastian Kneipp sagte vom Salbei: „Wer ein Gärtchen beim Hause hat, wird, wenn er es anlegt, den Salbeistock nicht vergessen." Nicht jeder mag seinen lederartigen Geruch, aber die Heilkraft wiegt dies auf – im Mittelalter lautete ein Spruch: „Wer auf Salbei baut, den Tod kaum schaut". Er galt in den Zeiten von Pest und Cholera als Lebensversicherung!

Was bewirkt der Tee?

Mit seinen Bitterstoffen wirkt er verdauungsfördernd und blutfettsenkend, sein ätherisches Öl wirkt stark antibakteriell, seine Gerbstoffe zusammenziehend und entzündungshemmend. Gegurgelt hilft er bei Entzündungen im Mund- und Rachenraum. Er wirkt stark antioxidativ. In der Frauenheilkunde hat er sich bei Wechseljahresbeschwerden wie Hitzewallungen bewährt: Bei starkem Schwitzen den abgekühlten Tee als Pumpspray einsetzen. Dies hilft auch bei Hautentzündungen.

Wo zu finden?

An vollsonnigen windgeschützten Standorten. Nur kultiviert.

Ernten: Was und wann?

Die Blätter der kurz vor der Blüte stehenden Pflanze von Mai bis Juli.

Teezubereitung

Frisch aus dem Garten: 2 TL Salbeiblätter
Getrocknet: 1 TL Salbeiblätter
Zur Verdauungsförderung mit 1 Tasse kochendem Wasser übergießen, 5 Minuten, für eine verstärkte Gerbstoffwirkung (feuchte Halsentzündung, Schwitzen) 10 Minuten bedeckt ziehen lassen.

Tipp: Salbeiblätter gegen Lippenherpes: Ein Salbeiblatt zwischen den Fingern zerquetschen und den Pflanzensaft mehrmals täglich auf die betroffene Stelle auftupfen.

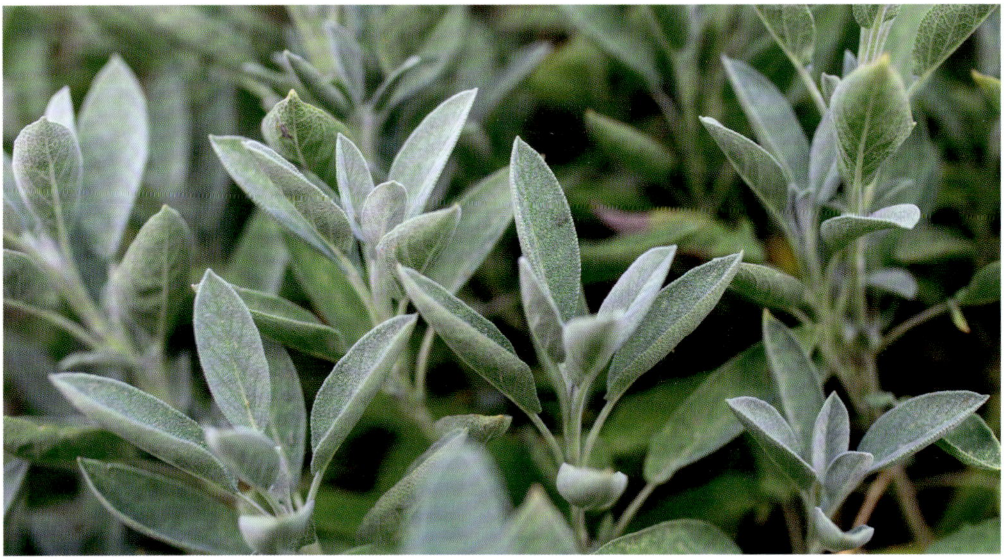

Sanddorn

Hippophae rhamnoides

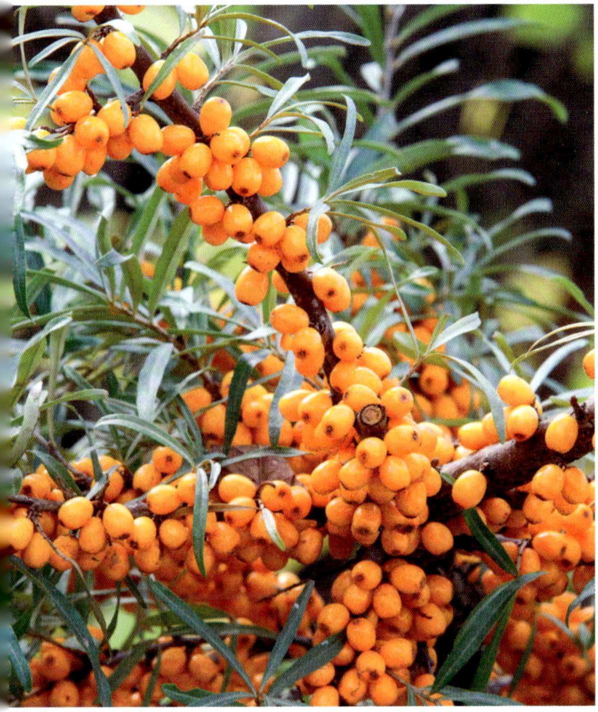

Der Gattungsname *Hippophae* bedeutet so viel wie „glänzendes Pferd“, und tatsächlich gaben die alten Griechen ihren Pferden Sanddornblätter ins Fressen, sodass sie ein schönes und glänzendes Fell bekommen würden. Außerdem galten die Blätter als Diätmittel für die Rennpferde in den Arenen, wodurch die Pferde auch schneller laufen konnten.

Was bewirkt der Tee?

Die „Zitrone des Nordens“ strotzt nur so vor Vitaminen. Sie enthält 10-mal mehr Vitamin C als Zitrusfrüchte, Vitamin B (auch Vitamin B12, das sonst vor allem in tierischen Lebensmitteln vorkommt) und E, Provitamin A – alles antioxidativ wirksame Stoffe, die unsere gesunden Zellen vor krankmachenden Einflüssen schützen. Sanddorn gehört in Erkältungstees zur Abwehrstärkung und passt in jeden Tee als säuerliche Geschmackskomponente.

Wo zu finden?

Der Sanddorn besitzt die Fähigkeit, sich auf fast allen Böden anzusiedeln. Besonders wohl fühlt er sich neben Gewässern, daher findet man ihn häufig in Flusstälern und an der Küste. Er braucht es sonnig und bevorzugt sandige Böden. Sanddorn kann Temperaturen bis −25 °C im Freien überstehen.

Ernten: Was und wann?

Die Beeren zwischen Ende August und Oktober.

Teezubereitung

Frisch aus dem Garten: 2 TL Sanddornbeeren
Getrocknet: 1 TL Sanddornbeeren
Mit 1 Tasse heißem Wasser übergießen, 10 Minuten bedeckt ziehen lassen.

SANDDORN RICHTIG ERNTEN

Zum Ernten werden beerentragende Äste mit Schere und Handschuh abgeschnitten. Da die Beeren nur an einjährigen Ästen wachsen, ist das kein Problem, dennoch sollten nicht mehr als ein Drittel der Äste entfernt werden. Am einfachsten ist es dann, die Äste weiter zu zerkleinern, in Gefrierbeuteln in den Tiefkühlschrank zu legen und die gefrorenen Beeren dann zu entfernen. Das gelingt, indem man mit einem Kochlöffel auf die Tüte schlägt. Dann die Beeren in Wasser geben: Sie schwimmen oben und die Äste und kranken Beeren sinken ab – sehr praktisch! Nun die Beeren im Backofen oder Dörrapparat bei 40–50 °C 24 Stunden trocknen.

Schafgarbe

Achillea millefolium

Man gab ihr viele Namen: Heil aller Schäden, Bauchwehkraut, Frauendank, Blutstillkraut, Jodtinktur der Wiesen usw. Wer diese Schönheit im Garten hat, darf sich glücklich schätzen! Die Schafgarbe gehört zu den großen Heilpflanzen der Volksheilkunde und ist erfreulicherweise ein sehr häufig vorkommendes, zähes und mehrjähriges Kraut.

Was bewirkt der Tee?

Ihre Blüten verströmen einen würzig-balsamischen Duft, der an warmen Sommertagen besonders gut zu riechen und auf die ätherischen Öle zurückzuführen ist. Diese machen einen guten Teil der Wirkung aus: Der würzige Anteil im Duft ist auf Kampfer, β-Pinen und 1,8-Cineol zurückzuführen. Diese aromatischen Verbindungen haben eine kräftig antibakterielle Wirkung. Als Wundheilpflanze hat sie sich bereits in der Antike einen Namen gemacht, so verwendete Achilles sie beim Kampf um Troja, was auch den Achill im botanischen Namen erklärt! Im 2. Weltkrieg wurde Schafgarbe zur Behandlung von Wundbrand eingesetzt und konnte so in Zeiten des Penicillin-Mangels Leben retten.

Der balsamische Duftanteil ist auf Bisabolol und Proazulene zurückzuführen, Verbindungen, die wir auch in der Kamille finden. Diese sind verantwortlich für ihre entzündungshemmende Wirkung. Magen, Darm oder ein entzündeter Mund werden es danken. Sollten Sie von krampfartigen Bauchschmerzen geplagt sein, dann brühen Sie sich rasch einen Tee vom Bauchwehkraut auf – nicht umsonst wird die zuverlässige Wirkung bei krampfartigen Menstruationsbeschwerden im Namen „Frauendank" deutlich.

Wer es nicht nur beim Riechen belässt, sondern etwas vom Kraut kostet, wird einen bitteren Geschmack wahrnehmen. Die Bitterstoffe wirken verdauungsfördernd, helfen bei Blähungen und Völlegefühl. Die Gerbstoffe lassen die Schafgarbe so sparrig und fest erscheinen, sie wirken blutstillend und entzündungshemmend. Außerdem enthält sie viele Mineralstoffe, die basisch und harntreibend wirken.

Wo zu finden?

Auf sonnigen, nährstoffreichen Böden in Wiesen, Weiden, Böschungen und Feldrändern. Sie ist genügsam und verträgt Trockenheit.

Ernten: Was und wann?

Die Blüten und das ganze blühende Kraut von Juni bis September.

Teezubereitung

Frisch aus dem Garten: 2 TL Schafgarbenkraut (mehr Bitterstoffe, weniger ätherisches Öl) oder -blüten (mehr ätherisches Öl, weniger Bitterstoffe)

Getrocknet: 1 TL Schafgarbenkraut oder -blüten

Mit 1 Tasse kochendem Wasser übergießen (Blüten: heißes Wasser), 10 Minuten bedeckt ziehen lassen.

Gegenanzeigen

Bei Kontakt mit der Schafgarbe und gleichzeitiger Sonnenbestrahlung kann es durch die enthaltenen Furocumarine zur Wiesendermatitis kommen. Außerdem Korbblütlerallergie.

ZUCHTFORMEN OHNE HEILWIRKUNG

In Gärtnereien finden sich zahlreiche gezüchtete Arten, die schön aussehen, aber keine Heilkraft haben.

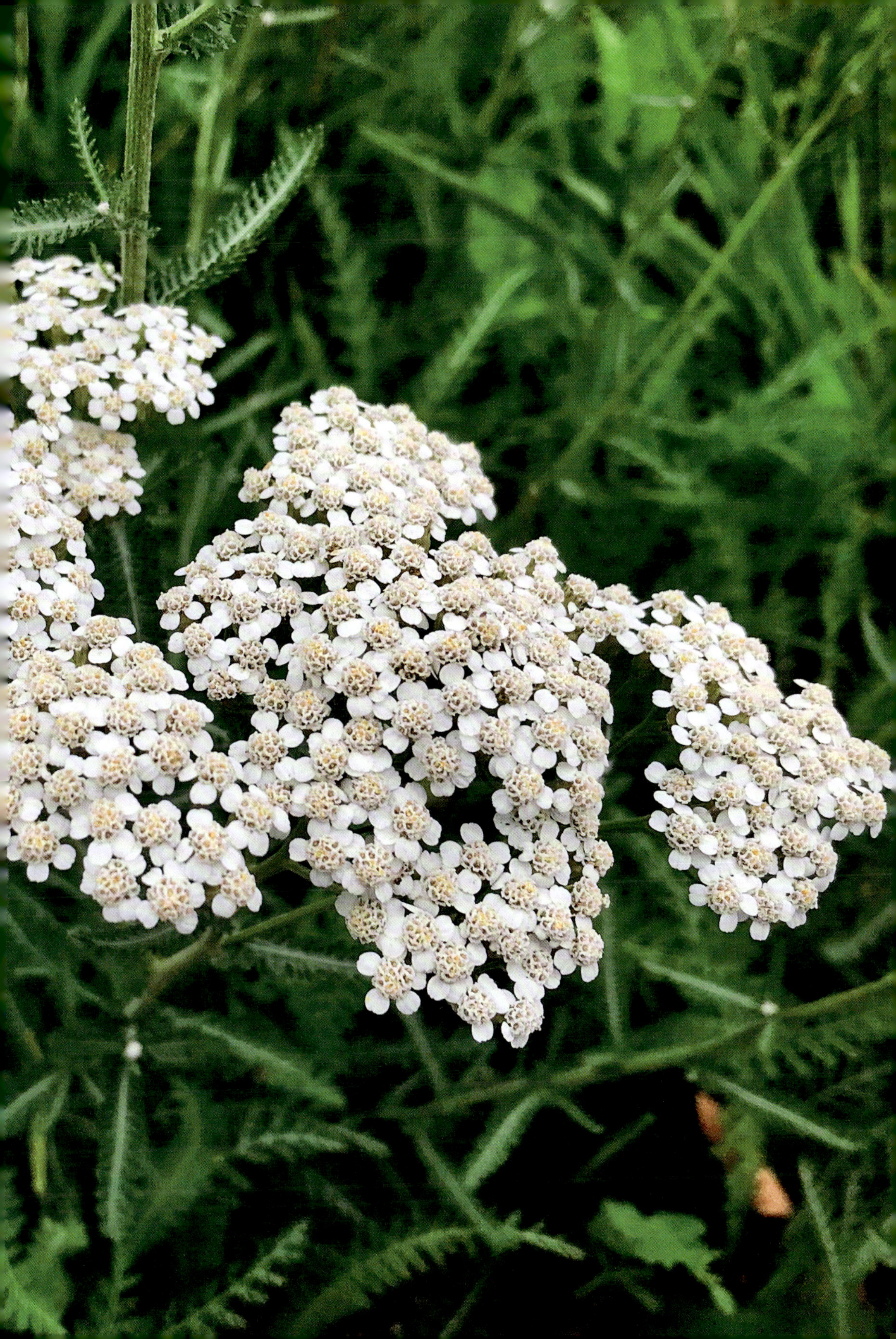

Spitzwegerich

Plantago lanceolata

Als „König der Wege“ (althochdeutsch *rik* = König) regiert der Spitzwegerich über ein weitverzweigtes Königreich von Wiesen-, Weg- und Ackerrändern. Im Laufe der Jahrhunderte machte er sich einen guten Namen als Heilkraut bei vielerlei Beschwerden und wird deswegen auch Heilwegerich oder Wundwegerich genannt. Pfarrer Kneipp schreibt: „Wie mit Goldfäden näht der Wegerichsaft den klaffenden Riss zu und wie an Gold sich nie Rost ansetzt, so flieht den Spitzwegerich jede Fäulnis und faules Fleisch“.

Einen hervorragenden Ruf genießt er außerdem als Hustenpflanze, früher wurde er sogar begleitend bei der Tuberkulose eingesetzt.

Was bewirkt der Tee?

Die reichlich enthaltenen Schleimstoffe wirken hustenreizlindernd und helfen bei Halsentzündungen, durch die enthaltenen Iridoglykoside wirkt er stark antibakteriell und entzündungshemmend. Die Kieselsäure kräftigt das Lungengewebe.

Wo zu finden?

Auf Fettwiesen, Weiden, Parkrasen, Ödflächen, Äckern und Wegen.

Ernten: Was und wann?

Die Blätter von Mai bis September. Durch zu langsame oder nicht vollständige Trocknung kann es zu Braunfärbung kommen. Diese Blätter aussortieren, da die Wirkung abgeschwächt ist.

Teezubereitung

Frisch aus dem Garten: 2 EL Spitzwegerichblätter

Getrocknet: 1 EL Spitzwegerichblätter

Beim trockenen Reizhusten mit 1 Tasse lauwarmem Wasser übergießen, 1–2 Stunden bedeckt ziehen lassen. Schluckweise trinken. Bei Bronchitis mit 1 Tasse kochendem Wasser übergießen, 10 Minuten bedeckt ziehen lassen.

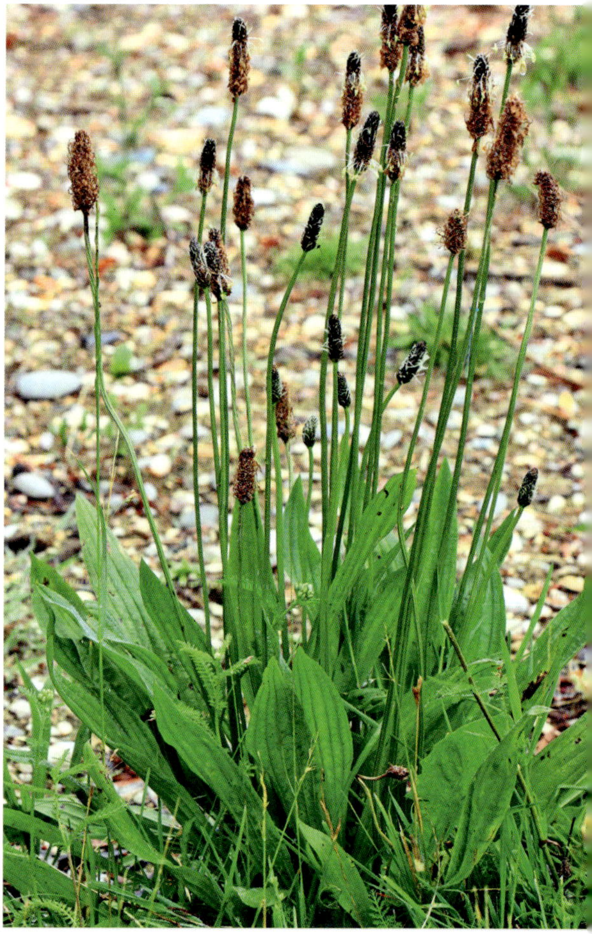

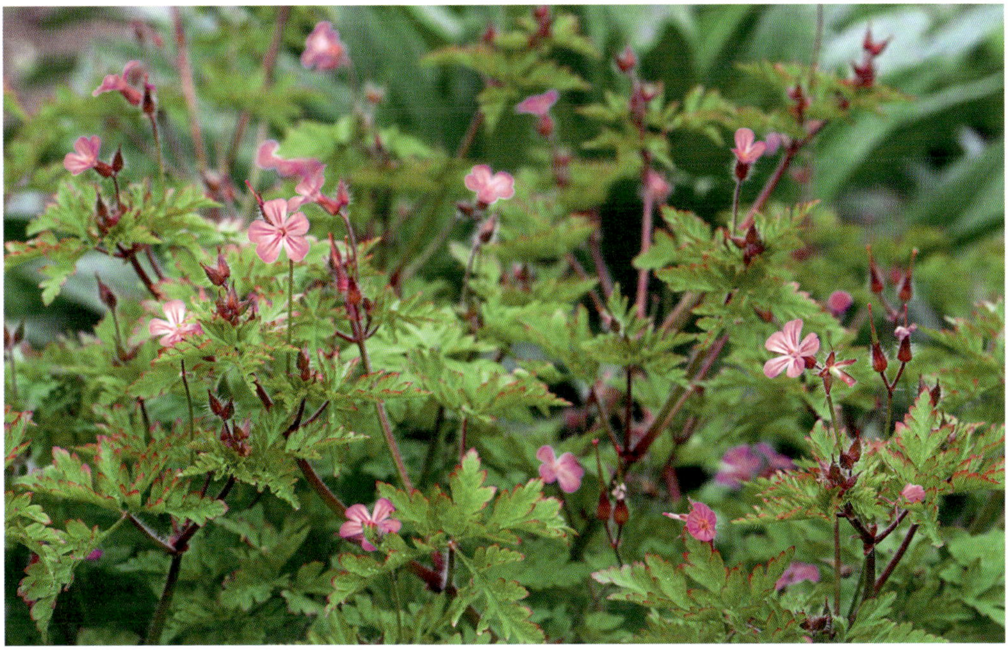

Stinkender Storchschnabel

Geranium robertianum

Über Geruch lässt sich bekanntlich streiten – bei diesem Storchschnabel (es gibt noch zahlreiche andere) ist er zumindest sehr dominant: herb-rauchig. Das zarte Gewächs erfreut uns mit seinen Mini-Geranienblüten, kommt sehr häufig vor und ist äußerst nützlich! Davon waren auch die Alten überzeugt, denn es fehlte in keinem mittelalterlichen Kräuterbuch.

Was bewirkt der Tee?

Mit seiner großen Menge an Gerbstoffen wirkt er entzündungshemmend, trocknend und juckreizlindernd bei (nässenden) Ekzemen und Neurodermitis. Auch bei Haut- und Fußpilzerkrankungen sowie bei Wunden hilft er in der äußerlichen Anwendung. Innerlich eingenommen wirkt er stopfend bei Durchfall, harntreibend und mild blutdrucksenkend.

Wo zu finden?

An schattigen Mauern, auf Schuttplätzen, feuchten Felsen, in feuchten Laubmischwäldern und Auwäldern. Er bevorzugt nährstoffreiche Böden.

Ernten: Was und wann?

Das blühende Kraut von Mai bis Oktober.

Teezubereitung

Frisch aus dem Garten: 4 TL Storchschnabelkraut
Getrocknet: 2 TL Storchschnabelkraut
Mit 1 Tasse kochendem Wasser übergießen, 10 Minuten bedeckt ziehen lassen.
Für Waschungen und Auflagen die doppelte Menge.

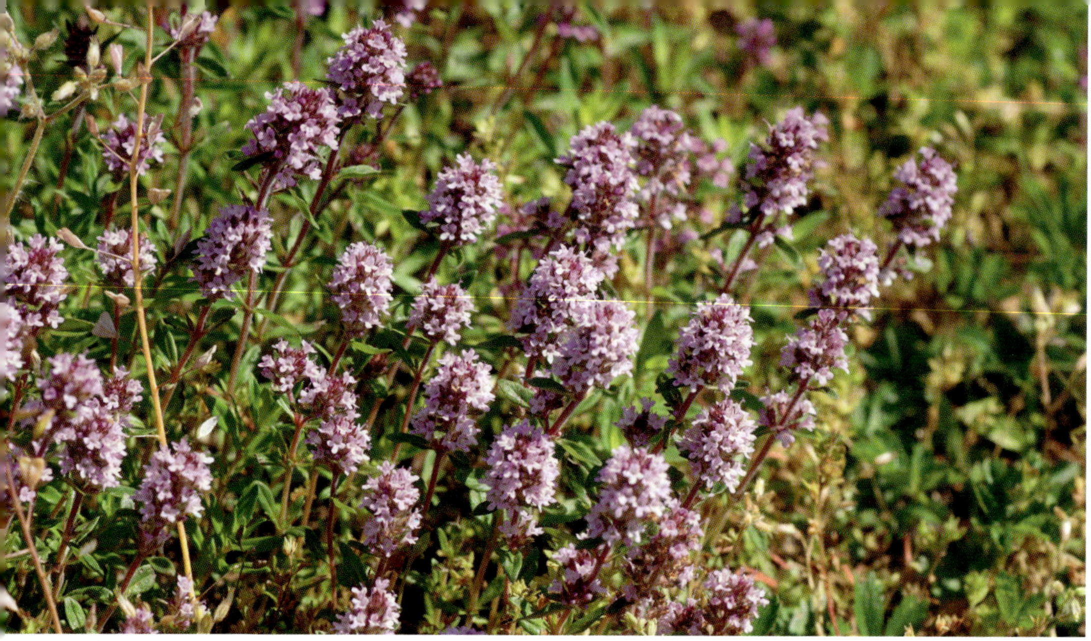

Thymian

Thymus vulgaris

Die Ägypter verwendeten ihn zur Einbalsamierung ihrer Toten, in Pestzeiten war er wichtiger Bestandteil des Pestessigs zur Abwehr der todbringenden Krankheit, Gebärende entbanden auf einem Lager aus Thymian (und anderen aromatischen Pflanzen) und Krankenzimmer wurden mit ihm ausgeräuchert. Seine keimhemmende Wirkung zieht sich durch die ganze Medizingeschichte. Zu uns kam er wahrscheinlich erst im 11. Jahrhundert aus dem Mittelmeerraum und findet sich seither in allen großen Rezepturen.

Was bewirkt der Tee?

Mit seinem stark desinfizierenden ätherischen Öl gilt er als „Antibiotikum der kleinen Leute" und sollte in keiner Erkältungsteemischung fehlen. Er löst den Schleim, wirkt krampflösend und insgesamt stärkend. Bekannt ist er bei uns vor allem als Gewürz, denn er wirkt verdauungsfördernd. Äußerlich hilft er als Teewaschung zuverlässig bei Akne, als Spülung bei Mundschleimhautentzündungen.

EINHEIMISCHE ALTERNATIVE

Der einheimische Quendel (*Thymus serpyllum*) enthält weniger ätherisches Öl und ist daher schwächer wirksam, kann ansonsten aber genauso verwendet werden.

Wo zu finden?

An einem möglichst hellen, sonnigen und trockenen Standort in nährstoffarmer, gerne sandiger Erde. Optimal sind Sonnenplätze im Windschatten einer warmen und schützenden Mauer. Nur kultiviert.

Ernten: Was und wann?

Das Kraut zu Beginn der Blütezeit im Juni und Juli.

Teezubereitung

Frisch aus dem Garten: 2 TL Thymiankraut
Getrocknet: 1 TL Thymiankraut
Mit 1 Tasse heißem Wasser übergießen, 5 Minuten bedeckt ziehen lassen.
Für Waschungen die doppelte Menge.

Walnuss

Juglans regia

Der wärmeliebende Baum ist vor allem durch sein ausdrucksstarkes Holz und seine Nüsse, aus denen ein hochwertiges Öl gepresst werden kann, bekannt. Archäologische Funde deuten darauf hin, dass die Walnuss seit über 9000 Jahren als Nahrungsmittel genutzt wird. In der Antike wurden die Nüsse als Götterspeise betrachtet und es wird berichtet, dass im goldenen Zeitalter der Griechen die Götter auf Eichen und Walnussbäumen lebten! Als lokaler Tabakersatz waren die kräftig-aromatischen Nussblätter früher sehr beliebt: „Hab ich kein Tabak auch – Nussbaumlaub gibt guten Rauch", meinte Johann Peter Hebel.

Was bewirkt der Tee?

Die aromatischen Blätter enthalten neben reichlich Gerbstoffen das aromatische und färbende Juglon, Vitamin C und ätherisches Öl. Schon der Schweizer Kräuterpfarrer Künzle beschrieb den Walnusstee als blutreinigendes Mittel und so werden die wohlschmeckenden Blätter gerne mit anderen stoffwechselfördernden Pflanzen zur „Blutreinigung" eingesetzt. Äußerlich wirken sie gegen zahlreiche Bakterien und Pilze und werden für Waschungen bei Ekzemen und Hautpilzerkrankungen verwendet.

TEEERSATZ

Die Blätter erinnern geschmacklich an einen blumigen Darjeeling und eignen sich gut als Ersatz für Schwarzen Tee.

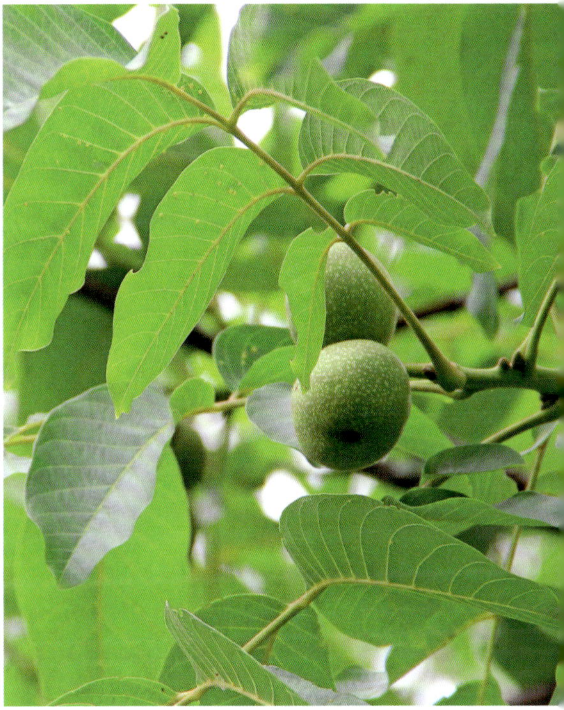

Wo zu finden?

Als Standort bevorzugt er sonnige, milde Lagen mit tiefgründigen und nähstoffreichen Böden.

Ernten: Was und wann?

Die Fiederblätter ohne Blattspindel im Juni und Juli.

Teezubereitung

Frisch aus dem Garten: 4 TL Walnussblätter
Getrocknet: 2 TL Walnussblätter
Mit 1 Tasse kochendem Wasser übergießen, 10 Minuten bedeckt ziehen lassen.
Für Waschungen und Auflagen die doppelte Menge mit 1 Tasse kaltem Wasser zum Sieden erhitzen und nach 5 Minuten abgießen.

Weide

Salix sp.

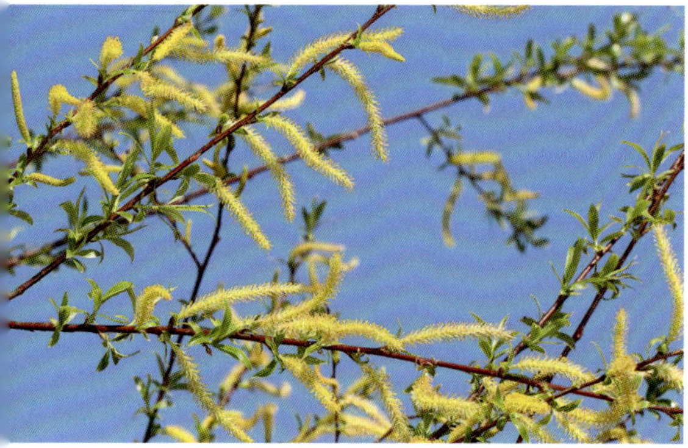

In unseren Breitengraden gibt es verschiedene Weidenarten: die Silberweide (*Salix alba*) die Purpurweide (*S. purpurea*), die Reifweide (*S. daphnoides*) und die Bruchweide (*S. fragilis*) – alle können für Heilzwecke verwendet werden. Die Weide ist äußerst wuchsfreudig und vital: Sie gehört zu den ersten Bäumen, die im Frühjahr grün werden, abgeschnittene Äste in den Boden gesteckt wurzeln schnell und totgeglaubte Stümpfe treiben wieder aus. Mit ihren dünnen Ästen und dem hellen Grün symbolisiert sie Frische und Beweglichkeit und früher sahen die Menschen in ihr den geeigneten Baum zur Behandlung rheumatischer Beschwerden, bei denen man bekanntermaßen steif und unbeweglich ist.

Was bewirkt der Tee?

Weidenrindentee gilt als pflanzliches Schmerzmittel. Das in der Pflanze vorkommende Salicin und zahlreiche Polyphenole wirken schmerzlindernd, fiebersenkend und entzündungshemmend, daher eignet sich der Tee zur Begleitung von Schmerzzuständen des Bewegungsapparates oder in Erkältungstees zum Senken des Fiebers. Außerdem wirkt die Weide schweiß- und harntreibend.

HINWEIS: Bis zum Wirkungseintritt dauert es etwa 1 Stunde, da Salicin erst in der Leber in das eigentlich wirksame Saligenin umgewandelt wird.

Wo zu finden?

Weiden bevorzugen sandige, steinige Böden an feuchten Stellen, Bachläufen, Seen, in Auwäldern, Ufergebüschen und Überflutungsgebieten.

Ernten: Was und wann?

Die Rinde von jungen Ästen im Frühjahr. Die **Silberweide** (*Salix alba*) enthält den höchsten Anteil an Salicin.

Teezubereitung

Frisch aus dem Garten: 4 TL klein geschnittene Weidenrinde

Getrocknet: 2 TL klein geschnittene Weidenrinde

Mit 1 Tasse kaltem Wasser aufkochen, nach 5 Minuten abgießen.

SALICIN UND ASPIRIN

Der in der Rinde natürlicherweise vorkommende Wirkstoff Salicin diente als Vorbild für die synthetische Herstellung der Acetylsalicylsäure (ASS), einem der am häufigsten verordneten Wirkstoffe weltweit.

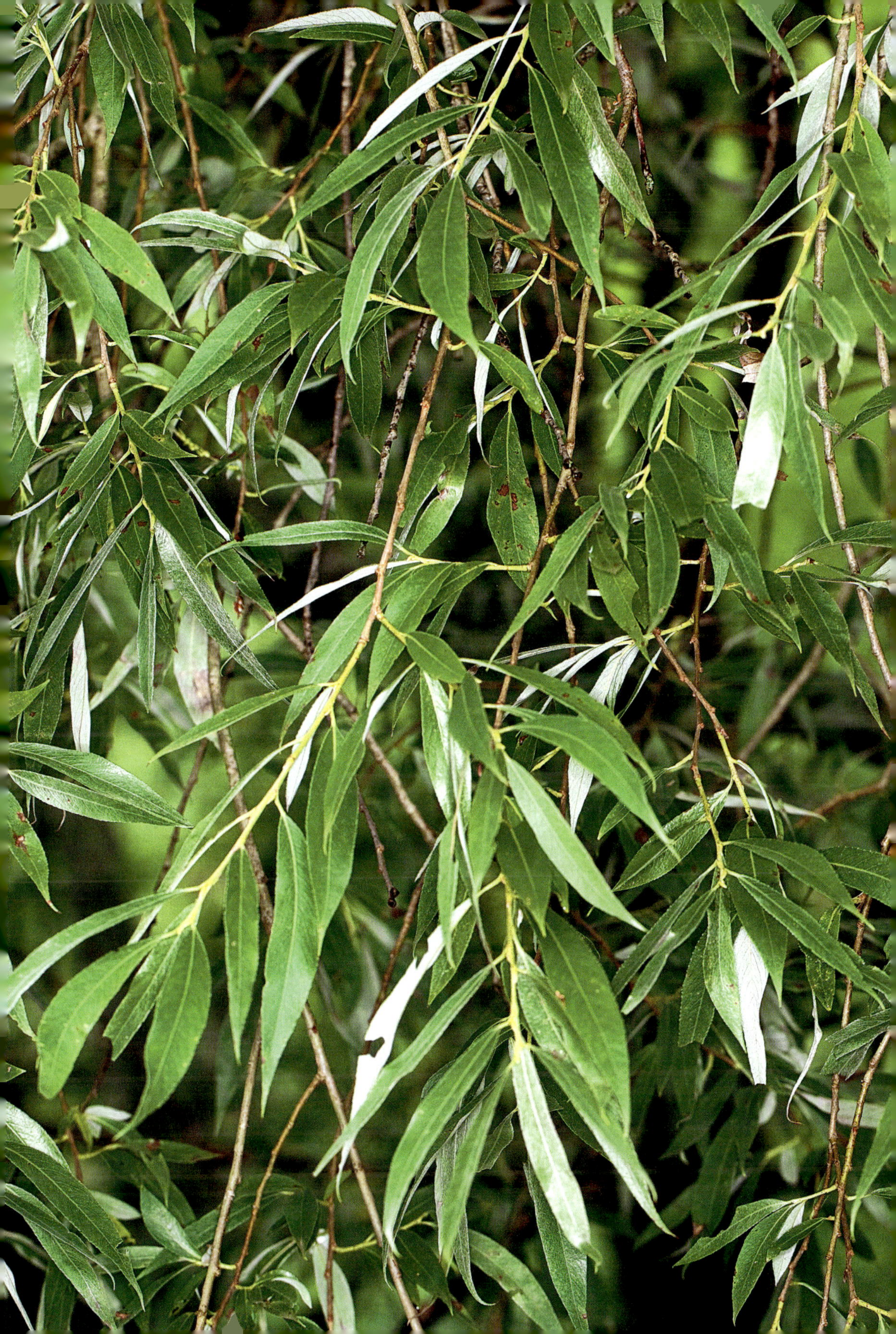

Weißdorn

Crataegus monogyna, C. laevigata

Der Weißdorn spielt eine große Rolle in der angelsächsischen Volksmedizin. Für die Kelten war er einer der wichtigsten Bäume, sie gaben ihm den Namen *Uath* (= Schönheit). Der muffige Duft der Blüten mag abschreckend wirken, früher war man überzeugt, dass er Böses abhält. Die Feen jedoch, die zieht er an – sie hausen im Weißdorn und bringen Glück! *Crataegus* war 2000 v.Chr. bei den Hetithern Bestandteil von Reinigungszeremonien: Aus den stacheligen, biegsamen Zweigen formte man einen Kreis oder Bogen, durch den der Kranke kriechen musste, dabei sollte die Krankheit abgestreift werden.

Was bewirkt der Tee?

Er schützt und stärkt das Herz bei nachlassender Kraft (im Alter) ohne es anzustrengen, wirkt ausgleichend bei leichten Herzrhythmusstörungen und auf den Blutdruck und beruhigt das nervöse Herz. Er ist *die* große Herzpflanze!

Wo zu finden?

An sonnigen bis halbschattigen Standorten in Hecken und Laubwäldern.

Ernten: Was und wann?

Blätter und Blüten im Mai.

Teezubereitung

Frisch aus dem Garten: 2 TL Weißdornblätter und -blüten
Getrocknet: 1 TL Weißdornblätter und -blüten
Mit 1 Tasse kochendem Wasser übergießen, 15 Minuten bedeckt ziehen lassen.

WEISSDORNBEEREN ALS NAHRUNG FÜR VÖGEL

Fruchttragende Gehölze sind eine der Hauptnahrungsquellen für Vögel: Der Weißdorn ernährt mit seinen Beeren bis zu 32 Vogelarten!

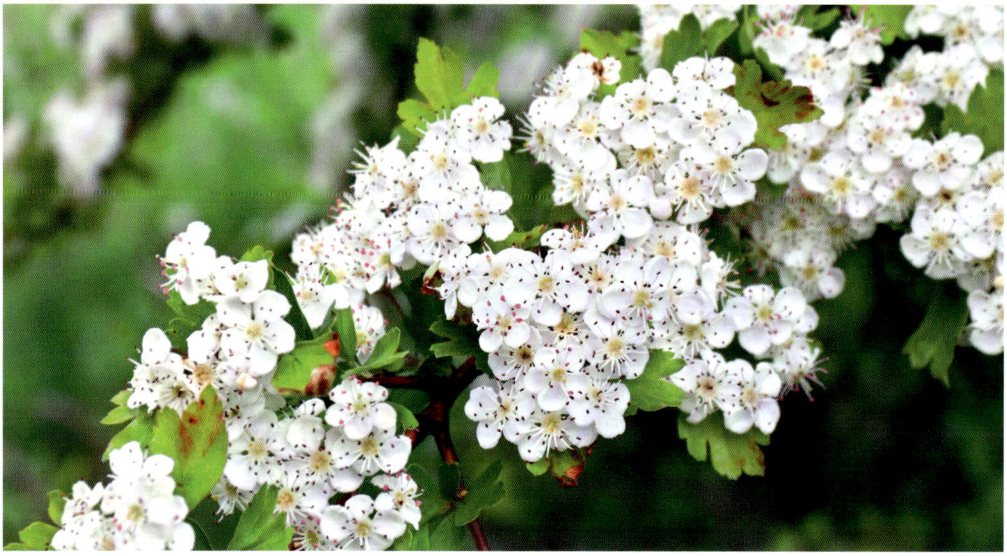

Zitronenverbene

Aloysia citriodora

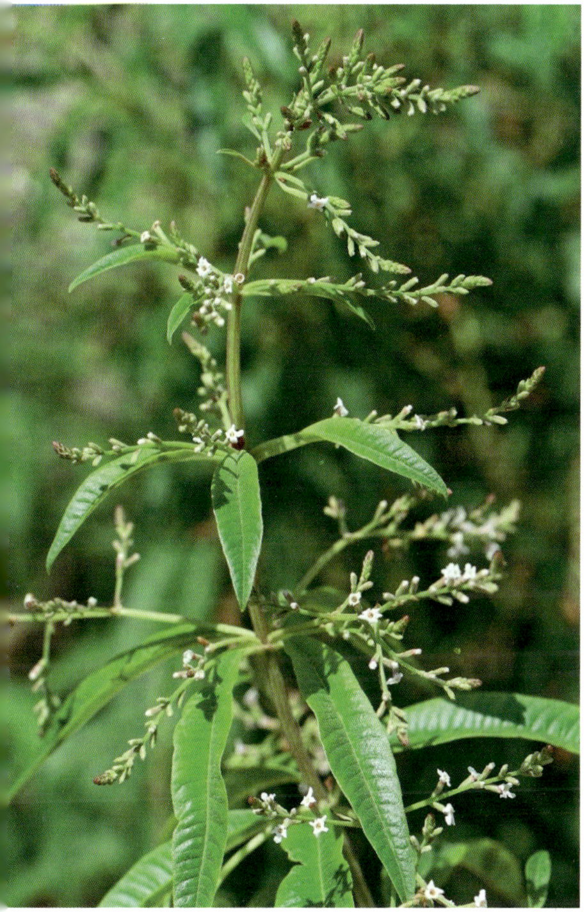

Die Zitronenverbene stammt ursprünglich aus Südamerika und wurde Ende des 18. Jahrhunderts von spanischen Seefahrern nach Europa gebracht, wo sie vor allem im Mittelmeerraum als Zier- und Teepflanze schnell bekannt wurde. Die Gemahlin des spanischen Königs Carlos IV, Prinzessin Luisa Maria, trank das wohlschmeckende Kraut so gern, dass es nach ihr benannt wurde: Luisen-Kraut oder einfach nur Luisa.

Was bewirkt der Tee?

In Frankreich wird die Zitronenverbene gegen Verdauungsbeschwerden eingesetzt: „Vor allem aber ist es ein verlässlicher Freund des Magens: Wer zu saurem Aufstoßen, zu Verdauungsstörungen oder zu Blähungen neigt, für den gibt es nichts Besseres als das südamerikanische Eisenkraut", so schreibt Maurice Mességué.

Mit seinem hohen Anteil an ätherischem Öl wirkt es entspannend und beruhigend und hilft zuverlässig bei Stress und Einschlafstörungen. Außerdem wirkt es antibakteriell und kommt bei Erkältungen zum Einsatz.

Wo zu finden?

Die Pflanze liebt einen vollsonnigen, geschützten und fast frostfreien Standort und leichten, durchlässigen, alkalischen Boden. Magerer Boden bringt stärkere Pflanzen hervor, die überwintern können.

Ernten: Was und wann?

Die Blätter während der Blüte von Juli bis September.

Teezubereitung

Frisch aus dem Garten: 4 TL Zitronenverbenenblätter
Getrocknet: 2 TL Zitronenverbenenblätter
Mit 1 Tasse heißem Wasser übergießen, 5–10 Minuten bedeckt ziehen lassen.

ZUM SCHLAFEN

Eine wohlschmeckende Einschlafhilfe ist die **Luisenmilch**: 10–15 Zitronenverbenenblätter in 500 ml Milch langsam aufwärmen, nicht kochen lassen. 10 Minuten ziehen lassen, abgießen und mit Honig gesüßt trinken.

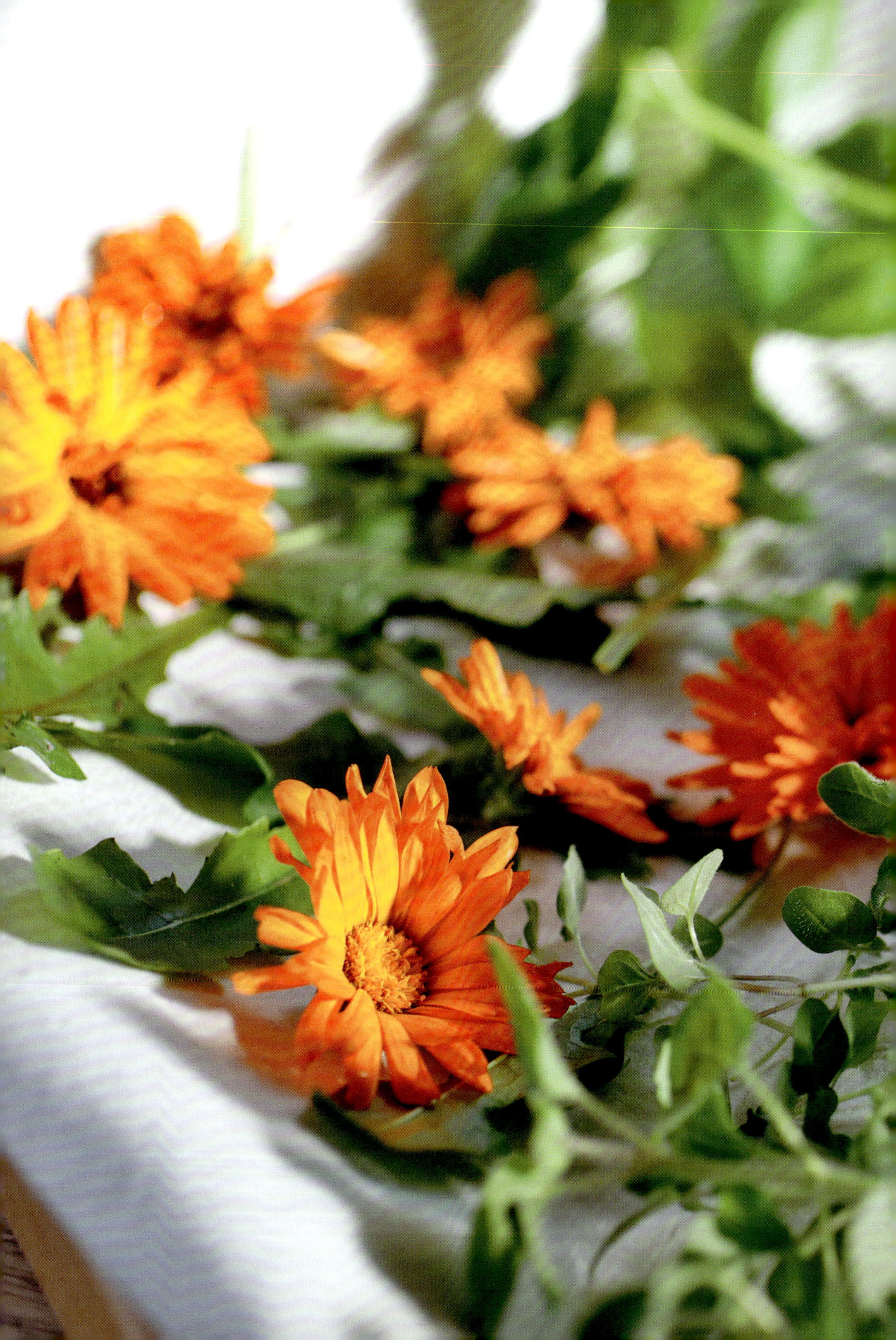

Heilpflanzen-Teemischungen

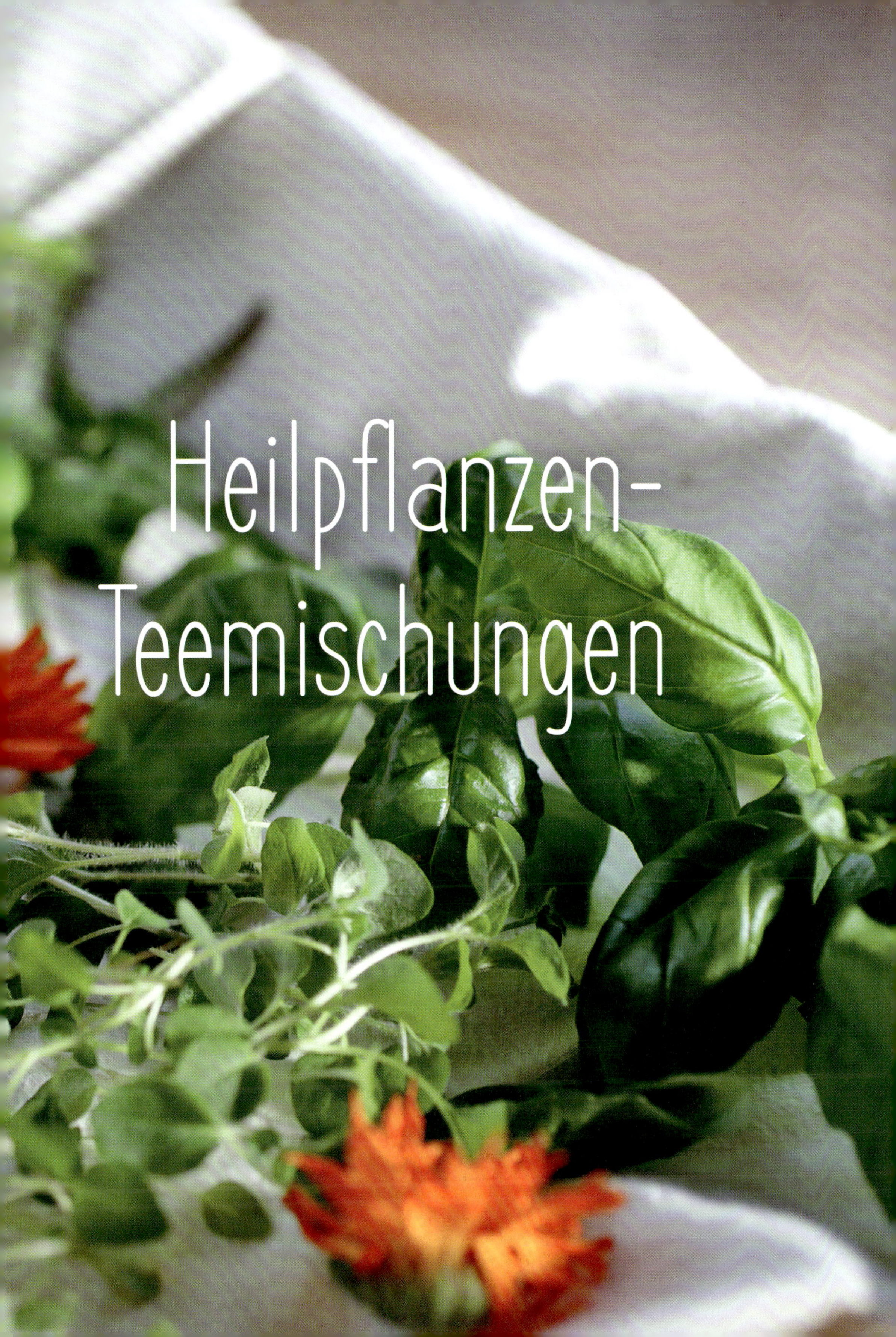

Magen und Darm

KINDER-BAUCHWEH-TEE

Das bevorstehende Weihnachtsfest, die Klassenfahrt oder der kranke Hamster: Kinder reagieren auf Unruhe, Aufregung und Kummer häufig mit Bauchweh. Dies ist ein Fall für Frau Dr. Kamille und ihre Kolleginnen!

50 g Kamillenblüten
30 g Melissenblätter
20 g Dostkraut

- 1 TL mit einer Tasse heißem Wasser übergießen, 5 Minuten bedeckt ziehen lassen. Mehrmals täglich 1 Tasse zur Appetitanregung vor dem Essen, bei Verdauungsbeschwerden nach dem Essen trinken (Kinder-Dosierung Seite 23).

VARIANTE: Haben Sie keinen Dost im Garten oder in der Umgebung, können Sie auch Thymian verwenden, er wirkt wunderbar krampflösend. Und als Alternative für die 50 g Kamille können Sie den Melissenanteil um 20 g erhöhen und noch 30 g angestoßene Dillsamen dazugeben.

Tipp: Wenn der Tee noch etwas bunter aussehen soll, können Sie der Mischung noch 5 g Ringelblumenblüten hinzufügen.

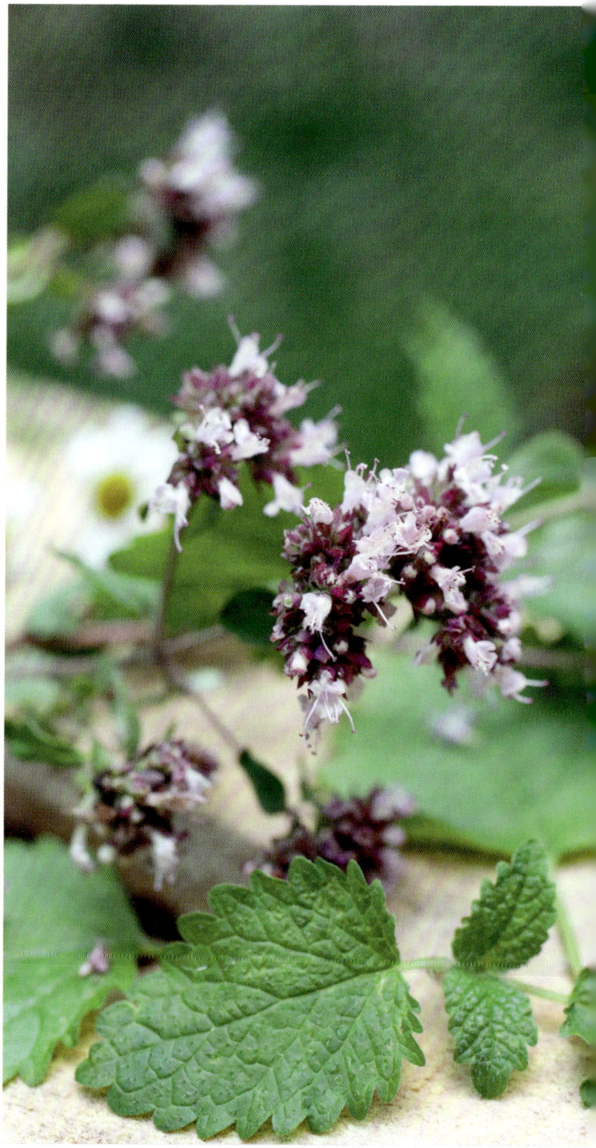

Schmackhaft und wirksam gegen Bauchweh ist diese Teemischung.

VERKRAMPFTER-BAUCH-TEE

Wenn Sie auf Stress mit Bauchkrämpfen reagieren, ist diese wohlschmeckende Mischung ideal für Sie. Sie können die Wirkung unterstützen, indem Sie sich anschließend mit einer Wärmflasche auf dem Bauch 20 Minuten hinlegen.

30 g Pfefferminzblätter
20 g Schafgarbenblüten
20 g Kraut vom Gänsefingerkraut
20 g Rosmarinblätter
10 g Ringelblumenblüten

- 1 TL mit einer Tasse heißem Wasser übergießen, 10 Minuten bedeckt ziehen lassen. Nach den Mahlzeiten 1 Tasse trinken, bis die Beschwerden nachlassen.

VARIANTE: Wenn Sie keine Pfefferminze mögen oder wegen einer homöopathischen Behandlung auf sie verzichten möchten, dann lassen Sie sie weg und erhöhen den Anteil von Schafgarbe, Gänsefingerkraut und Rosmarin um jeweils 10 g oder ersetzen Sie sie durch Bohnenkraut.

NERVÖSER-BAUCH-TEE

Typisch für den nervösen Bauch sind Verdauungsbeschwerden, die sich bei Nervosität und Unruhe verstärken. Dieser aromatische Tee beruhigt, wirkt krampflösend und blähungswidrig und lässt die Verdauungssäfte fließen.

40 g Melissenblätter
30 g Dillsamen, angestoßen
20 g Zitronenverbenenblätter
10 g Lavendelblüten

- 1 TL mit einer Tasse heißem Wasser übergießen, 5 Minuten bedeckt ziehen lassen. Mehrmals täglich 1 Tasse trinken.

VARIANTE: Sollten Sie keine Zitronenverbene haben, können Sie den Anteil der Melisse um 10 g erhöhen und 10 g (Zitronen-)Thymian hinzufügen. Der Thymian wirkt in dieser Mischung verdauungsfördernd und stärkend.

STRESS IM BAUCH

Wenn wir gestresst sind, steigt der Blutdruck, die Muskulatur spannt sich an, die Atmung vertieft sich und unser Herz schlägt schneller. Dies alles dient der kurzfristigen Energiebereitstellung. Langfristig leidet unsere Verdauung darunter, denn die braucht Entspannung, um richtig stattzufinden. Typisch sind dann ein Völlegefühl und Blähungen oder nicht zuzuordnende Verdauungsbeschwerden. Da diese Beschwerden auch durch Erkrankungen der Verdauungsorgane ausgelöst werden können, müssen sie medizinisch abgeklärt werden.

ÜBELKEIT-LASS-NACH-TEE

Dass man sich mal den Magen verdirbt, kommt vor und ist bei Kindern auch ein Klassiker nach Geburtstagsfeiern mit Viel-durcheinander-Essen.

Die Übelkeit entsteht durch ungesunde Gärungsprozesse im Magen, die durch diese Teemischung unterbunden werden. Auch wenn einem dann nicht unbedingt nach Teetrinken ist, der frische Geschmack lädt dennoch dazu ein!

40 g Zitronenverbenenblätter
30 g Pfefferminzblätter
20 g Kraut vom Bohnenkraut
10 g Majoranblätter

- 1 TL mit einer Tasse heißem Wasser übergießen, 5 Minuten bedeckt ziehen lassen. Mehrmals täglich 1 Tasse trinken (Kinder-Dosierung Seite 23).

MAGENWEH-TEE

Der Tee tut Ihrer Magenschleimhaut gut. Wenn sie gereizt oder entzündet ist, krampft der Magen und reagiert empfindlich auf Scharfes, Hitze und Kälte. Es geht dann fast nichts mehr!

Die entzündungshemmende, schleimhautschützende und säurebindende Wirkung der Heilpflanzen lindert die Beschwerden zuverlässig.

30 g Kamillenblüten
20 g Schafgarbenblüten
20 g Zitronenverbenenblätter
20 g Apfelschalen
10 g Ringelblumenblüten

- 1 TL mit einer Tasse heißem Wasser übergießen, 7 Minuten bedeckt ziehen lassen. Mehrmals täglich 1 Tasse trinken, möglichst auf nüchternen Magen.

VARIANTE: Sollten Sie keine Zitronenverbene haben, dann erhöhen Sie den Anteil von Kamillen- und Schafgarbenblüten um jeweils 10 g.

Die Zitronenverbene wirkt beruhigend und verdauungsfördernd.

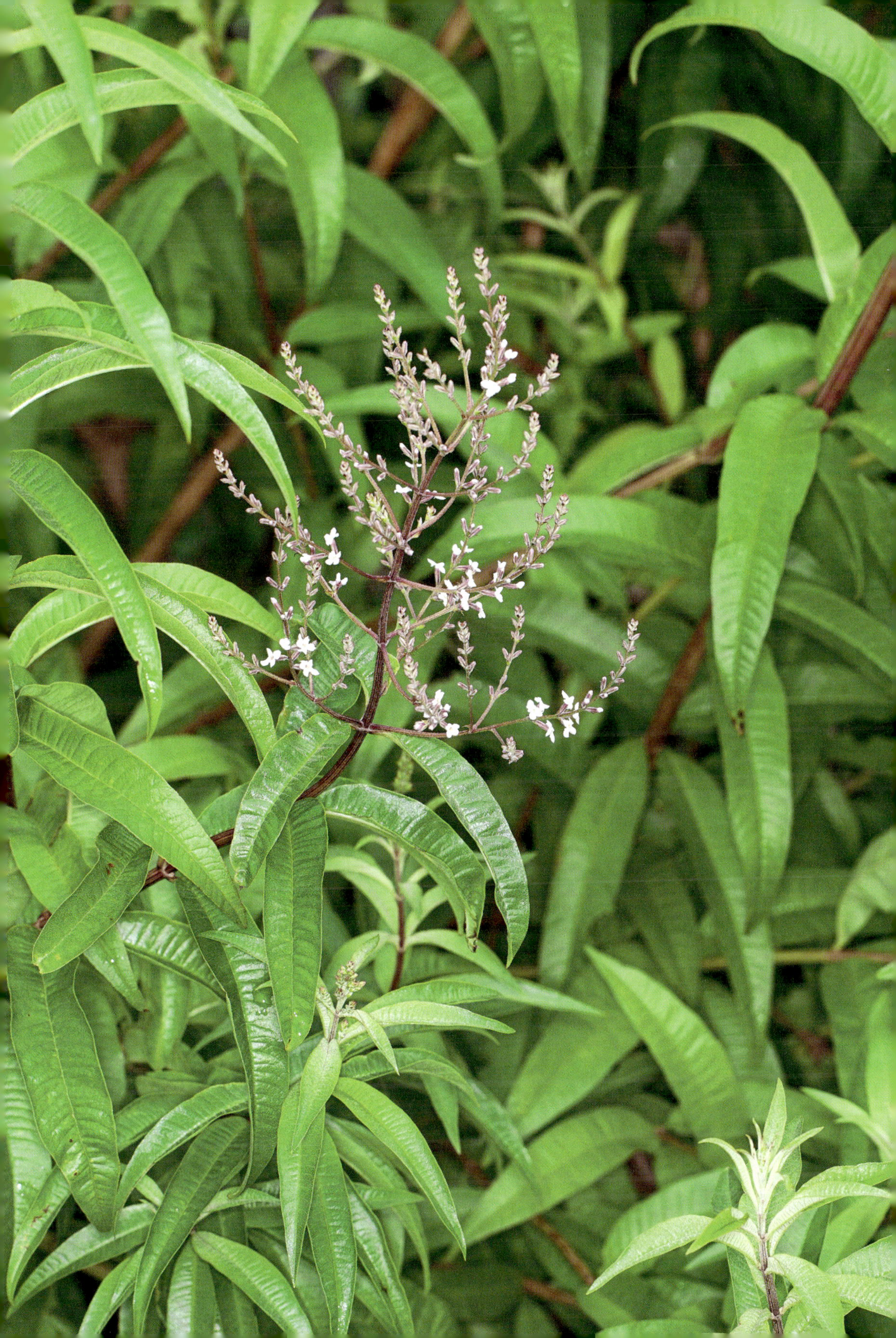

PUPS-TEE FÜR KINDER

Der Tee ist für die ganz Kleinen unter uns: Blähungen sind häufig Ursache für Bauchschmerzen. Die im Tee enthaltenen Kräuter wirken verdauungsfördernd, blähungswidrig und krampflösend.

Stoßen Sie den Dillsamen vor der Teezubereitung noch im Mörser an oder quetschen Sie ihn zwischen zwei Löffeln – dann lösen sich die ätherischen Öle besser.

40 g Dillsamen
30 g Kamillenblüten
20 g Melissenblätter
10 g Lavendelblüten

- 1 TL mit einer Tasse heißem Wasser übergießen, 5 Minuten bedeckt ziehen lassen. Mehrmals täglich 1 Tasse trinken (Kinder-Dosierung Seite 23).

LASS-DIE-LUFT-RAUS-TEE

Aromatisch und schmackhaft ist dieser Tee, der die Verdauungssäfte fließen lässt und blähungswidrig und krampflösend wirkt. Trinken Sie ihn nach den Mahlzeiten als „Digestiv" – und statt Espresso.

30 g Kraut vom Bohnenkraut
30 g Rosmarinblätter
20 g Pfefferminzblätter
20 g Zitronenverbenenblätter

- 1 TL mit einer Tasse kochendem Wasser übergießen, 7 Minuten bedeckt ziehen lassen.

VARIANTE: Sollten Sie keine Zitronenverbene haben, dann ersetzen Sie sie durch Melissenblätter.

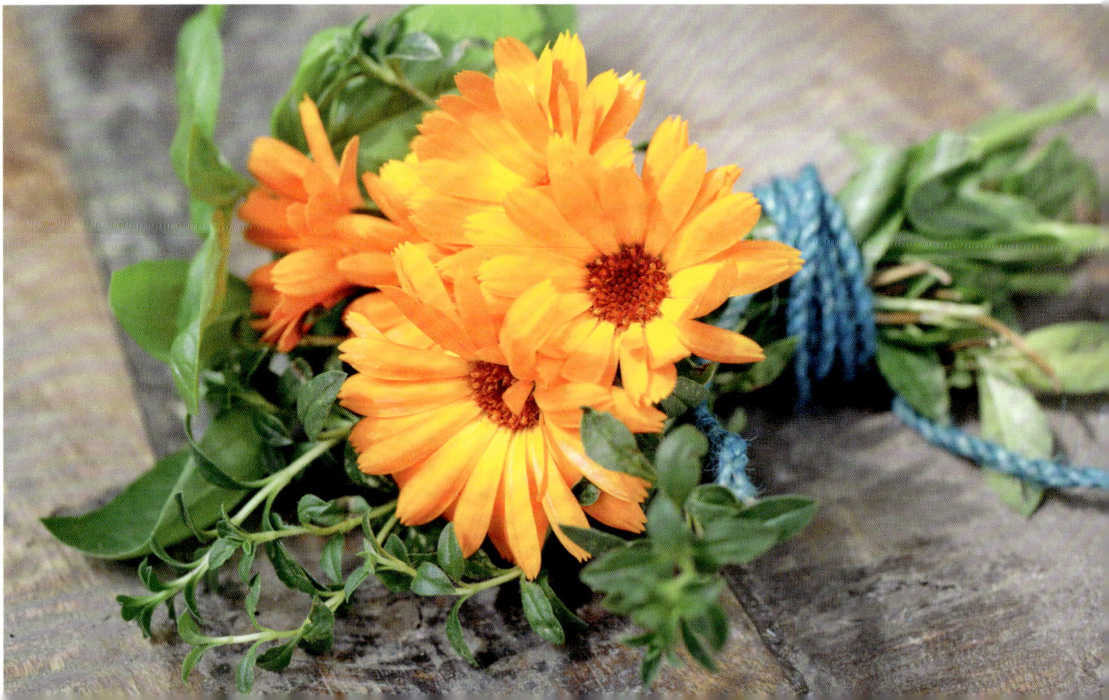

GANZ-SCHÖN-BITTER-TEE

Bitterstoffe regen die Verdauung an und helfen bei der Magenentleerung. Dieser Tee hat eine deutliche Bitternote, die durch aromatische Gewürzkräuter und Petersilie trotzdem angenehm schmeckt. Trinken Sie den Tee nach dem Essen.

20 g Nelkenwurzwurzel
20 g Beifußkraut
20 g Schafgarbenkraut
15 g Thymiankraut
15 g Petersilienkraut
10 g Lavendelblüten

- 1 TL mit einer Tasse kochendem Wasser übergießen, 7 Minuten bedeckt ziehen lassen.

VARIANTE: Den Thymian können Sie auch durch Salbei ersetzen. Und wenn Sie keinen Lavendel mögen, dann lassen Sie ihn weg und erhöhen den Nelkenwurz-Anteil um 10 g.

BAUCHSCHMEICHLER-TEE

In diesem Tee ist die Crème de la Crème der mediterranen Gewürzkräuter versammelt und garantiert Erleichterung, wenn die Hose spannt!

Üppige und fettreiche Mahlzeiten lassen sich besser verdauen, wenn die Säfte gut fließen. Der Tee kann vor oder nach dem Essen getrunken werden.

20 g Kraut vom Bohnenkraut
20 g Basilikumkraut
20 g Dostkraut
20 g Rosmarinblätter
15 g Löwenzahnwurzel und -blätter
5 g Ringelblumenblüten

- 1 TL mit einer Tasse heißem Wasser übergießen, 7 Minuten bedeckt ziehen lassen. Mehrmals täglich 1 Tasse trinken (Kinder-Dosierung Seite 23).

VARIANTE: Wenn Ihnen das Bohnenkraut geschmacklich zu dominant ist, dann lassen Sie es weg und verwenden etwas mehr Rosmarin und Basilikum.

Bauchschmeichler-Tee enthält viele verdauungsfördernde Kräuter.

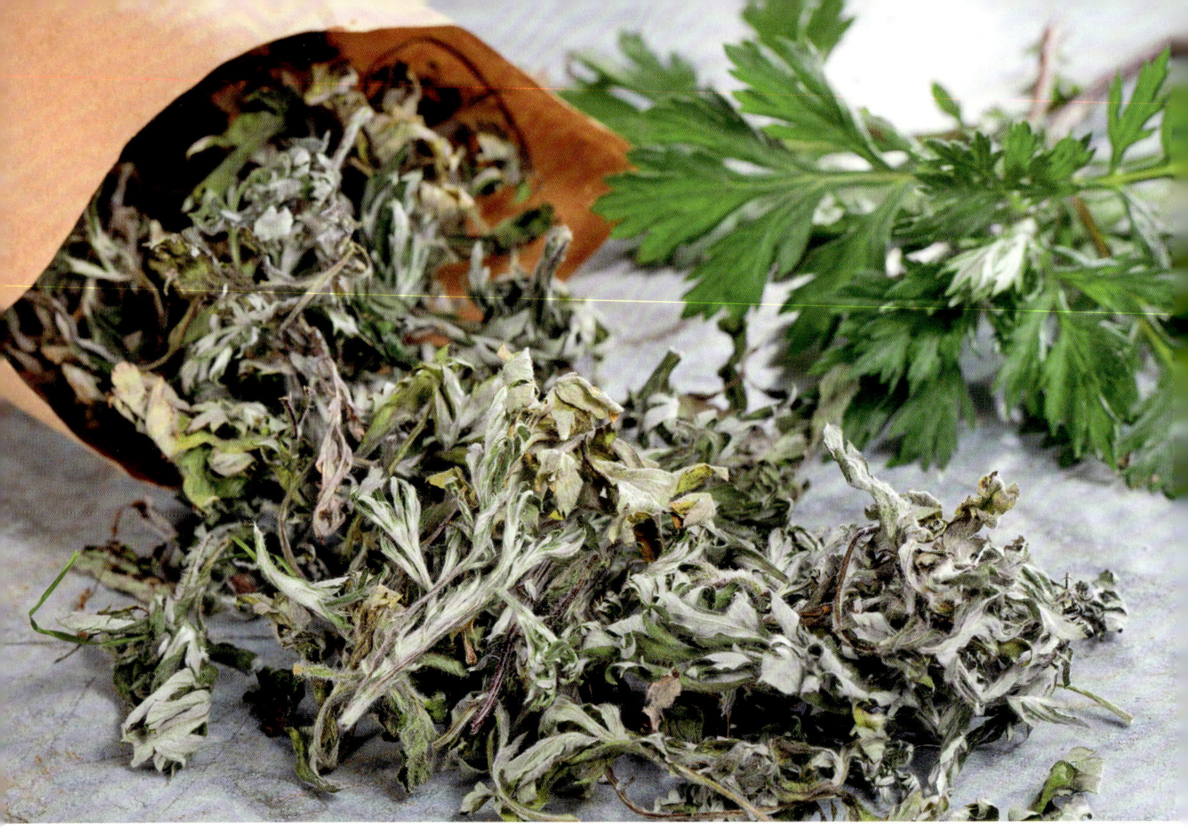

Bitterstoffe regen die Verdauung an.

ERLEICHTERUNGS-TEE

Sie sind gestresst und können nicht auf's Klo? Dieser wohlschmeckende Tee mit beruhigenden, krampflösenden und verdauungsfördernden Heilpflanzen hilft Ihrem Darm, sich zu entspannen und seiner Tätigkeit ganz normal nachzugehen!

20 g Zitronenverbenenblätter
20 g Schafgarbenkraut
20 g Pfefferminzblätter
20 g Melissenblätter
20 g Kraut vom Gänsefingerkraut

- 1 TL mit einer Tasse kochendem Wasser übergießen, 7 Minuten bedeckt ziehen lassen. Nach jeder Mahlzeit 1 Tasse trinken (Kinder-Dosierung Seite 23).

VARIANTE: Zitronenverbene kann durch 10 g Lavendelblüten und 10 g mehr Melisse ersetzt werden.

DARM-IN-SCHWUNG-TEE

Diese Mischung aus Bitterstoffdrogen und Gewürzpflanzen bringt den trägen Darm in Bewegung. Bitterstoffe und ätherische Öle regen die Verdauungssäfte an – und damit auch die Bewegung des Darms.

20 g Beifußkraut
20 g Löwenzahnwurzel und -blätter
20 g Schafgarbenkraut
20 g Rosmarinblätter
20 g Majoranblätter

- 1 TL mit einer Tasse kochendem Wasser übergießen, 7 Minuten bedeckt ziehen lassen. Nach jeder Mahlzeit 1 Tasse trinken (Kinder-Dosierung Seite 23).

VARIANTE: Majoran kann durch Oregano ersetzt werden.

STOPF-TEE

Hier stehen stopfende Gerbstoffpflanzen im Vordergrund, kombiniert mit Gewürzpflanzen, die mit ihrem ätherischen Öl desinfizierend wirken, und krampflösendem Gänsefingerkraut.

Die Ringelblume ist nicht nur für's Auge gut, sondern auch zur Pflege der gereizten Darmschleimhaut.

30 g Nelkenwurzwurzel
20 g Storchschnabelkraut
20 g Kraut vom Bohnenkraut
20 g Thymiankraut
10 g Ringelblumenblüten

- 1 TL mit einer Tasse kochendem Wasser übergießen, 10 Minuten bedeckt ziehen lassen. Mehrmals täglich 1 Tasse trinken.

VARIANTE: Haben Sie kein Gänsefingerkraut im Garten, dann nehmen sie stattdessen Frauenmantelkraut.

STOPP-DEN-DURCHFALL-TEE

Auf schmackhafte Weise wird mit dieser Mischung der Durchfall gehemmt. Der Tee hilft besonders beim krampfartigen Durchfall, ist aber auch ansonsten sehr wirksam und gut für Kinder geeignet.

Bitte immer daran denken: Ein Durchfall sollte nicht länger als 2–3 Tage dauern, sonst muss er medizinisch abgeklärt werden. Und: Je kleiner das Kind oder je schwächer der (alte) Mensch, desto gefährlicher kann ein Durchfall werden.

20 g Storchschnabelkraut
20 g Kraut vom Gänsefingerkraut
20 g Walnussblätter
20 g Kamillenblüten
10 g Dostkraut
10 g Gänseblümchenblüten und -blätter

- 1 TL mit einer Tasse kochendem Wasser übergießen, 10 Minuten bedeckt ziehen lassen. Mehrmals täglich 1 Tasse trinken (Kinder-Dosierung Seite 23).

VARIANTE: Kamillenblüten können durch Schafgarben- oder Braunellenblüten ausgetauscht werden, das Storchschnabelkraut durch Frauenmantelkraut.

Erkältet

ABWEHR-TEE

In bester Teamarbeit stärken diese Pflanzen Ihr Immunsystem: Das Vitamin C aus Hagebutte und Sanddorn ist wichtig für den reibungslosen Ablauf und die ätherischen Öle aus Thymian und Majoran wirken gegen Bakterien und Viren und schützen Sie damit vor Ansteckung.

30 g Hagebuttenschale
30 g Sanddornbeeren
20 g Thymiankraut
20 g Majoranblätter

- 1 TL mit einer Tasse kochendem Wasser übergießen, 15 Minuten bedeckt ziehen lassen. Mehrmals täglich 1 Tasse trinken. Genießen Sie den Tee mit etwas Zitronensaft und Honig, das schmeckt nicht nur gut, sondern unterstützt die Wirkung.

VARIANTE: Haben Sie keine Sanddornbeeren, dann verdoppeln Sie die Menge an Hagebuttenschale.

SCHWITZTEE

Wenn Sie sich abgeschlagen und krank fühlen, dann ist vielleicht eine Erkältung im Anmarsch. Kräftiges Durchschwitzen mit anschließender Bettruhe kann den Ausbruch der Erkältung verhindern. Und die aromatischen Heilpflanzen halten die Erreger in Schach!

50 g Holunderblüten
20 g Weidenrinde
15 g Thymiankraut
10 g Rosmarinblätter
5 g Lavendelblüten

- 1 TL mit einer Tasse kochendem Wasser übergießen, 15 Minuten bedeckt ziehen lassen. Der Tee kann gerne mit Honig gesüßt werden. Mehrmals täglich 1 Tasse trinken (Kinder-Dosierung Seite 23) oder am Abend eine ganze Kanne, um das Schwitzen anzuregen.

VARIANTE: Haben Sie keine Weidenrinde, dann erhöhen Sie den Anteil an Thymian und Rosmarin um je 10 g.

Wirkt abwehrstärkend: Hagebutte.

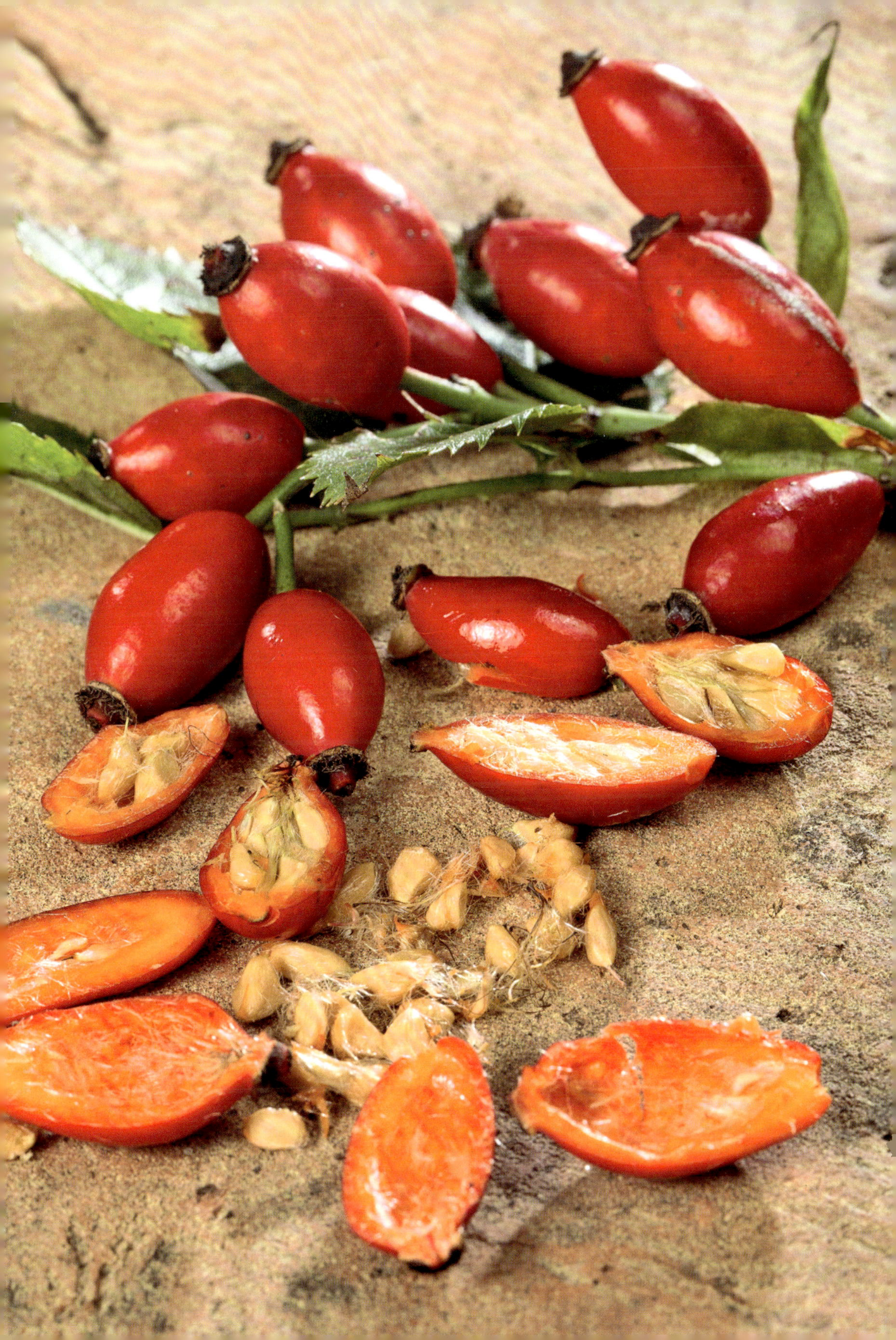

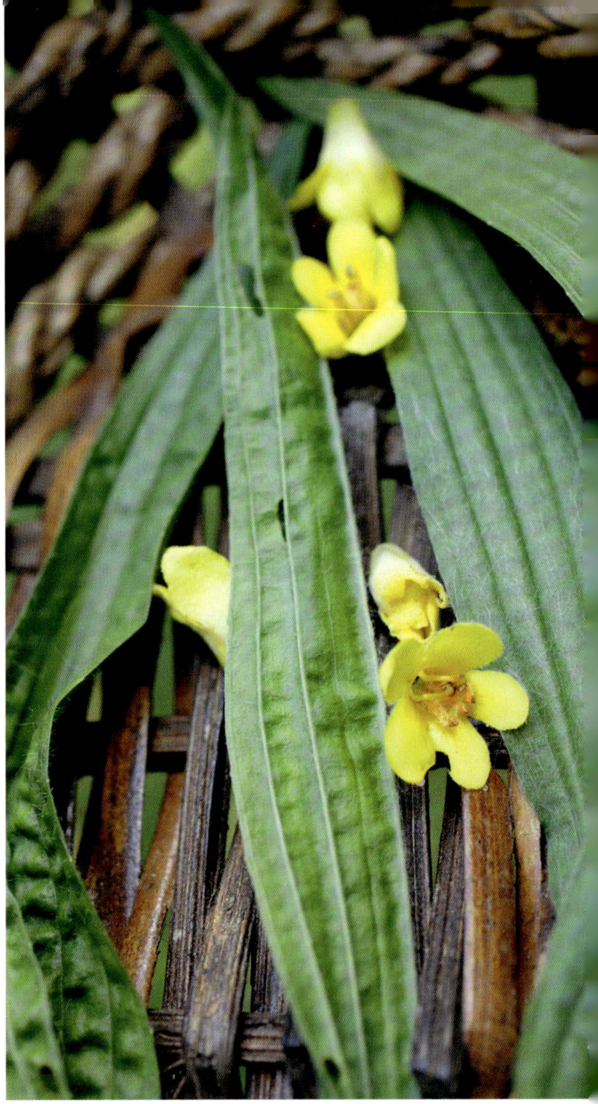

Mit Schleimstoffen den Hustenreiz bekämpfen.

HUSTEN-LASS-NACH-TEE

Diese unangenehme Situation kennen Sie bestimmt: Ein Kino- oder Theaterbesuch, die ruhigste Stelle – und gerade jetzt müssen Sie husten! Was hilft? Ein Schluck Wasser oder ein Bonbon.

Das können unsere Heilpflanzen mit ihren Schleimstoffen aber noch besser, denn die legen sich schützend über unsere trockene Rachenschleimhaut.

40 g Spitzwegerichblätter
20 g Huflattichblätter
20 g Königskerzenblüten
15 g Kamillenblüten
5 g Ringelblumenblüten

- 6 TL mit 500 ml lauwarmem Wasser 1 Stunde lang bedeckt ausziehen, dabei hin und wieder umrühren, dann abgießen. Den Tee leicht erwärmen und mit Honig gesüßt immer wieder schluckweise trinken, sodass der Rachen stets gut befeuchtet ist.

REIZHUSTEN UND „RICHTIGER“ HUSTEN

Beim Husten wird der trockene, unproduktive Reizhusten vom produktiven Husten unterschieden:

Beim **Reizhusten** sind die Bronchien nicht beteiligt, sondern die Rachenschleimhaut ist aufgrund einer Infektion trocken und die hustenauslösenden Rezeptoren sind nicht – wie sonst – mit Schleim abgedeckt. Nun reicht trockene Luft oder ein Stäubchen, um den Hustenreflex auszulösen. Hier helfen Heilpflanzen mit Schleimstoffen, denn die Pflanzenschleime legen sich schützend über die Hustenrezeptoren.

Der **produktive Husten** ist das Zeichen für eine Bronchitis: Die Bronchialschleimhaut ist entzündet und produziert einen zähen Schleim, der abgehustet wird. Hier kann man mit Heilpflanzen das Abhusten und Lösen unterstützen.

GEWÜRZT GEGEN HUSTEN

Gewürzpflanzen gegen Husten? Na klar, denn der Thymian wurde früher sogar gegen Tuberkulose eingesetzt!

Ätherische Öle wirken antibakteriell und unterstützen das Abhusten, die Saponine der Königskerzenblüten tun dies auch und Löwenzahns Bitterstoffe wirken ebenfalls schleimlösend. Dieser Tee hilft auch beim krampfartigen Husten.

40 g Thymiankraut
20 g Dostkraut
20 g Königskerzenblüten
10 g Gundermannkraut
10 g Löwenzahnwurzel und -blätter

- 1 TL mit einer Tasse heißem Wasser übergießen, 7 Minuten bedeckt ziehen lassen. Mehrmals täglich 1 Tasse trinken.

VARIANTE: Haben Sie keinen Dost im Garten, dann nehmen Sie Majoran. Haben Sie beide Pflanzen nicht, dann nehmen Sie mehr vom Thymian.

GARTEN-HUSTENTEE

Eine ungewöhnliche Kombination von Heilpflanzen aus Ihrem Garten, und allesamt unterstützen sie das Abhusten.

Das ist deshalb wichtig, weil sich im Schleim Bakterien besonders wohlfühlen und sich munter vermehren. So gesellt sich zu einer viralen Infektion auch mal eine bakterielle Superinfektion und das zieht den Husten in die Länge.

20 g Kraut vom Eisenkraut
20 g Holunderblüten
20 g Kraut vom Bohnenkraut
20 g Majoranblätter
10 g Gänseblümchenblüten und -blätter
10 g Sanddornbeeren

- 1 TL mit einer Tasse heißem Wasser übergießen, 7 Minuten bedeckt ziehen lassen. Mehrmals täglich 1 Tasse trinken.

VARIANTE: Die Sanddornbeeren passen durch den hohen Vitamin-C-Gehalt gut in die Mischung, müssen aber nicht sein. Majoran kann stets durch Dost ersetzt werden. Bohnenkraut wirkt ähnlich wie Thymian und kann auch durch ihn ersetzt werden.

Tipp: Hustentees zu süßen macht Sinn: Zum einen wird der Hustenreiz dadurch gedämpft, zum anderen wird der Schleim flüssiger – und das alles nur durch die Geschmackswahrnehmung „süß“. Daher gibt es auch so viele Hustensäfte und -sirups!

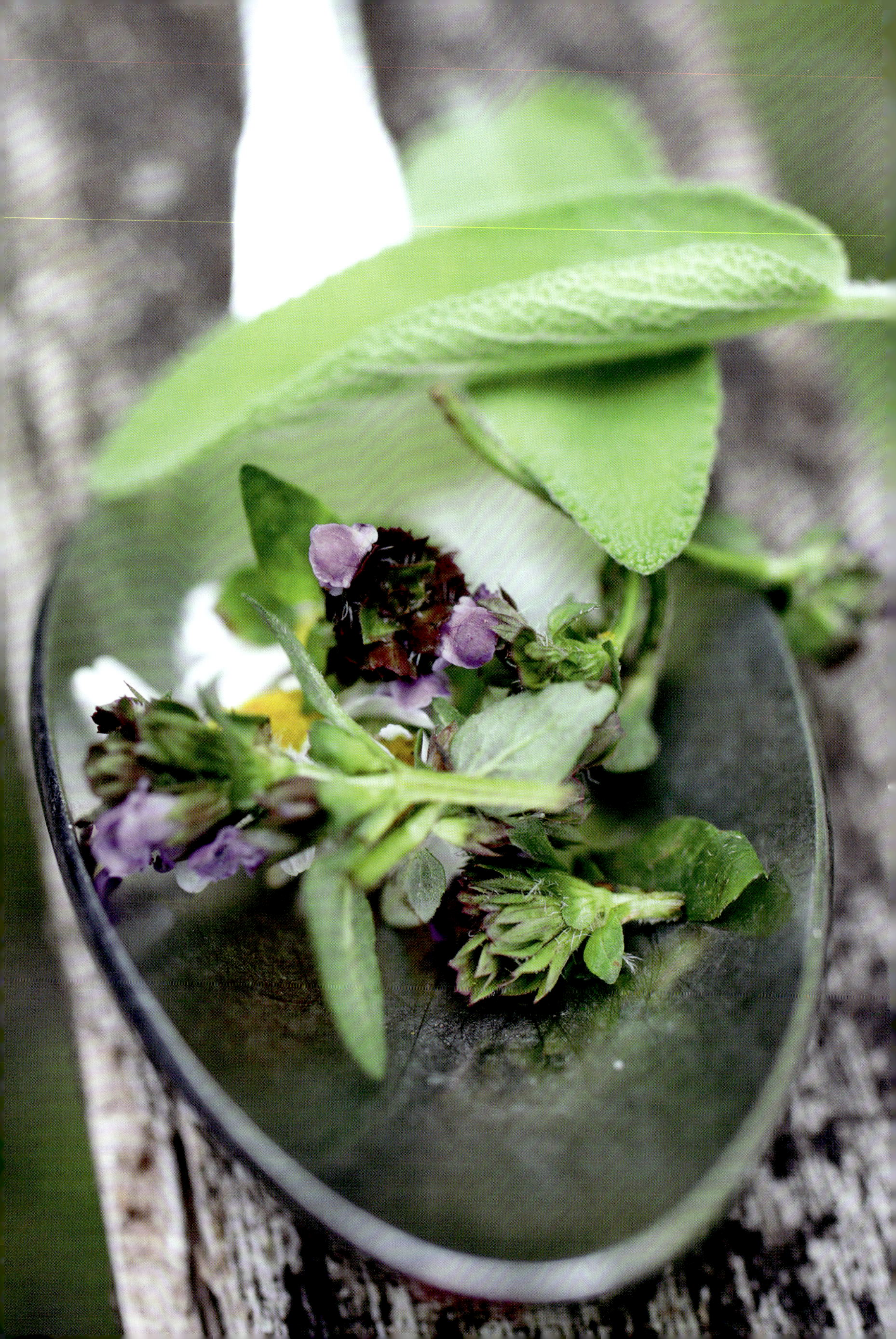

SCHNIEF-TEE

Läuft die Nase, ist das besser als wenn sie verstopft ist, denn mit dem Schleim werden Keime ausgeschwemmt. Ist die Nase zu und nichts von Nasenlaufen zu spüren, dann hilft dieser Tee.

Dann wird auch aus einem banalen Schnupfen keine Nasennebenhöhlenentzündung. Majoran ist ein Schnupfen-Klassiker und Thymian unterstützt das Immunsystem.

20 g Holunderblüten
20 g Kraut vom Eisenkraut
20 g Thymiankraut
20 g Majoranblätter
20 g Storchschnabelkraut

- 1 TL mit einer Tasse kochendem Wasser übergießen, 10 Minuten bedeckt ziehen lassen. Mehrmals täglich 1 Tasse trinken.

VARIANTE: Haben Sie keinen Majoran im Garten, dann vielleicht im Gewürzschrank. Sonst tut es auch der Dost. Und: Sie können auch statt dieses Schnupfentees einen schleimlösenden Hustentee (Seite 97) trinken.

GURGELTEE

Halsschmerzen sind neben Schnupfen häufig das erste Zeichen einer Erkältung. Weil sich im Rachenraum ein wichtiges Bollwerk unseres Immunsystems gegen Krankheitserreger befindet, sind dann häufig auch die Lymphdrüsen geschwollen.

Zur Linderung der Beschwerden und um eine Superinfektion mit Streptokokken zu verhindern, werden gerbstoffreiche und aromatische Heilpflanzen eingesetzt.

30 g Salbeiblätter
20 g Kamillenblüten
20 g Braunellenblüten
20 g Storchschnabelkraut
10 g Dostkraut

- 1 TL mit einer Tasse kochendem Wasser übergießen, 10 Minuten bedeckt ziehen lassen. Mit dem lauwarmen Tee mehrmals täglich 1 Minute lang gurgeln.

VARIANTE: Haben Sie keine Kamille im Garten, dann weichen Sie auf Ringelblume aus und statt Storchschnabel können auch Walnussblätter verwendet werden.

Gurgelpflanzen gegen Halsweh.

Nervosität und Schlaf

ABSCHALT-TEE

Das kennen wir alle: Gedankenkreisen. Das letzte Gespräch von der Arbeit noch im Ohr, der Streit mit der Tochter klingt noch nach, der Einkauf ist noch nicht ausgepackt und das Essen noch nicht bereitet.

Setzen Sie sich einfach mal hin und pflegen Sie Ihre Teezeremonie! Diese Heilpflanzen helfen Ihnen, abzuschalten und Kraft zu sammeln für das, was ansteht.

30 g Melissenblätter
30 g Kraut vom Johanniskraut
20 g Basilikumkraut
15 g Zitronenverbenenblätter
5 g Lavendelblüten

- 1 TL mit einer Tasse heißem Wasser übergießen, 8 Minuten bedeckt ziehen lassen. Bei Bedarf 1–2 Tassen trinken, gerne mit Honig gesüßt.

VARIANTE: Haben Sie keine Zitronenverbene im Garten, dann erhöhen Sie den Melissenanteil um 10 g und nehmen 5 g zusätzlich vom Lavendel.

BERUHIGUNGSTEE

Die spannungslösende Kamille spielt hier die Hauptrolle, Weißdorn und Günsel senken die Ausschüttung von Stresshormonen und Eisenkraut dämpft eine übermäßige Schilddrüsenaktivität.

Bei innerer Unruhe, auch im Zusammenhang mit den Wechseljahren, hilft diese Mischung vorzüglich, um runterzukommen.

40 g Kamillenblüten
20 g Kraut vom Eisenkraut
20 g Günselkraut
20 g Weißdornblätter und -blüten

- 1 TL mit einer Tasse kochendem Wasser übergießen, 10 Minuten bedeckt ziehen lassen. Bei Bedarf 1–2 Tassen trinken, gerne mit Honig gesüßt.

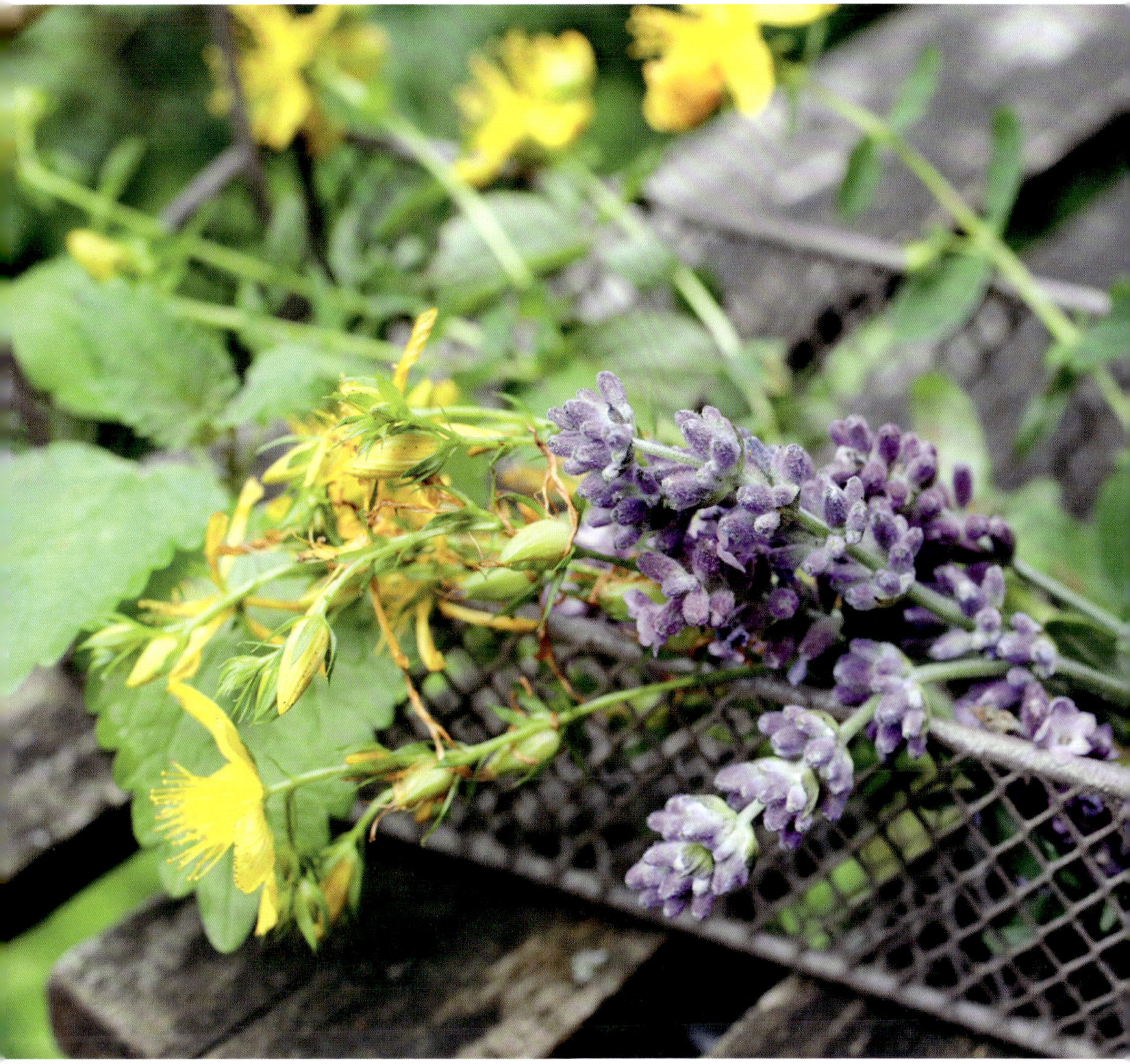

Bewährt beruhigend: Lavendel, Melisse und Johanniskraut.

SCHLAF-GUT-TEE

Sie wälzen sich unruhig hin und her, das Schäfchenzählen hat immer noch nicht geholfen, das Herz schlägt immer lauter – nicht unbedingt ideale Bedingungen, um in den Schlaf zu finden.

Wenn wir unter Anspannung stehen, tritt die Einschlafstörung häufig auf, aber diese Pflanzen wiegen Sie ganz sanft in das Reich der Träume ...

20 g Melissenblätter
20 g Kraut vom Eisenkraut
20 g Braunellenblüten
20 g Dillsamen
10 g Lavendelblüten
10 g Weißdornblätter und -blüten

- 1 TL mit einer Tasse heißem Wasser übergießen, 8 Minuten bedeckt ziehen lassen. 1 Stunde vor dem Schlaf 1–2 Tassen trinken, gerne mit Honig gesüßt.

VARIANTE: Haben Sie keinen Weißdorn im Garten, dann ersetzen Sie ihn durch Kamillenblüten.

MÜDE-MACH-TEE

Hopfen macht müde und gibt die nötige Bettschwere, er ist allerdings recht bitter. Mit dem würzigen Dillsamen, der feinen Kamille und der frischen Zitronenverbene wird er zum gut wirkenden Schlaftee – und lässt sich gut trinken.

30 g Hopfenzapfen
30 g Zitronenverbenenblätter
20 g Kamillenblüten
20 g Dillsamen

- 1 TL mit einer Tasse kochendem Wasser übergießen, 10 Minuten bedeckt ziehen lassen. Bei Bedarf 1–2 Tassen trinken, gerne mit Honig gesüßt.

Die Kräuter des Konzentrationstees: gut für Geistesblitze!

KONZENTRATIONSTEE

Schon wieder was vergessen? Ärgerlich. Mit dieser Mischung werden Ihre grauen Zellen ganz vorzüglich mit Sauerstoff versorgt, weil Ihr Gehirn besser durchblutet wird.

Auch wenn Sie sich schlecht konzentrieren können und sich schnell ablenken lassen, hilft er bei der Fokussierung. Ein wunderbarer Kopfarbeits- und Hausaufgabentee!

40 g Pfefferminzblätter
30 g Rosmarinblätter
30 g Basilikumkraut

- 1 TL mit einer Tasse heißem Wasser übergießen, 8 Minuten bedeckt ziehen lassen. Während der Kopfarbeit 1–2 Tassen trinken.

PRÜFUNGSTEE

Mit dieser Mischung stehen Sie jede Prüfung und jedes Vorstellungsgespräch durch: Sie nimmt die Anspannung und bringt das Gedächtnis in Schwung. Das beugt dem gefürchteten Blackout vor und lässt Sie brillieren!

40 g Rosmarinblätter
30 g Melissenblätter
20 g Kamillenblüten
10 g Lavendelblüten

- 1 TL mit einer Tasse heißem Wasser übergießen, 8 Minuten bedeckt ziehen lassen. Vor der Prüfung 1–2 Tassen trinken.

Tipp: Bereiten Sie sich eine Thermoskanne mit dem Tee vor, dann sind Sie gut vorbereitet.

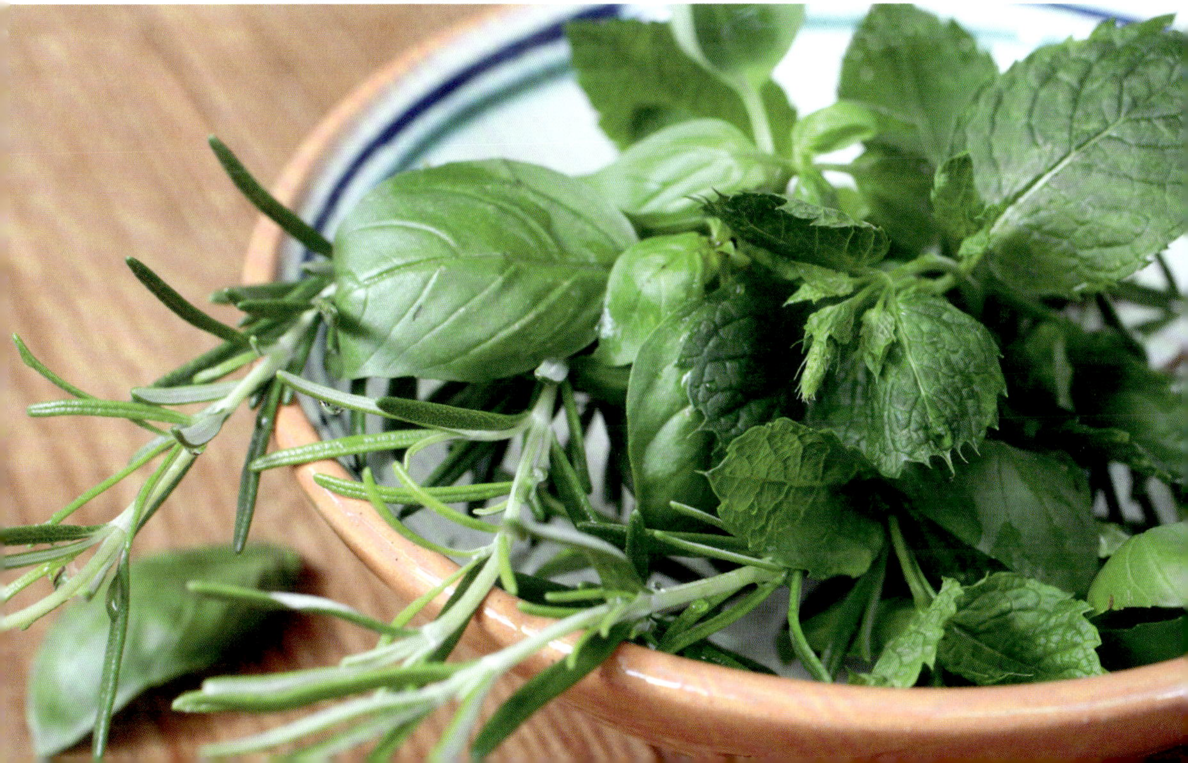

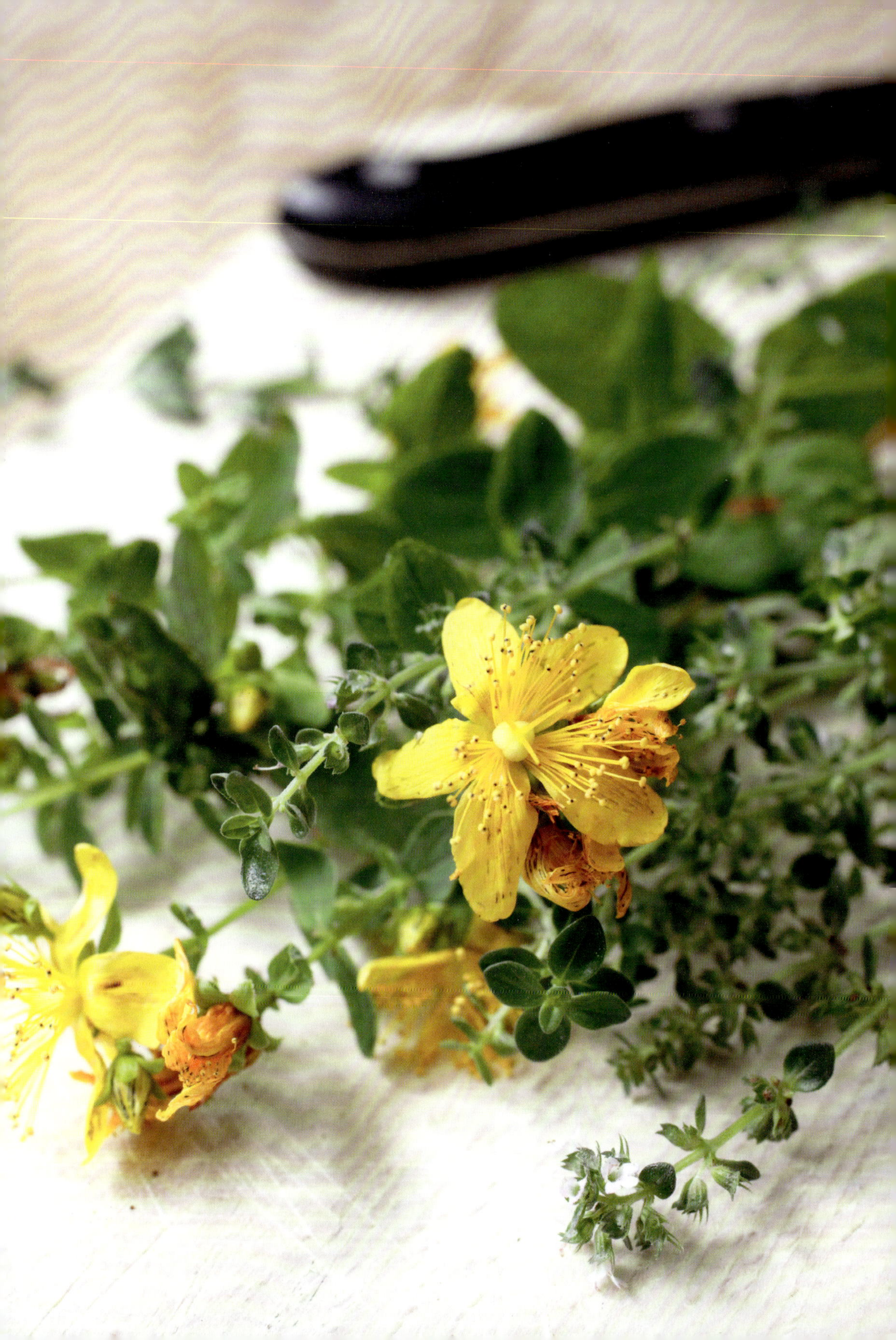

Der Kriechende Günsel wirkt entspannend.

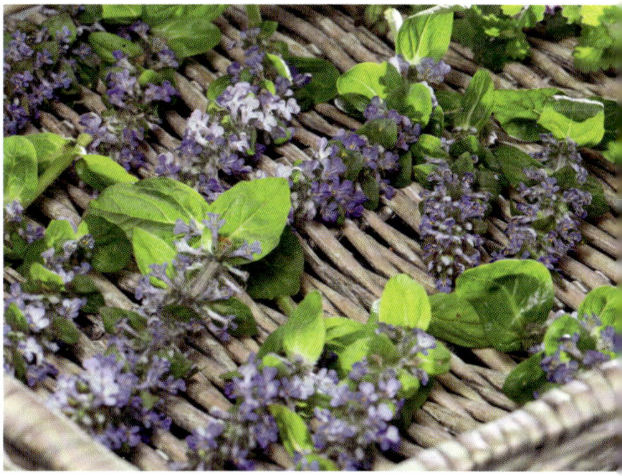

STIMMUNGSTEE

Sie fühlen sich ausgelaugt und erschöpft, können sich zu nichts aufraffen? Wenn die Arbeitsbelastung zunimmt, einen die Sorgen plagen oder der Winter zu lang wird, kann man schon mal schlechte Laune bekommen.

Die Heilpflanzen dieser Mischung wirken anregend und stimmungsaufhellend. Ich empfehle, den Tee über 6 Wochen regelmäßig zu trinken, da sich die Wirkung erst langsam aufbaut.

50 g Kraut vom Johanniskraut
20 g Thymiankraut
20 g Rosmarinblätter
20 g Lavendelblüten

- 1 TL mit einer Tasse heißem Wasser übergießen, 8 Minuten bedeckt ziehen lassen. 3 Tassen täglich trinken.

Bewährte Gute-Laune-Mischung!

SCHWUNGTEE

Was der Tee links an Stimmung bringt, bringt dieser an Schwung: Er wirkt anregend auf Stoffwechsel, Kreislauf und Hormone und reduziert Stresssymptome. Da kann sich auch der Schwung wiedereinstellen und die Lust, Dinge anzupacken.

30 g Pfefferminzblätter
20 g Günselkraut
20 g Thymiankraut
10 g Rosmarinblätter
10 g Löwenzahnwurzel und -blätter
10 g Majoranblätter

- 1 TL mit einer Tasse heißem Wasser übergießen, 8 Minuten bedeckt ziehen lassen. 3 Tassen täglich trinken.

VARIANTE: Im Zweifelsfall immer die Pfefferminze erhöhen!

Kopfweh

KOPFWEH-TEE

Zu wenig getrunken, Wetterwechsel, niedriger Blutdruck, die Tage vor den Tagen: Anlässe für Kopfschmerzen gibt es reichlich. Vielleicht ist auch einfach nur das aktuelle Pensum erfüllt und der Kopf braucht eine Pause.

Diese würzige Teemischung wirkt lindernd auf Ihre Kopfschmerzen.

40 g Kraut vom Mutterkraut
40 g Weidenrinde
20 g Lavendelblüten

- 1 TL mit einer Tasse kochendem Wasser übergießen, 10 Minuten bedeckt ziehen lassen. Bei Bedarf 2–3 Tassen trinken. Bei empfindlichem Magen nach dem Essen.

Tipp: Da der Tee ziemlich bitter schmeckt, können Sie ihn mit einem großzügigen Schluck Fruchtsaft aufpeppen.

KOPFENTSPANNUNGS-TEE

Die häufigste chronische Kopfschmerzform ist der Spannungskopfschmerz, bei dem man das Gefühl hat, der Schmerz liegt wie ein Ring um den Kopf. Häufig ist auch die Nackenmuskulatur verspannt.

Dieser Tee wirkt schmerzlindernd und krampflösend. Trinken Sie ihn bei den ersten Anzeichen.

30 g Pfefferminzblätter
30 g Kraut vom Mutterkraut
20 g Kraut vom Gänsefingerkraut
10 g Rosmarinblätter
10 g Schafgarbenkraut

- 1 TL mit einer Tasse kochendem Wasser übergießen, 8 Minuten bedeckt ziehen lassen. Bei Bedarf 2–3 Tassen trinken.

Das Mutterkraut ist eine altbewährte Kopfschmerz-Pflanze.

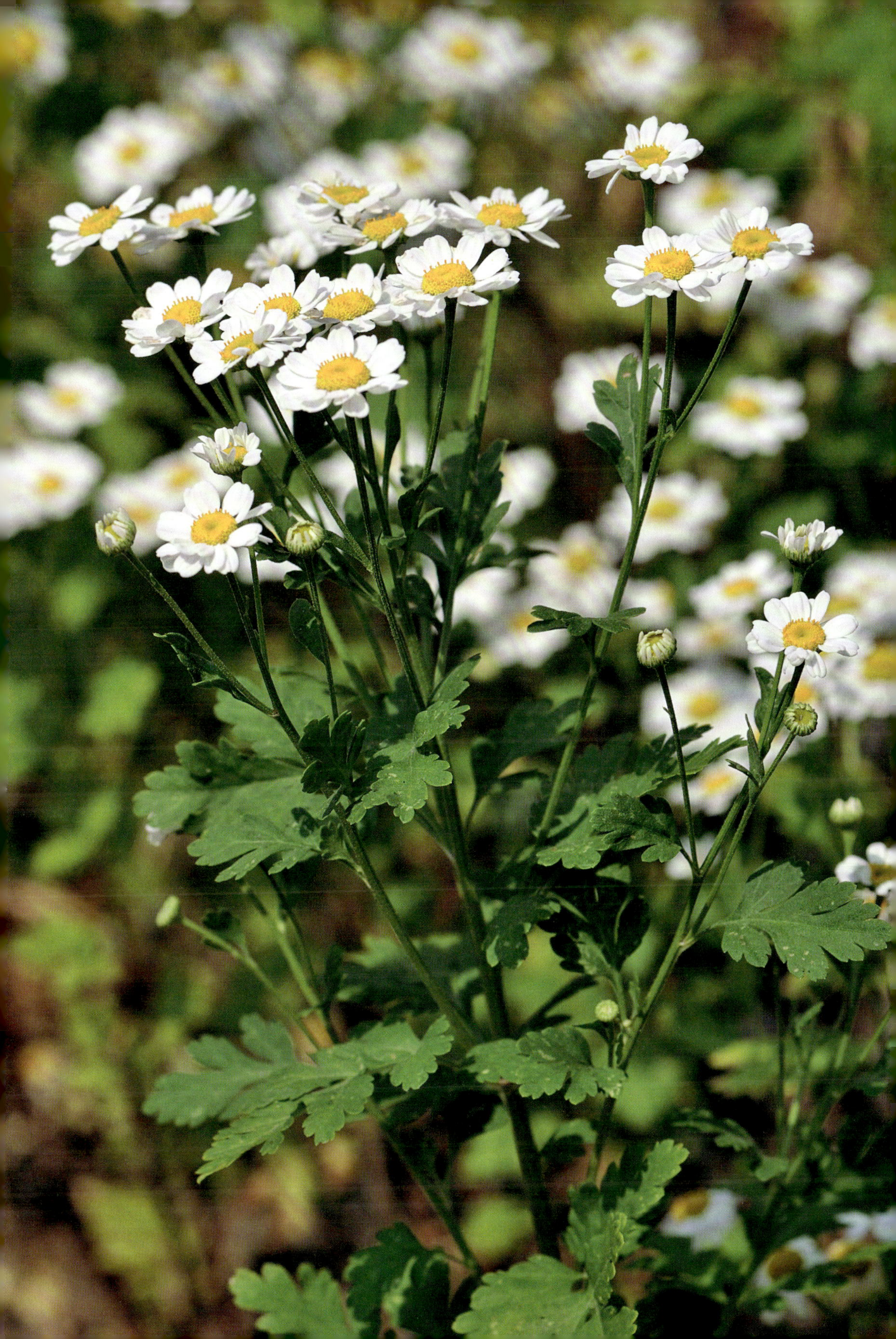

Frauenbeschwerden

ALLES-GEREGELT-TEE

Bei Mädchen und jungen Frauen oder im Zusammenhang mit hormonellen Störungen kann die Regel sehr unregelmäßig auftreten.

In dieser Mischung vereinen sich hormonregulierende Pflanzen, die über einen Zeitraum von 2–3 Monaten regelmäßig getrunken Ordnung in's Geschehen bringen können. Wofür das wichtig ist? Wenn Sie schwanger werden möchten, braucht es einen regelmäßigen Eisprung und spätestens dann ist es an der Zeit, den Zyklus sanft zu unterstützen.

50 g Frauenmantelkraut
20 g Schafgarbenkraut
20 g Beifußkraut
10 g Kraut vom Mutterkraut

- 1 TL mit einer Tasse kochendem Wasser übergießen, 10 Minuten bedeckt ziehen lassen. 2–3 Tassen trinken.

VARIANTE: Haben Sie kein Mutterkraut im Garten, dann erhöhen Sie das Beifußkraut um 10 g.

MENSTEE

Viele Frauen leiden unter schmerzhafter Menstruation. Hier ist Ursachenforschung angesagt: Neigt ihre ganze Familie dazu, dann liegt eine Disposition vor.

Treten die Beschwerden vor allem bei Stress auf, dann versuchen Sie, dem entgegenzuwirken. Bis dahin hilft dieser krampflösende und wohlschmeckende Tee. Trinken Sie ihn am besten 1–2 Tage vor Einsetzen der Mens, ansonsten bei den ersten Anzeichen.

20 g Frauenmantelkraut
20 g Kraut vom Gänsefingerkraut
20 g Schafgarbenkraut
20 g Dillsamen
20 g Kamillenblüten

- 1 TL mit einer Tasse kochendem Wasser übergießen, 10 Minuten bedeckt ziehen lassen. Bei Bedarf 2–3 Tassen trinken. Bei empfindlichem Magen nach dem Essen.

VARIANTE: Natürlich kann hier auch Pfefferminze eingesetzt werden. Alle Pflanzen außer dem Frauenmantel können durch sie ersetzt werden. Die Kamille kann durch Ringelblume ersetzt werden.

HINWEIS: Hinter einer Dysmenorrhoe kann sich auch eine gynäkologische Erkrankung verbergen. Um dies auszuschließen, sprechen Sie darüber bitte mit Ihrer Frauenärztin.

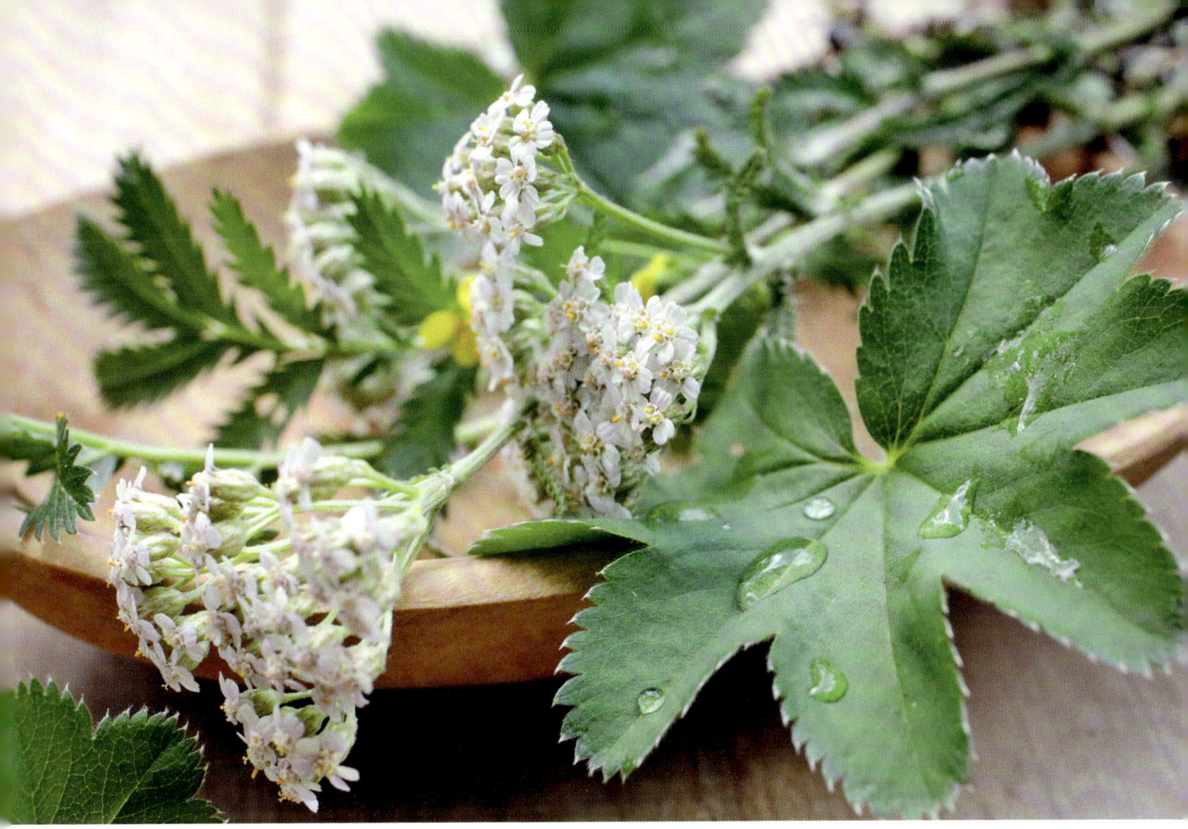

Zuverlässige Helfer bei Mens-Beschwerden.

EISEN-TEE

Eine starke Regelblutung ist die häufigste Ursache für eine Eisenmangel-Anämie bei Frauen. Müdigkeit und Schlappheit, Schwarz-werden-vor-den-Augen und Schwindel, Herzklopfen und Unruhe sind typische Anzeichen einer Anämie. Lassen Sie bei diesen Zeichen eine Blutuntersuchung durch Ihren Hausarzt durchführen, um sicher zu sein.

50 g Brennnesselblätter
20 g Löwenzahnwurzel und -blätter
20 g Schafgarbenkraut
10 g Sanddornbeeren

- 1 TL mit einer Tasse kochendem Wasser übergießen, 10 Minuten bedeckt ziehen lassen. Bei Bedarf 3–5 Tassen trinken.

HINWEIS: Hinter einer Eisenmangel-Anämie kann sich auch eine andere Ursache, z. B. innere Blutungen, verbergen. Ihr Hausarzt wird gegebenenfalls weitere Untersuchungen durchführen.

EISENMANGEL-KUR

Die bei einem Eisenmangel verordneten Präparate werden nicht immer gut vertragen: Manchen schlagen sie auf den Magen und häufig führen sie zu Verstopfung. Je nach Schweregrad der Anämie ist es jedoch wichtig, Eisen hochdosiert zuzuführen. Diese Teemischung ist bei einem leichteren Eisenmangel und bei Eisenmangel in der Schwangerschaft gut geeignet. Er vereinigt die eisenreiche Brennnessel mit Bitterstoffdrogen und Vitamin-C-haltigen Sanddornbeeren. Beides begünstigt die Aufnahme von Eisen in optimaler Weise. Der Tee ist magenschonend und gut verträglich. Um den Eisenmangel auszugleichen, führen Sie eine Kur über 6–8 Wochen durch.

BLUTUNGSREGULIERENDER TEE

Mal zu starke, mal zu schwache Blutungen – manchmal läuft es einfach nicht rund mit der „Tante Rosa".

Das in der Teemischung enthaltene Hirtentäschel gilt als pflanzliches Hämostyptikum (Blutstillungsmittel), Schafgarbe und Frauenmantel wirken regulierend auf den Hormonhaushalt und haben eine progesteronähnliche Wirkung.

50 g Hirtentäschelkraut
30 g Schafgarbenkraut
20 g Frauenmantelkraut

- 2 TL mit einer Tasse kochendem Wasser übergießen, 10 Minuten bedeckt ziehen lassen. Bei starker Blutung mehrere Tassen bis zur Blutungsreduzierung trinken.

VARIANTEN: Bei Stress trinken Sie in „mensfreien Zeiten" den Abschalt- oder Beruhigungstee! Bei übermäßiger Mens in den Wechseljahren empfiehlt es sich, eine Mischung aus Schafgarbe und Frauenmantel über mehrere Zyklen zu trinken: 3-mal täglich 1 Tasse.

RÜCKZUGS-TEE

Immer funktionieren zu müssen, ist anstrengend und häufig fehlt die Zeit und Ruhe, sich in den Tagen vor den Tagen die Entspannung zu gönnen, die es eigentlich bräuchte.

Gereiztheit und Stimmungsschwankungen werden beiseite geschoben und brechen sich in Kleinigkeiten Bahn. Auch das heulende Elend ist dann häufig nicht weit. Dieser Tee bietet Ihnen Schutz und hebt die Stimmung.

30 g Frauenmantelkraut
30 g Kraut vom Johanniskraut
20 g Melissenblätter
10 g Basilikumkraut
10 g Kamillenblüten

- 1 TL mit einer Tasse kochendem Wasser übergießen, 10 Minuten bedeckt ziehen lassen. Bei Bedarf 3 Tassen trinken.

VARIANTE: In diesen Tee passt statt der Melisse auch Zitronenverbene.

URSACHE VON INTENSIVEN BLUTUNGEN

Bei jüngeren Frauen ist es sehr häufig **Stress**, der die Mens verstärken kann, bei Frauen in den Vierzigern können das schon mal die ersten Zeichen der hormonellen Umstellung in den **Wechseljahren** sein. Denn die erste Phase, deren Dauer individuell natürlich sehr unterschiedlich ist, ist vom Absinken des Progesteronspiegels geprägt: kurze Zyklen, kräftige und häufig auch lange Blutungen sind die Folge. Kommt noch ein **Myom** dazu (eine gutartige Gebärmuttergeschwulst), dann vergrößert sich die Schleimhautfläche in der Gebärmutter und es blutet stärker. Ein Myom ist ebenfalls Folge einer Östrogendominanz und ziemlich häufig. In jedem Fall sollten übermäßig lange und/oder übermäßig starke Blutungen gynäkologisch abgeklärt werden, denn es kann sich schlechtestenfalls auch eine bösartige Erkrankung dahinter verbergen.

„Schafgarbe im Leib tut wohl jedem Weib!"

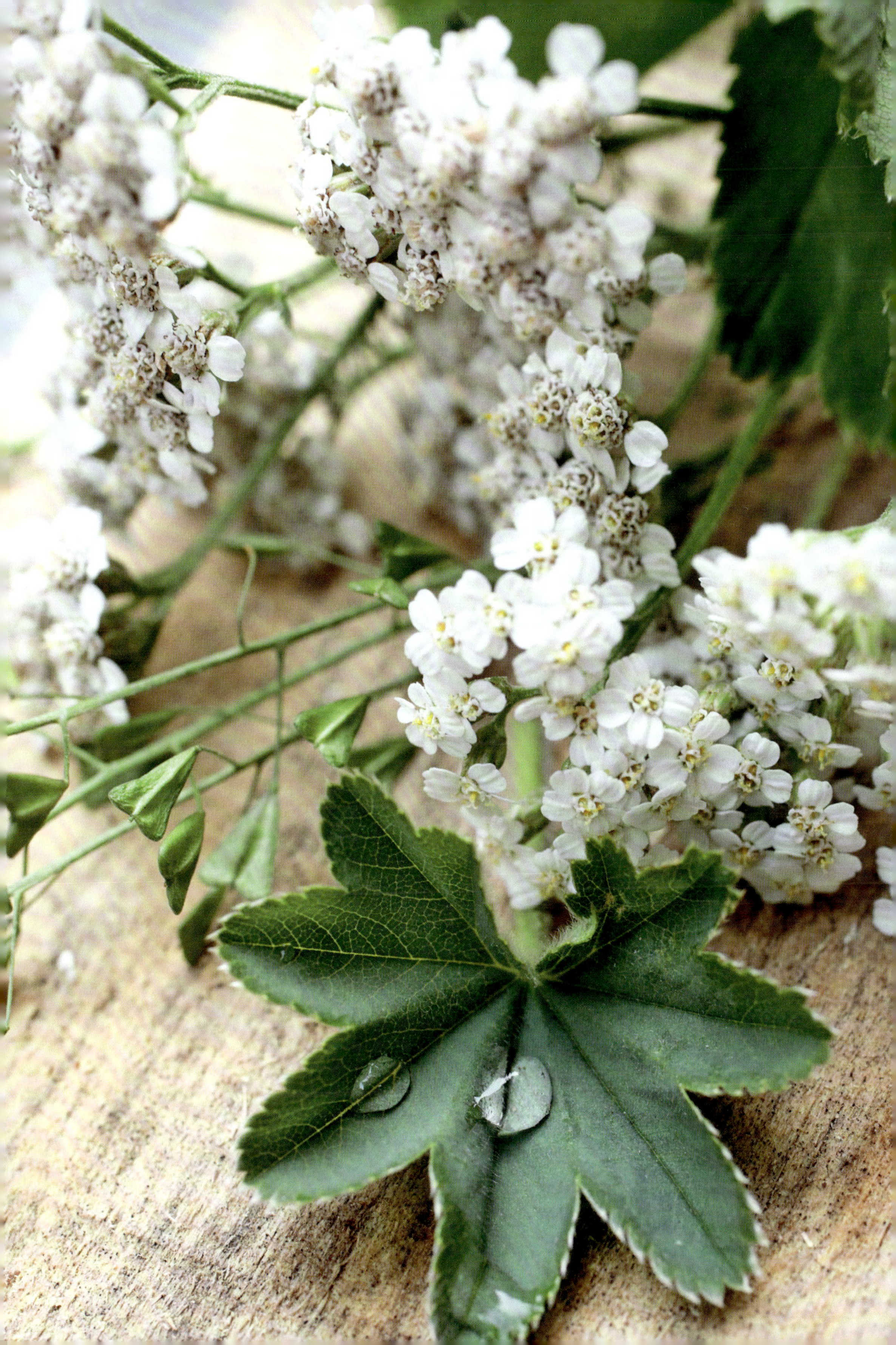

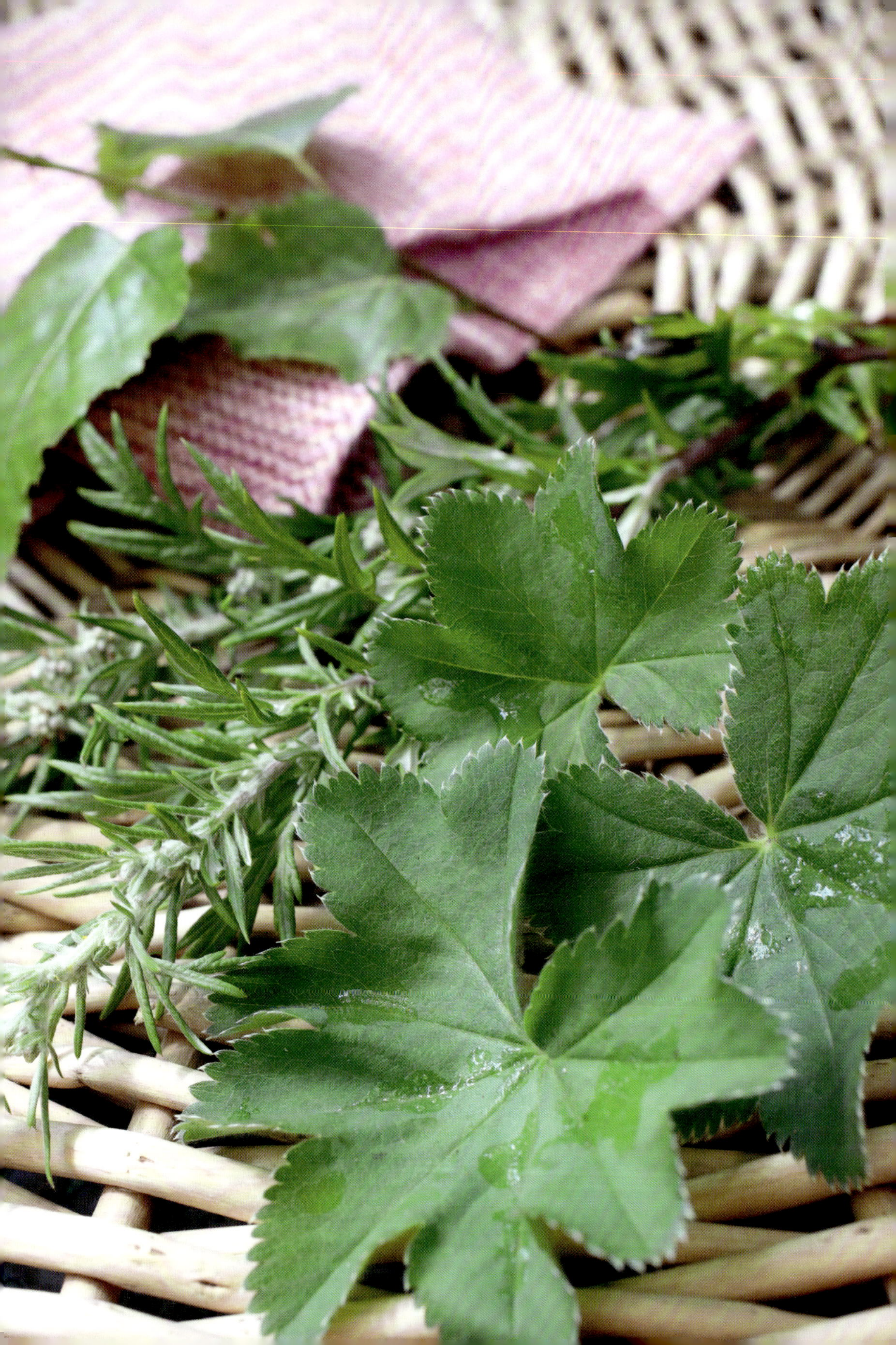

PMS-TEE

Berührungsempfindliche Brüste und Wassereinlagerungen im Gewebe in der zweiten Zyklushälfte sind weitere Erscheinungen des prämenstruellen Syndroms (PMS), unter dem viele Frauen leiden.

Sollten die Stimmungsschwankungen oder das dünne Nervenkostüm Sie eher belasten, dann hilft Ihnen der Rückzugs-Tee. Ansonsten wirkt diese Mischung entwässernd und Frauenmantel und Beifuß steuern der hormonellen Schieflage entgegen.

30 g Frauenmantelkraut
20 g Beifußkraut
20 g Birkenblätter
10 g Brennnesselblätter
10 g Goldrutenkraut
10 g Zitronenverbenenblätter

- 1 TL mit einer Tasse kochendem Wasser übergießen, 10 Minuten bedeckt ziehen lassen. Bei Bedarf 3 Tassen trinken.

VARIANTE: Statt Zitronenverbene Pfefferminze, Bohnenkraut oder Basilikum verwenden – es geht hierbei nur um eine geschmackliche Verbesserung!

WECHSEL-TEE

Manche Frauen haben während der Wechseljahre enorm mit Schlafstörungen und Stimmungsschwankungen zu tun. Auch kann der Blutdruck mal steigen, das Herz stolpern und die Gelenke können schmerzen.

In dieser Zeit ist es wichtig, dass Sie auf sich achten, denn unser ganzer Stoffwechsel stellt sich um. Diese Teemischung ist eine Grundmischung für diese Zeit.

40 g Frauenmantelkraut
15 g Kraut vom Johanniskraut
15 g Weißdornblätter und -blüten
10 g Brennnesselblätter
10 g Basilikumkraut
10 g Zitronenverbenenblätter

- 1 TL mit einer Tasse kochendem Wasser übergießen, 10 Minuten bedeckt ziehen lassen. Bei Bedarf 3 Tassen trinken.

Wohltuend bei prämenstruellem Syndrom: Kräuter für den PMS-Tee.

HITZEWALLUNGS-TEE

Manche Frauen haben während der Wechseljahre keinerlei Beschwerden, andere umso mehr. Das klassische Merkmal der Wechseljahre sind die Hitzewallungen. Sie deuten auf ein Absinken des Östrogenspiegels hin.

Die Teemischung hat eine hormonausgleichende Wirkung und lindert übermäßiges Schwitzen. Gegen nächtliches Schwitzen abends 1–2 Tassen trinken, ansonsten in Schwitzphasen nach Bedarf.

50 g Salbeiblätter
30 g Frauenmantelkraut
10 g Hopfenzapfen
10 g Pfefferminzblätter

- 1 TL mit einer Tasse kochendem Wasser übergießen, 8 Minuten bedeckt ziehen lassen. Bei Bedarf 3 Tassen trinken.

VARIANTE: Wenn Sie keinen Hopfen haben, dann erhöhen Sie den Frauenmantel-Anteil.

LUST-MACH-TEE

Dieser Tee ist das „Candlelight-Dinner" unter den Teemischungen. Mangelnde Lust kann viele Ursachen haben und es lohnt sich, genauer hinzuschauen.

Im Zusammenhang mit den Wechseljahren oder bei hormoneller Schieflage ist dies ein Thema, das sehr belastend sein kann. Die Heilpflanzen haben eine lustfördernde Wirkung auf beide Geschlechter und wirken besonders gut, wenn sie über einen längeren Zeitraum regelmäßig getrunken werden.

20 g Kraut vom Bohnenkraut
20 g Pfefferminzblätter
20 g Basilikumkraut
20 g Rosmarinblätter
20 g Petersilienkraut

- 1 TL mit einer Tasse heißem Wasser übergießen, 8 Minuten bedeckt ziehen lassen. 2–3 Tassen trinken.

Gut bei Hitzewallungen: Salbei.

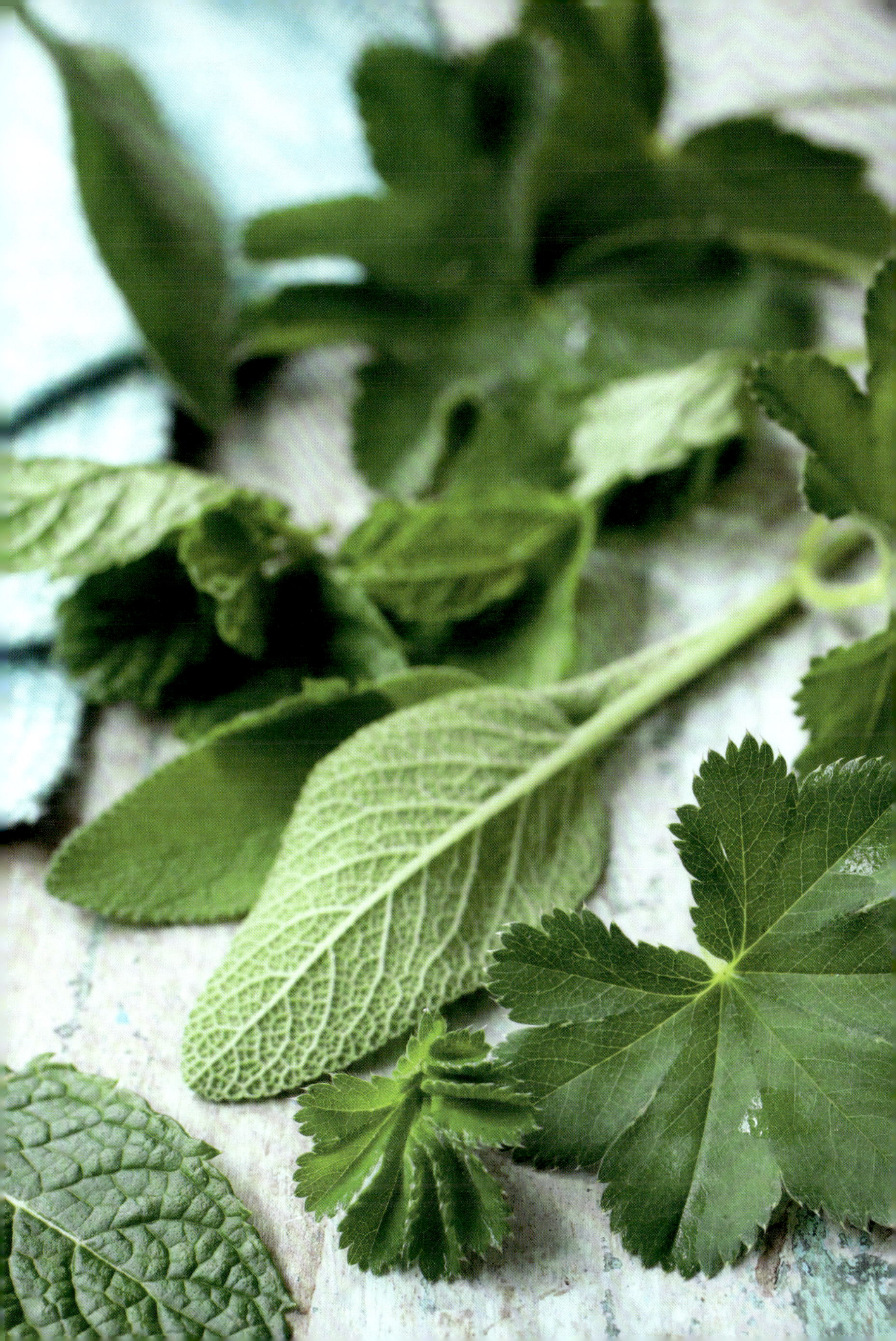

Niere und Blase

BLASENENTZÜNDUNG

Vor allem bei Frauen können Blasenentzündungen ein lästiges Übel sein. Männern gegenüber haben wir einen eindeutigen Nachteil, denn unsere Harnröhre ist so kurz, dass Keime leicht in die Blase aufsteigen können. Schmerzen beim Pieseln und Blasenkrämpfe sind die Folge.

Die meisten Blasenentzündungen sind unkompliziert und brauchen keine Antibiotikagaben, es reicht, antibakterielle und harnwegsdurchspülende Heilpflanzen einzusetzen. Aber auch hierfür braucht es fachkundige Begleitung, damit die pflanzliche Alternative zur Antibiotikatherapie auch wirklich greift.

Wenn Sie sich sehr abgeschlagen fühlen und Fieber dazukommt, ist dies ein Hinweis auf einen komplizierten Harnwegsinfekt, der einen Antibiotikaeinsatz zwingend nötig macht. Die Teemischungen wirken durchspülend und antibakteriell und können therapiebegleitend eingesetzt werden. Wichtig ist, davon mehrere Tassen täglich zu trinken.

DIE KLASSISCHE MISCHUNG

20 g Schachtelhalmkraut
20 g Birkenblätter
20 g Brennnesselblätter
20 g Hagebuttenkerne
10 g Petersilienkraut
10 g Rosmarinblätter

- 1 TL mit einer Tasse kochendem Wasser übergießen, 15 Minuten bedeckt ziehen lassen. Mehrere Tassen trinken.

DIE EXZENTRISCHE MISCHUNG

20 g Goldrutenkraut
20 g Holunderblüten
20 g Queckenwurzel
10 g Apfelschalen
10 g Basilikumkraut
10 g Gänseblümchenblüten und -blätter
10 g Storchschnabelkraut

- 1 TL mit einer Tasse kochendem Wasser übergießen, 15 Minuten bedeckt ziehen lassen. Mehrere Tassen trinken.

VARIANTE: Sollte es noch zu früh für das Basilikum sein, dann passt auch Rosmarin oder Sie erhöhen den Anteil an Apfelschalen um 10 g.

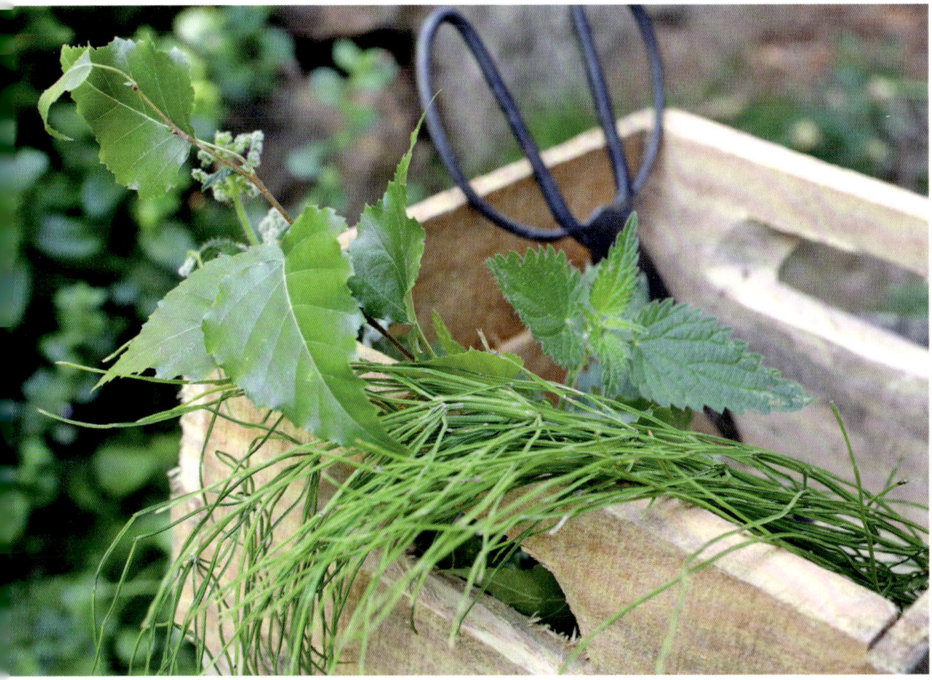

Birkenblätter und Ackerschachtelhalm regen die Nieren an.

NIERENSTÄRKENDER TEE

Die Niere, besser gesagt, die Nieren, denn es sind zwei, haben zahlreiche lebenswichtige Aufgaben in unserem Körper: Sie regulieren den Säure-Basen-Haushalt, den Knochen- und Mineralstoffwechsel und den Blutdruck, sind an der Blutbildung beteiligt und wichtiges Ausscheidungsorgan.

Über die Nieren werden wasserlösliche Stoffwechselendprodukte wie die Harnsäure ausgeschieden. Logisch, dass bei Frühjahrs- oder Entschlackungskuren die Nieren in ihrer Tätigkeit unterstützt werden. Aber auch zur Gesunderhaltung lohnt es sich, einmal im Jahr eine „Organpflege-Kur" durchzuführen, gerade wenn man tendenziell zur Übersäuerung oder rheumatischen Erkrankungen neigt oder bereits eine Nierenerkrankung hatte.

Diese Kur können Sie 4–6 Wochen lang durchführen. Die Goldrute ist unter den „Nierenpflanzen" die wichtigste, da sie nicht nur die Bildung von Harn anregt, sondern die Nieren in ihrer gesamten Funktion unterstützt. Der deutsche Arzt Dr. Johann Rademacher behandelte seit Mitte des 19. Jahrhunderts unzählige Nierenkranke erfolgreich mit der Echten (Gewöhnlichen) Goldrute. Jedoch bitte nicht ohne fachkundige Unterstüzung nachmachen, denn Erkrankungen der Niere sind lebensbedrohlich!

50 g Goldrutenkraut
20 g Ackerschachtelhalmkraut
20 g Birkenblätter
10 g Brennnesselblätter

- 1 TL mit einer Tasse kochendem Wasser übergießen, 20 Minuten bedeckt ziehen lassen. Zur Nierenpflege 2–3 Tassen täglich trinken.

Frühjahrskur, Entschlackung

FRÜHJAHRS-TEE

Die Frühjahrsmüdigkeit zu vertreiben, den Stoffwechsel anzuregen und die Lebensgeister zu wecken, ist das Ziel dieser Teemischung.

Der gesamte Stoffwechsel wird belebt und die Ausscheidung von winterträgen Schlacken aus dem Bindegewebe unterstützt. Damit können Sie voll durchstarten! Trinken Sie den Tee jedes Frühjahr kurmäßig über 4–6 Wochen.

25 g Löwenzahnwurzel und -blätter
15 g Birkenblätter
15 g Brennnesselblätter
15 g Queckenwurzel
10 g Gänseblümchenblüten und -blätter
10 g Petersilienkraut
10 g Gundermannkraut

- 1 TL mit einer Tasse kochendem Wasser übergießen, 10 Minuten bedeckt ziehen lassen. 2–3 Tassen täglich trinken.

VARIANTE: Birke, Brennnessel und Löwenzahn sind in dieser Teemischung notwendig, alle anderen Pflanzen können nach Belieben (und Vorkommen!) verändert werden. Auch der Giersch passt gut in diese Mischung.

ENTSCHLACKUNGS-TEE

Manchmal ist es notwendig, auch im Körper mal einen gründlichen „Hausputz“ durchzuführen.

Die hier vorgeschlagenen Heilpflanzen regen die Entgiftung von Stoffwechselendprodukten über die Ausscheidungsorgane Leber, Nieren, Haut, Darm und Lymphe an. Damit eine nachhaltige Wirkung eintritt 1- bis 2-mal jährlich eine Kur über 4–6 Wochen durchführen.

20 g Löwenzahnwurzel und -blätter
20 g Apfelschalen
20 g Holunderblüten
20 g Schachtelhalmkraut
10 g Ringelblumenblüten
10 g Kraut vom Eisenkraut

- 1 TL mit einer Tasse kochendem Wasser übergießen, 10 Minuten bedeckt ziehen lassen. 2–3 Tassen täglich trinken.

VARIANTE: Die Auswahl an Pflanzen ist groß. Wichtig ist, eine Leberpflanze (Löwenzahn, Ringelblume), eine Pflanze zur Anregung der Harnbildung (Schachtelhalm, Birke, Hagebuttenkerne, Apfelschale), eine zur Anregung der Entgiftung über das Lymphsystem (Ringelblume, Walnussblätter) und eine zur Entgiftung über die Haut (Holunderblüten) unterzubringen.

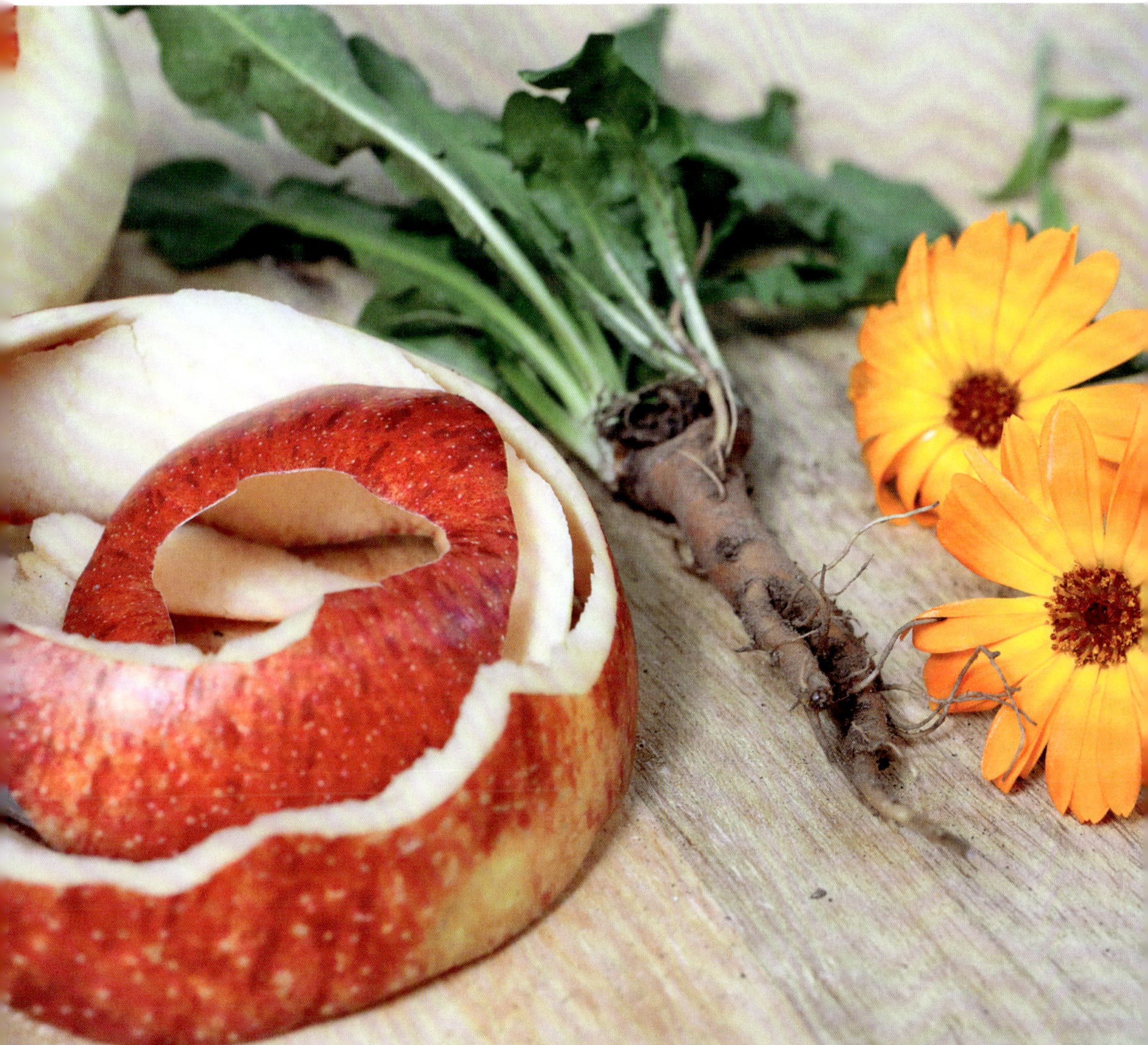

Apfelschale hilft Säuren auszuscheiden.

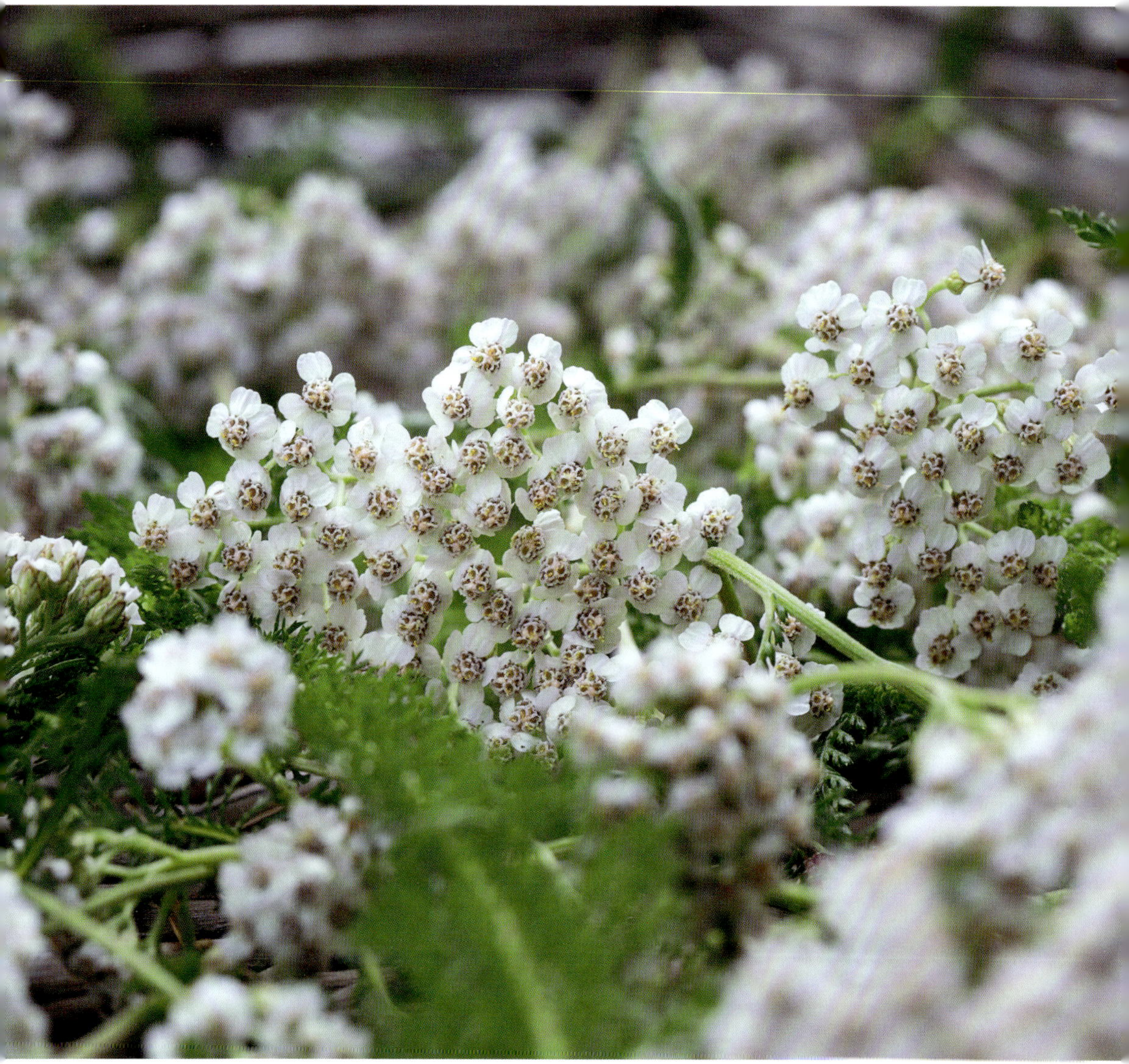

Schafgarbe unterstützt die Leber.

STARKE-LEBER-TEE

Die Leber ist unser größtes Ausscheidungsorgan und sitzt im rechten Oberbauch.

Sie entgiftet über die Gallenflüssigkeit fettlösliche Giftstoffe in den Darm, und nach Umbau wasserlösliche Stoffwechselendprodukte in die Nieren, die dann die weitere Entgiftungsarbeit übernehmen. Außerdem bildet sie die Galle, die wir zur Fettverdauung brauchen, und baut zahlreiche Stoffe, u. a. Hormone und Cholesterin, auf und um. Nicht umsonst wird sie gern als der Alchemist in unserem Körper bezeichnet.

40 g Schafgarbenkraut
20 g Rosmarinblätter
20 g Günselkraut
10 g Braunellenblüten
10 g Ringelblumenblüten

- 1 TL mit einer Tasse kochendem Wasser übergießen, 10 Minuten bedeckt ziehen lassen. 2–3 Tassen täglich trinken.

MELANCHOLIE-TEE

„Müdigkeit ist der Schmerz der Leber", sagt der Volksmund, und typisch für eine Leberbelastung kann Antriebslosigkeit bis hin zu depressiven Verstimmungszuständen sein.

Der Melancholiker der alten Naturheilkunde ist so einer – bei dem fällt zu viel „Schwarzgalle" an (*melan* = schwarz, *chole* = galle). Wir würden das als mangelnde Leberleistung übersetzen. Der Tee bringt die Leber auf Trab. Trinken Sie ihn über 8–10 Wochen.

40 g Löwenzahnwurzel und -blätter
30 g Beifußkraut
20 g Nelkenwurzwurzel
10 g Kraut vom Johanniskraut

- 1 TL mit einer Tasse kochendem Wasser übergießen, 10 Minuten bedeckt ziehen lassen. 2–3 Tassen täglich trinken.

HINWEIS: Wegen des Beifuß bitte nicht in der Schwangerschaft trinken.

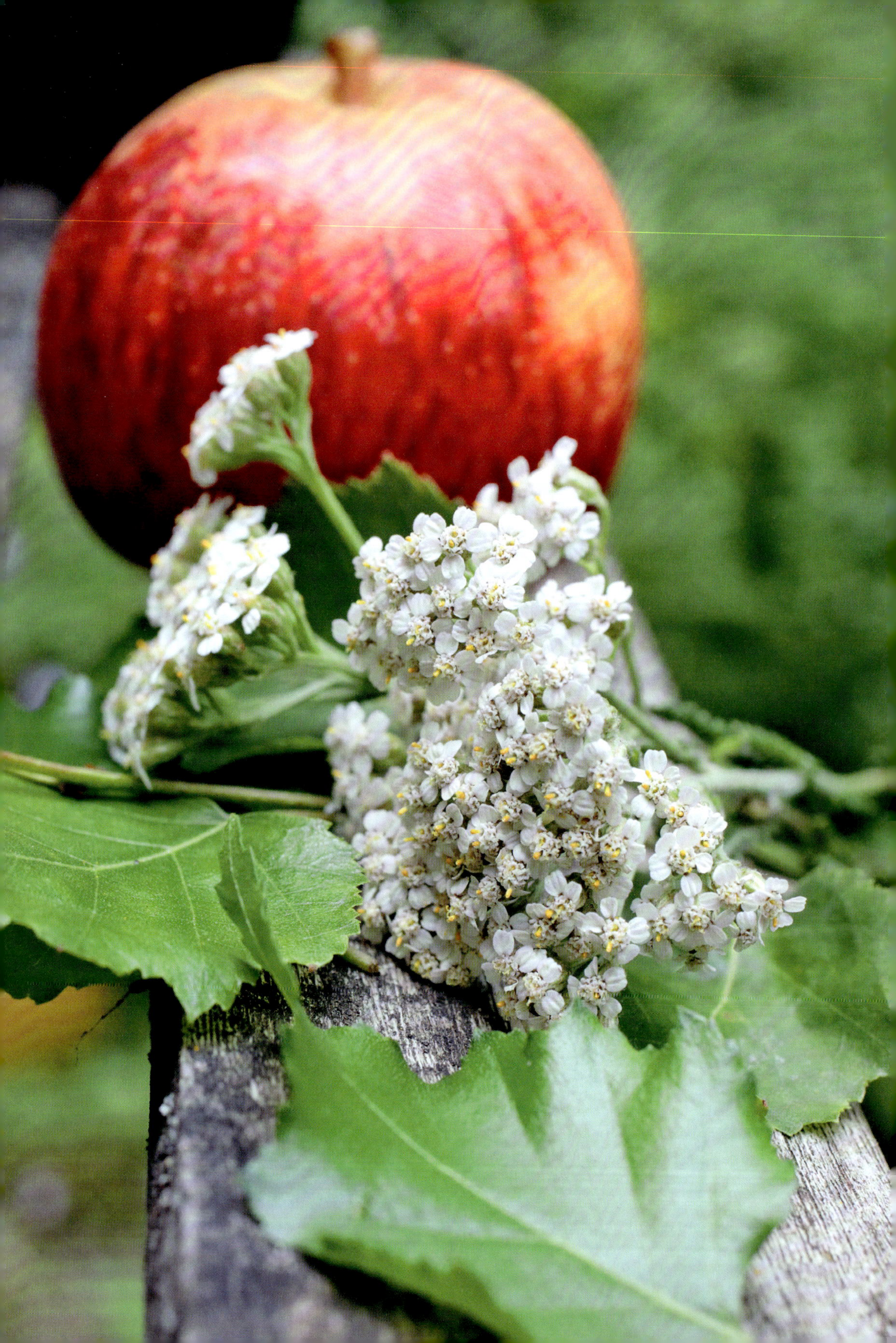

Im Team stark bei Übersäuerung: Zutaten für den Basentee.

BASENTEE

Bewegungsmangel, zu viel tierisches Eiweiß, Alkohol, Weißmehl und Zucker, aber auch Stress sind Faktoren, die zu einer Übersäuerung führen können. Die Zeichen dafür sind sehr unspezifisch und nicht immer eindeutig zuzuordnen.

Sollten diese auslösenden Gewohnheiten jedoch auch die Ihren sein und sie unter zunehmender Gelenksteifigkeit, Kopfschmerzen, Zellulitis oder allgemeiner frühzeitiger Faltenbildung neigen, sind dies schon mal deutliche Hinweise. Kommen dann erhöhte Harnsäurewerte im Blut und ein leichter Bluthochdruck dazu, verdichten sich die Hinweise.

In diesem Tee finden sich ausschließlich Heilpflanzen mit vielen Mineralien, die im Körper basisch wirken und Säuren puffern können. Außerdem unterstützen mineralienreiche Heilpflanzen die Nieren in der Ausscheidung von Säuren. Auch hier empfiehlt sich eine Kur über 4–6 Wochen. Achten Sie darauf, zusätzlich ausreichend zu trinken.

20 g Apfelschalen
10 g Birkenblätter
10 g Schafgarbenkraut
10 g Brennnesselblätter
10 g Queckenwurzel
10 g Ackerschachtelhalmkraut
10 g Löwenzahnwurzel und -blätter
10 g Petersilienkraut
10 g Gierschkraut

- 1 TL mit einer Tasse kochendem Wasser übergießen, 10 Minuten bedeckt ziehen lassen. 2–3 Tassen täglich trinken.

VARIANTE: Sie können bei dieser Teemischung alle Zutaten gemeinsam verwenden oder aber individuell auswählen.

RHEUMA-TEE

Früher waren rheumatische Erkrankungen typisch für arme Leute, die in feuchten und kalten Behausungen lebten, heute zählen sie zu den Volkskrankheiten.

Die Medizin unterscheidet rund 400 Erkrankungen, die zum sogenannten „rheumatischen Formenkreis" gezählt werden: Grob unterschieden werden verschleiß- oder altersbedingte degenerative Gelenkerkrankungen (Arthrose), stoffwechselbedingte Erkrankungen (Gicht), Erkrankungen der Weichteile (Fibromyalgie) und entzündlich-rheumatische Erkrankungen (Polyarthritis). Alle gehen sie mit mehr oder weniger starken Schmerzen und Bewegungseinschränkungen einher. Bei der Entstehung der Arthrose ist die Lebensführung maßgeblich beteiligt: Mangelnde Bewegung und falsche Ernährung mit der Folge von Übersäuerung beschleunigen den Knorpelabbau in den Gelenken.

Die Teemischung vereinigt entsäuernde und schmerzlindernde Heilpflanzen.

20 g Kraut vom Mutterkraut
20 g Weidenrinde
20 g Brennnesselblätter
10 g Birkenblätter
10 g Hagebuttenkerne
10 g Gierschkraut
10 g Günselkraut

- 1 TL mit einer Tasse kochendem Wasser übergießen, 10 Minuten bedeckt ziehen lassen. 2–3 Tassen täglich trinken.

VARIANTE: Statt Birkenblättern kann Ackerschachtelhalm verwendet werden; zur stärkeren Schmerzlinderung den Anteil an Weidenrinde verdoppeln, dafür Hagebuttenkerne und Günselkraut weglassen.

Haut

SCHÖNE-HAUT-TEE

Dieser Tee wirkt ganz allgemein entgiftend und stoffwechselanregend. Erfahrungsgemäß hat dies einen positiven Einfluss auf das Hautbild bei Akne.

30 g Holunderblüten
30 g Walnussblätter
20 g Brennnesselblätter
10 g Günselkraut
10 g Pfefferminzblätter

- 1 TL mit einer Tasse kochendem Wasser übergießen, 8 Minuten bedeckt ziehen lassen. 2–3 Tassen täglich trinken.

GESICHTS-DAMPFBAD BEI AKNE

Eine gute Gesichtspflege ist bei Akne das A und O. Dieses Dampfbad enthält entzündungshemmende und desinfizierende Heilpflanzen.

Die ätherischen Öle steigen mit dem Dampf auf und legen sich auf die Haut, wo sie ihre wohltuende Wirkung entfalten können.

40 g Kamillenblüten
40 g Thymiankraut
20 g Lavendelblüten

- 2 EL der Mischung mit 1 l heißem Wasser übergießen und 3-mal in der Woche 10 Minuten dampfbaden.

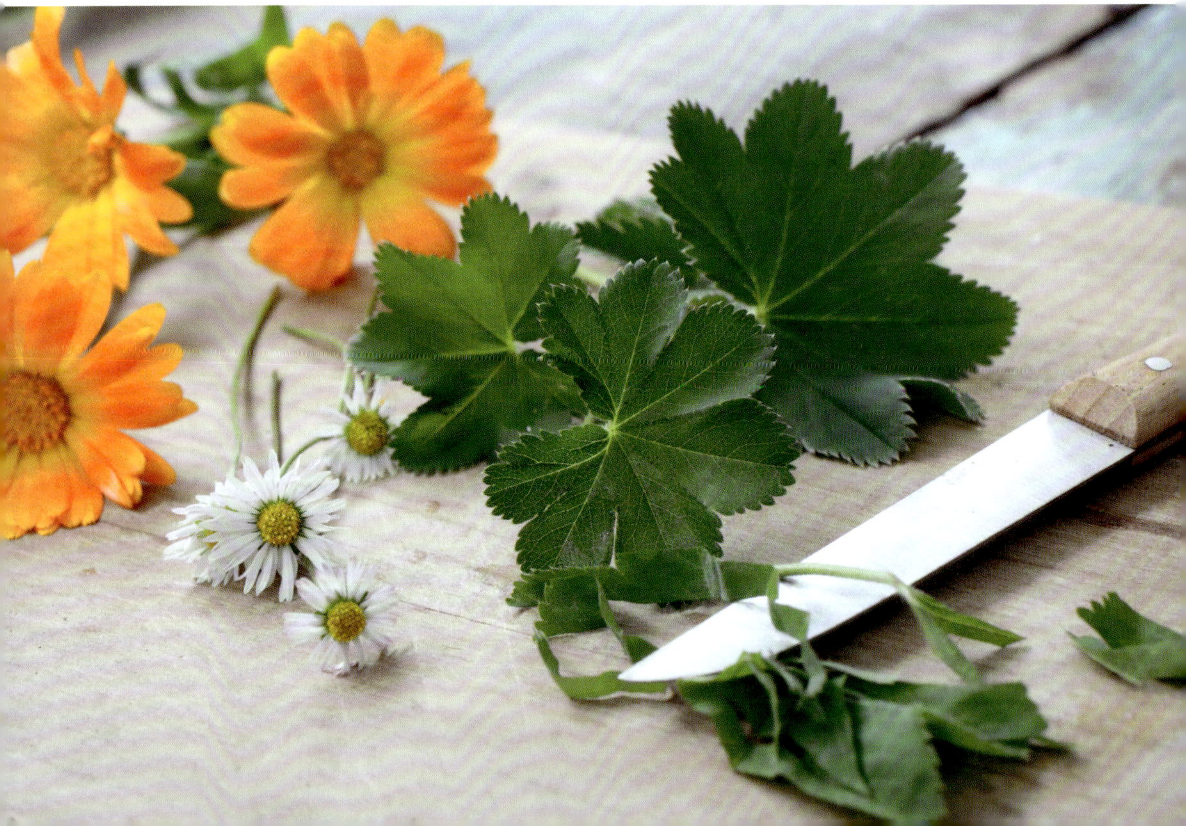

AKNE-WASCHUNGS-TEE

Bei dieser Mischung kommen zusätzlich zu Kamille und Thymian noch Gerbstoffdrogen mit ihrer entzündungshemmenden und antibakteriellen Wirkung zum Einsatz.

Sie haben eine zusammenziehende Wirkung auf die Haut und reduzieren die Talgproduktion. Allein eingesetzt würden sie tendenziell austrocknend wirken, in dieser Kombination jedoch nicht!

20 g Thymiankraut
20 g Kamillenblüten
20 g Walnussblätter
20 g Rosmarinblätter
20 g Gänseblümchenblüten und -blätter

- 1 EL der Mischung mit 500 ml heißem Wasser übergießen, 10 Minuten bedeckt ziehen lassen. Mit dem lauwarmen Tee 2-mal täglich das Gesicht waschen und vorsichtig abtupfen. Der Tee kann auch für Auflagen verwendet werden, das wirkt noch intensiver. Dann ein Tuch damit tränken und 2-mal täglich je 10 Minuten liegen lassen.

ANTI-PICKEL-TEE

Die Talgdrüsen werden in der Pubertät durch die vermehrte Bildung von Hormonen (Androgenen) in ihrer Tätigkeit angeregt. Ist eine Talgdrüse verstopft und kann sich nicht entleeren, bilden sich Mitesser.

Die eigentlichen Pickel entstehen schließlich durch Beteiligung von Bakterien, die zur Entzündung führen. Die Teemischung enthält sowohl hormonregulierende, als auch stoffwechselanregende Pflanzen. Machen Sie damit 2-mal jährlich eine 4- bis 6-wöchige Kur.

40 g Frauenmantelkraut
20 g Kraut vom Eisenkraut
20 g Queckenwurzel
10 g Gänseblümchenblüten und -blätter
10 g Ringelblumenblüten

- 1 TL mit einer Tasse kochendem Wasser übergießen, 8 Minuten bedeckt ziehen lassen. 2–3 Tassen täglich trinken.

Akne hat häufig hormonelle Ursachen.

EKZEMTEE FÜR KINDER

Kinder reagieren sehr viel schneller als Erwachsene über die Haut auf Belastungen. Kummer kann sich genauso auf der Haut zeigen wie die Auswirkungen von Lebensmitteln, die nicht vertragen werden.

Häufig liegt die Anfälligkeit für Ekzeme in der Familie. Diese wohlschmeckende Teemischung hilft, das Gleichgewicht der Haut von innen wiederherzustellen.

20 g Queckenwurzel
20 g Brennnesselblätter
20 g Walnussblätter
10 g Gänseblümchenblüten
10 g Ringelblumenblüten
10 g Lavendelblüten
10 g Kamillenblüten

- 1 TL mit einer Tasse kochendem Wasser übergießen, 8 Minuten bedeckt ziehen lassen. 2–3 Tassen täglich trinken.

KINDER-WASCHUNGSTEE

Die Kinderhaut ist besonders empfindlich, daher braucht es für diese Mischung entzündungs- und juckreizlindernde Heilpflanzen mit Gerbstoffen und ätherischen Ölen, die sanft aber zuverlässig wirken.

40 g Walnussblätter
40 g Storchschnabelkraut
20 g Kamillenblüten

- 1 EL der Mischung mit 500 ml heißem Wasser übergießen, 10 Minuten bedeckt ziehen lassen. Mit dem lauwarmen Tee 2-mal täglich die Haut waschen und vorsichtig trockentupfen. Der Tee kann auch für Auflagen verwendet werden, das wirkt noch intensiver. Dann ein Tuch damit tränken und 2-mal täglich je 10 Minuten liegen lassen.

VARIANTE: Statt Kamillenblüten kann auch Ringelblume oder Lavendel verwendet werden.

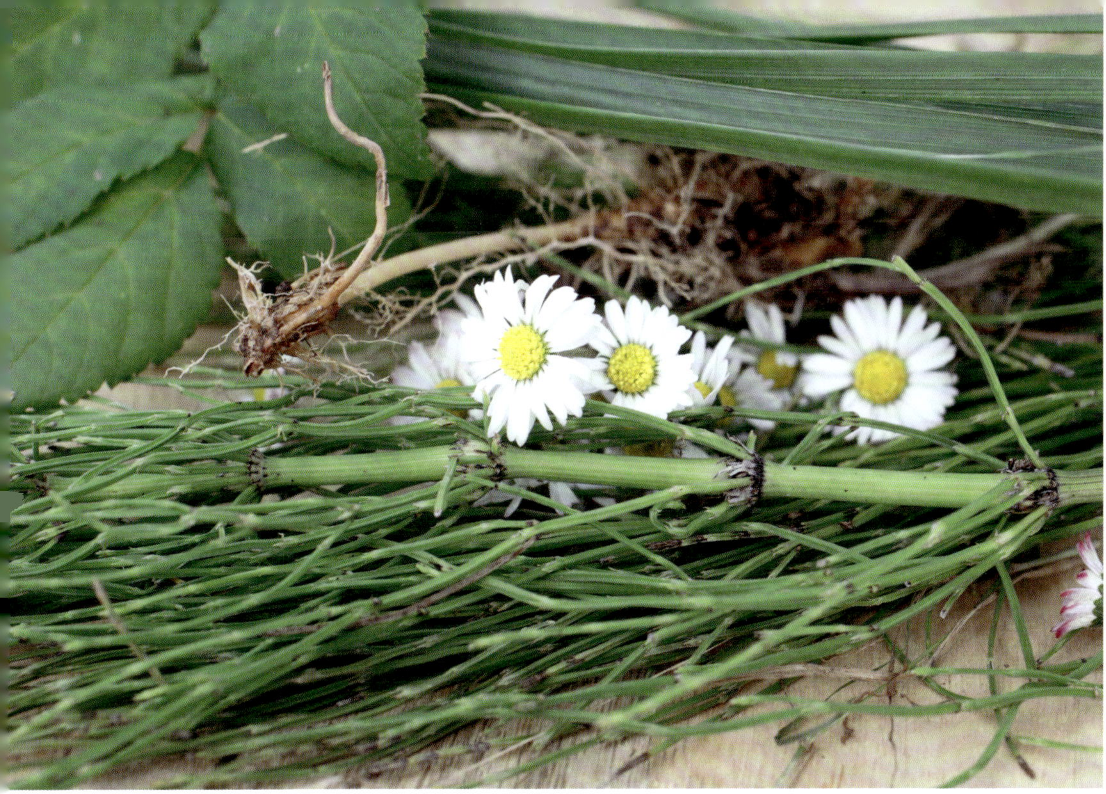

Durch entgiftende Kräuter wird die Haut entlastet.

HAUT-TEE

Ekzeme sind der Sammelbegriff für sehr vielgestaltige entzündliche Hautveränderungen, die meist mit Juckreiz einhergehen. Sie können nässen, besonders im akuten Stadium, oder trocken sein, was eher bei chronischen Ekzemen vorkommt.

Als Ursachen kommen in Frage: individuelle Disposition, allergische Reaktion auf Allergene oder Giftstoffe (Reinigungsmittel, Kosmetika, Farbstoffe, Metalle u. Ä.), Umwelteinflüsse oder seelische Belastungen. Die Teemischung unterstützt Entgiftungsprozesse.

30 g Queckenwurzel
30 g Ackerschachtelhalmkraut
20 g Gierschkraut
10 g Gundermannkraut
10 g Gänseblümchenblüten und -blätter

- 1 TL mit einer Tasse kochendem Wasser übergießen, 15 Minuten bedeckt ziehen lassen. 2–3 Tassen täglich trinken.

EKZEMTEE FÜR ERWACHSENE

Die Haut ist unser größtes Ausscheidungsorgan. Auf ihr zeigen sich häufig innere Prozesse, z. B. Übersäuerung und Verschlackung. Mit diesem Tee werden die anderen Ausscheidungsorgane unterstützt. Die Beta-Carotine und Flavonoide der Ringelblume schützen die Haut und fördern Heilungsprozesse.

30 g Walnussblätter
20 g Löwenzahnwurzel und -blätter
20 g Petersilienkraut
20 g Storchschnabelkraut
10 g Ringelblumenblüten

- 1 TL mit einer Tasse kochendem Wasser übergießen, 15 Minuten bedeckt ziehen lassen. 2–3 Tassen täglich trinken.

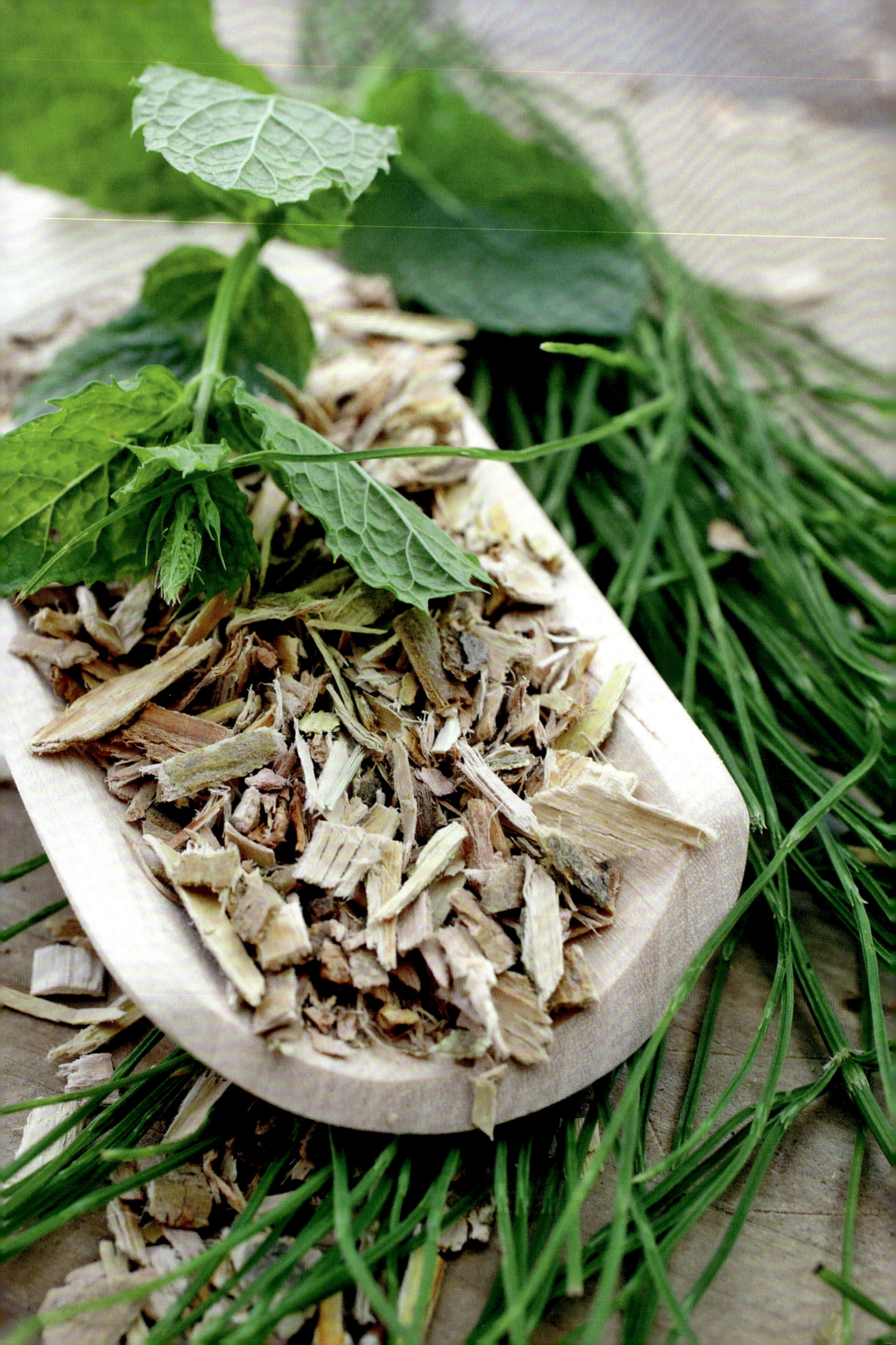

WASCHUNGSTEE FÜR EIN TROCKENES EKZEM

Chronische Ekzeme sind in der Regel sehr trocken und neigen zu Rissen. In der lokalen Behandlung werden eher fette Salben als Cremes eingesetzt und eine gute Hautpflege ist das A und O.

Richtig lästig kann der Juckreiz werden, der sich häufig kaum kontrollieren lässt. Der Tee bietet eine runde Mischung von wohltuenden Heilpflanzen: Die Salicinverbindungen der Weide machen die trockene Haut weicher, Ackerschachtelhalm, Gänseblümchen und Ringelblume stärken den Hautstoffwechsel und damit die Regeneration, außerdem nehmen sie die Entzündung. Pfefferminze wirkt angenehm kühlend und juckreizlindernd.

40 g Pfefferminzblätter
20 g Ackerschachtelhalmkraut
20 g Weidenrinde
10 g Gänseblümchenblüten und -blätter
10 g Ringelblumenblüten

- 1 TL mit einer Tasse kochendem Wasser übergießen, 15 Minuten bedeckt ziehen lassen. Die Waschung wie rechts beschrieben durchführen.

VARIANTE: Statt Ackerschachtelhalm kann Gundermannkraut verwendet werden, es wirkt entzündungshemmend.

Gerbstoffe, Mineralien und ätherische Öle wirken juckreizlindernd.

WASCHUNGSTEE FÜR EIN NÄSSENDES EKZEM

Gerade beim akuten Neurodermitisschub kommt es immer wieder zu nässenden Ekzemen, die mit einem starken Juckreiz einhergehen. Hierbei kann es zu Infektionen kommen, bei Kindern ist dies die häufigste Komplikation.

Denn mit dem Kratzen kommen Keime in die feuchte, offene Haut und lösen Entzündungen aus. Der Tee mit den gerbstoffhaltigen Pflanzen wirkt austrocknend, antibakteriell und juckreizlindernd. Das ätherische Öl in Thymian und Salbei wirkt stark desinfizierend.

25 g Storchschnabelkraut
25 g Walnussblätter
25 g Thymiankraut
25 g Salbeiblätter

- 1 TL mit einer Tasse kochendem Wasser übergießen, 15 Minuten bedeckt ziehen lassen.

WASCHUNG UND AUFLAGE

Bei der **Waschung** wird mit dem (immer frisch zubereiteten!) Tee mehrmals täglich ein dünner Waschlappen oder ein Baumwolltuch getränkt und vorsichtig das betroffene Hautareal abgewaschen. Danach möglichst an der Luft trocknen lassen oder trockentupfen.

Intensiver als die Waschung ist eine **Auflage**. Hier wird ein mehrlagiges Baumwolltuch (z. B. ein 2-mal gefaltetes Geschirrtuch) mit Tee getränkt, ausgewrungen und aufgelegt. Auf das „Wirkstofftuch" ein weiteres Baumwolltuch legen und ca. 20 Minuten liegen lassen. Wenn das Tuch sich erwärmt, ruhig früher wechseln, aber insgesamt die Dauer einhalten. Je nach Beschwerden auch mehrmals täglich durchführen.

Die Haut zu entlasten ist wichtig bei Neurodermitis.

NEURODERMITIS-TEE

Im Unterschied zu anderen chronischen Ekzemen liegt bei der Neurodermitis ein weitaus komplexeres Geschehen vor: Die Erkrankung gehört zusammen mit Allergien, Heuschnupfen und dem allergischen Asthma zum sogenannten „atopischen Formenkreis“. Gemeinsam haben diese Erkrankungen, die auch gern mal miteinander auftreten, eine Beteiligung des Immunsystems. Das steht quasi unter Dauerstress und entsprechend umfangreich und komplex ist die Behandlung.

Die Neurodermitis tritt häufig schon im Säuglingsalter auf, „verwächst“ sich dann in der Pubertät, um evtl. im Erwachsenenalter wieder aufzutauchen. Meist gibt es eine genetische Disposition, d. h. ein oder beide Elternteile sind ebenfalls von einer Atopie betroffen. Die Erkrankung verläuft schubweise und ein solcher Schub ist durch ein entzündliches, meist nässendes und immer stark juckendes Ekzem gekennzeichnet.

Nicht nur die Reduzierung von stressauslösenden Faktoren, sondern auch die Anregung der Ausscheidungsorgane Leber und Nieren ist in der Behandlung der Neurodermitis wichtig. Der Tee berücksichtig diese Aspekte und ist nicht nur in der Zeit eines Neurodermitisschubs empfehlenswert, sondern als 4- bis 6-wöchige Teekur 2-mal im Jahr.

20 g Gänseblümchenblüten und -blätter
20 g Löwenzahnwurzel und -blätter
20 g Walnussblätter
20 g Melissenblätter
10 g Petersilienkraut
10 g Ringelblumenblüten

- 1 TL mit einer Tasse kochendem Wasser übergießen, 7 Minuten bedeckt ziehen lassen. 2–3 Tassen taglich.

VARIANTE: Walnussblätter können durch Storchschnabelkraut ausgetauscht werden und Melisse durch Lavendel. Vom Lavendel aber nur 10 g nehmen, sonst schmeckt der Tee zu „seifig“. Den Gänseblümchen-Anteil dann um 10 g erhöhen.

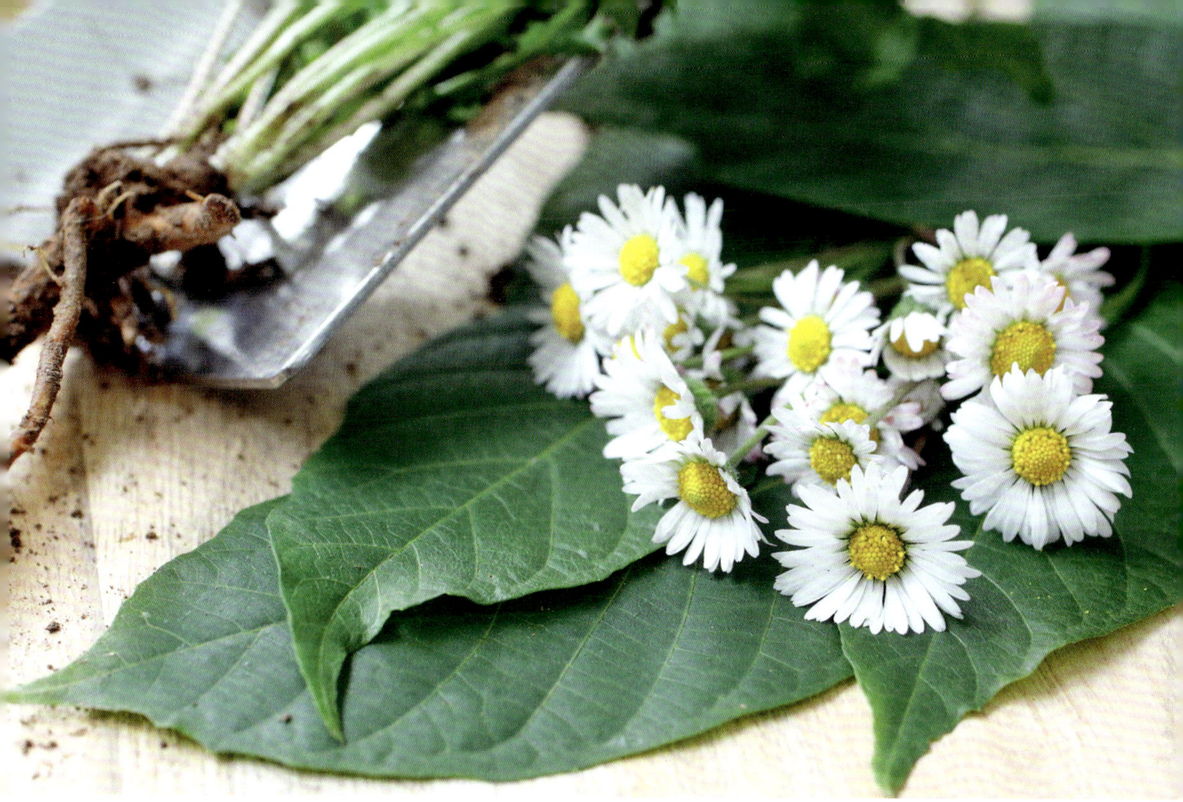

FUSSPILZTEE

Pilze lieben es warm und feucht – und genau diese Atmosphäre findet sich zwischen unseren Zehen. Stundenlang im festen Schuhwerk eingepresst, womöglich noch in Synthetik-Socken, da haben Pilze beste Bedingungen zur Vermehrung.

Hier hilft nicht nur Luft an die Füße zu lassen, sondern das Austrocknen des Pilzsumpfes mit Hilfe der Gerbstoffe!

50 g Thymiankraut
20 g Nelkenwurzwurzel
15 g Storchschnabelkraut
15 g Walnussblätter

- 4 EL der Mischung mit 1 l kochendem Wasser übergießen, 15 Minuten bedeckt ziehen lassen. 1- bis 2-mal täglich die Füße 15 Minuten im lauwarmen Tee baden.

VARIANTE: Sollten keine Walnussblätter zur Verfügung stehen, kann der Anteil an Storchschnabelkraut verdoppelt werden.

HAUTPILZTEE

Hautpilzerkrankungen haben leichtes Spiel, wenn das Milieu passt: Enge synthetische Kleidung, starkes Schwitzen, übertriebene Körperpflege oder auch chronische Hauterkrankungen führen zu Veränderungen des Säureschutzmantels der Haut.

Der braune Farbstoff der Walnussblätter, das Juglon, wirkt gegen Dermatophyten, die wichtigsten Auslöser für Hautpilz. Ebendas tun auch die ätherischen Öle in Salbei, Thymian und Rosmarin. Die Gerbstoffe in Salbei und Walnuss verhindern durch ihre zusammenziehende Wirkung, dass Pilze es allzu kuschelig auf der Haut finden.

40 g Walnussblätter
20 g Salbeiblätter
20 g Thymiankraut
20 g Storchschnabelkraut

- 4 EL mit 1 l kochendem Wasser übergießen, 15 Minuten bedeckt ziehen lassen. Morgens und abends die Haut mit dem Tee abwaschen. An der Luft trocknen lassen.

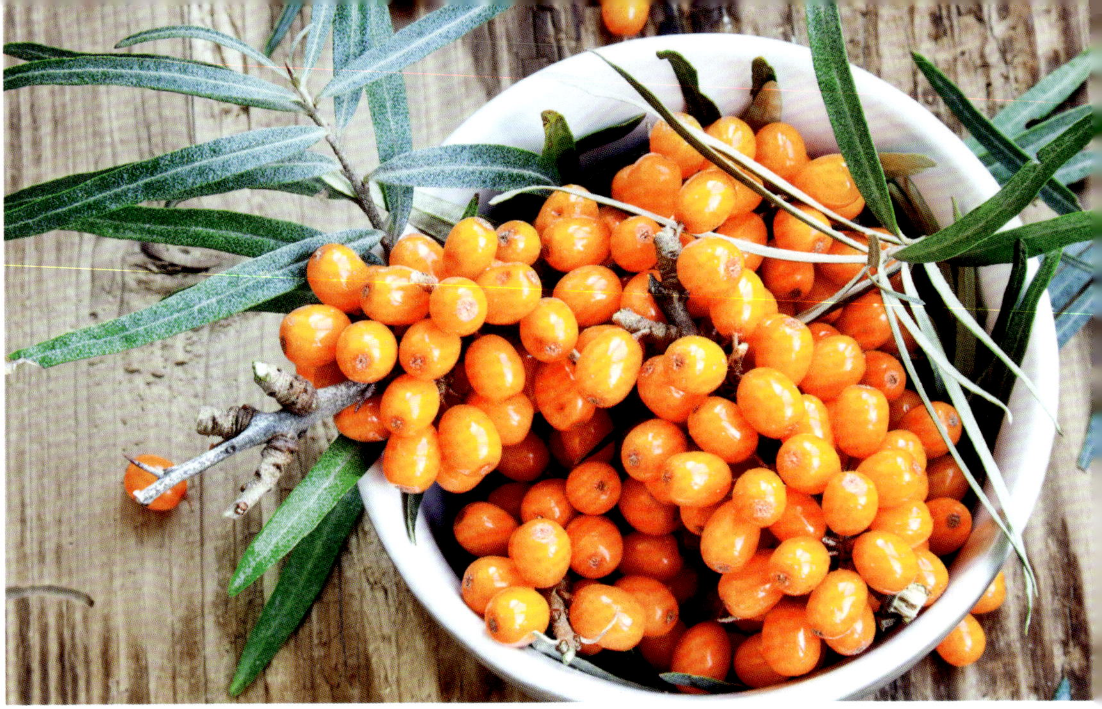

SAHNIGER SONNENBRAND-TEE

Wir alle wissen, dass unsere Haut nichts vergisst. Jeder Sonnenbrand führt zu Hautschäden und trotzdem passiert es immer wieder: die erste Frühjahrssonne, das Bad im Meer, schnell noch in der Sonne trocknen…

Kurzum: Sonnenbrand kommt vor. Die Haut zu pflegen und deren Reparaturmechanismen anzuregen, ist Ziel des Tees. Mit Ringelblume und Sanddorn enthält er Pflanzen mit hohem Carotingehalt. Diese unterstützen die Hautregeneration und wirken gleichzeitig schützend – sie sind allerdings nur fettlöslich. Deswegen kommt in den Tee eine ordentliche Portion flüssiger Sahne, die außerdem wie ein natürlicher Emulgator wirkt. Dieser Tee eignet sich für Auflagen. Je stärker die Verbrennung, desto häufiger sollte man das wiederholen.

40 g Sanddornbeeren
20 g Ringelblumenblüten
20 g Braunellenblüten
20 g Kamillenblüten

- 1 EL mit einer Tasse kochendem Wasser übergießen, 50 ml flüssige süße Sahne dazugeben und 10 Minuten bedeckt ziehen lassen. Zur Herstellung einer Auflage verwenden (siehe Waschungstee, Seite 129).

WAS IST EIGENTLICH EIN SONNENBRAND?

Bei einem Sonnenbrand handelt es sich um eine Verbrennung 1. bis 2. Grades. Verbrennungen 1. Grades sind gekennzeichnet durch eine schmerzhafte Rötung und Schwellung. Die Gewebeschädigung beschränkt sich hierbei auf die oberen Schichten der Epidermis. Verbrennungen 2. Grades reichen bis in die tiefen Schichten der Epidermis. Neben der entzündlichen Rötung entstehen Brandblasen und heftige Schmerzen. Es kommt zu einer narbenlosen Abheilung.

WAS TUN BEI SONNENBRAND?

Beim Sonnenbrand zuerst mit Wasser kühlen und danach mit Auflagen beginnen, sonst kommt es zum Hitzestau. Die Verbrennung kann auch mit abgekühltem Kamillen- oder Ringelblumentee mehrmals täglich satt abgetupft werden oder der Tee wird mittels einer Sprühflasche immer wieder aufgesprüht. Das kühlt und ist entzündungshemmend.

Vitamin A unterstützt die Selbstheilungskräfte der Haut.

WUNDHEILUNGS-TEE

Früher war es gang und gäbe, Wunden nicht nur äußerlich, sondern auch innerlich zu behandeln. Das bestätigt die Beobachtung, dass Menschen mit schweren Grunderkrankungen häufig eine stark verzögerte Wundheilung haben.

Ebenso beobachten wir dies bei Menschen mit Durchblutungsstörungen und generell bei alten Menschen. Auch wenn zahlreiche Heilpflanzen eine wundheilende Wirkung haben: Die Wundheilung gehört in die Hand von Fachleuten, da die Gefahr der Infektion bei unsachgemäßer Behandlung viel zu groß ist!

Dieser Tee ist für die innerliche Einnahme zur Unterstützung der Heilung chronischer Wunden, z. B. dem „offenen Bein" (Ulcus cruris), Dekubitus oder schlecht heilenden OP-Wunden gedacht und eignet sich generell zur Heilungsunterstützung bei Wunden, die mit antibiotikaresistenten Krankenhauskeimen besiedelt sind.

20 g Ackerschachtelhalmkraut
20 g Günselkraut
20 g Braunellenblüten
10 g Gundermannkraut
10 g Kamillenblüten
10 g Ringelblumenblüten
10 g Storchschnabelkraut

- 1 TL mit einer Tasse kochendem Wasser übergießen, 8 Minuten bedeckt ziehen lassen. 2–3 Tassen täglich trinken.

FOLGENDE WUNDEN SOLLTEN ÄRZTLICH UNTERSUCHT WERDEN

- stark blutende Wunden
- Platzwunden, die weit auseinanderklaffen oder im Kopf- und Gesichtsbereich liegen
- wenn sich kleine Splitter nicht aus der Wunde entfernen lassen
- wenn größere Teile oder Gegenstände in der Wunde festsitzen (nicht entfernen!)
- wenn es sich um eine Bisswunde von Mensch oder Tier handelt
- bei Unsicherheit
- wenn die Wunde nicht zuheilt, sondern sich entzündet (Merkmale: klopfende Schmerzen, bläuliches Aussehen, roter Strich, der von der Verletzung zum Herz zieht)

Herz und Kreislauf

KREISLAUF-SCHWUNG-TEE

Schläfrigkeit, Konzentrationsstörungen, Kopfweh, kalte Hände und Füße – die Symptome des niedrigen Blutdrucks sind Ihnen vielleicht auch nicht unbekannt.

Weißdorn und Rosmarin bewirken, dass unser Herz das Blut mit mehr Druck in die Gefäße pumpt. Die Aufmerksamkeit ist wiederhergestellt, Hände und Füße werden warm und das Schwarz-werden-vor-den-Augen verschwindet.

60 g Weißdornblätter und -blüten
20 g Rosmarinblätter
20 g Löwenzahnwurzel und -blätter

- 1 TL mit einer Tasse kochendem Wasser übergießen, 15 Minuten bedeckt ziehen lassen. Mehrmals täglich 1 Tasse trinken.

SCHWINDEL-TEE

Bewegung ist das wichtigste beim niedrigen Blutdruck, denn das bringt unser Blut in Wallung – und damit dorthin, wo es bei niedrigem Druck schlecht landet: in den Fingern, den Füßen und im Kopf.

Wenn das Gehirn nicht richtig mit Blut versorgt wird, wird uns schwindelig. Der Tee wirkt gegen diesen Schwindel, damit Sie sich ohne Gefahr bewegen können! Bitterstoffe regen nicht nur die Verdauung, sondern auch die Herztätigkeit an. In Schafgarbe und Beifuß sind sie enthalten.

40 g Weißdornblätter und -blüten
20 g Thymiankraut
20 g Schafgarbenkraut
20 g Beifußkraut

- 1 TL mit einer Tasse kochendem Wasser übergießen, 10 Minuten bedeckt ziehen lassen. Mehrmals täglich 1 Tasse trinken.

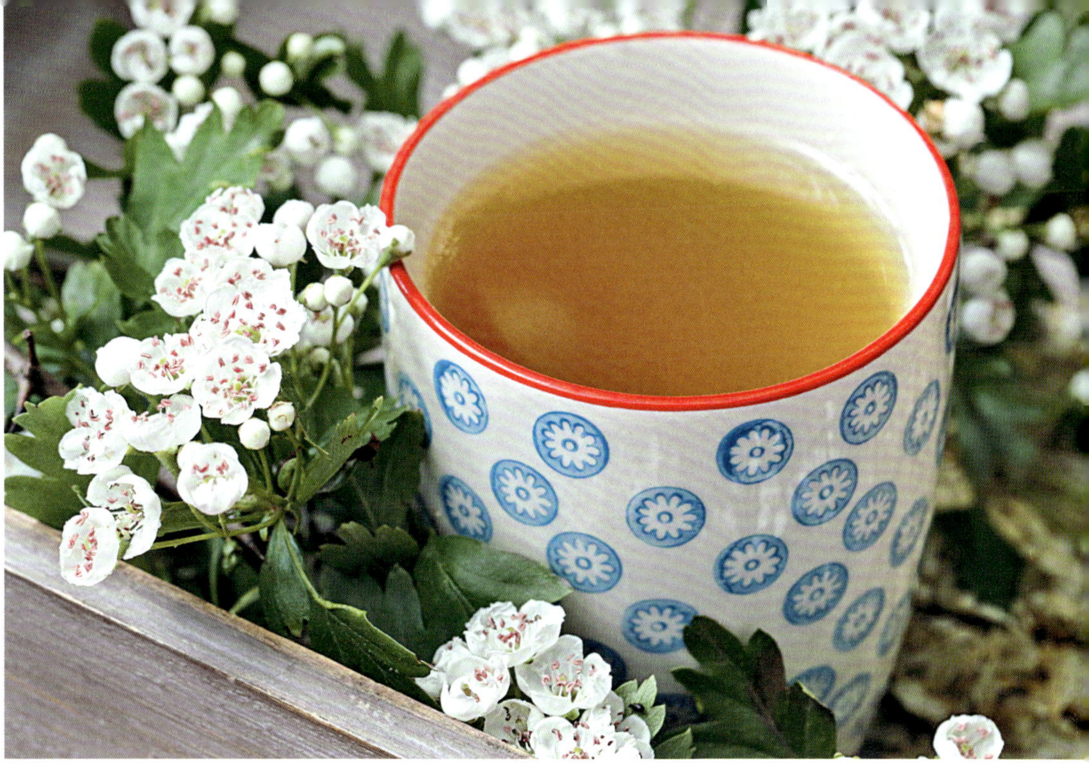

Weißdorn hilft bei allen Herz-Kreislauf-Beschwerden.

BLUTDRUCKSENKENDER TEE

Die mild blutdrucksenkende Wirkung der hier versammelten Heilkräuter passt gut beim leicht erhöhten Blutdruck, der noch nicht medikamentös behandelt werden muss.

Je nach Ursache erhöhen Sie den Anteil folgender Heilpflanzen in der Mischung: Bei Stress und hormoneller Ursache (z. B. Schilddrüsenüberfunktion, Wechseljahre) zusätzlich 10 g Melissenblätter, Storchschnabel weglassen; bei Bluthochdruck als Folge von Nierenerkrankungen Lavendel weglassen und Goldrutenanteil erhöhen.

30 g Weißdornblätter und -blüten
20 g Majoranblätter
15 g Hirtentäschelkraut
15 g Storchschnabelkraut
10 g Lavendelblüten
10 g Goldrutenkraut

- 1 TL mit einer Tasse kochendem Wasser übergießen, 10 Minuten bedeckt ziehen lassen. 3 Tassen täglich über 4–6 Wochen trinken.

VARIANTE: Statt der Goldrute können auch Birkenblätter verwendet werden.

VORSICHT BEI HOHEM BLUTDRUCK

Ein erhöhter Blutdruck kann vor allem langfristig zu Folgeschäden führen und stellt das höchste Risiko für einen Herzinfarkt oder Schlaganfall dar. Für einen erhöhten Blutdruck kann es zahlreiche Gründe geben, die unbedingt ärztlich abgeklärt werden müssen. Zur Selbstbehandlung eignen sich leicht erhöhte Blutdruckwerte mit einem gemessenen Wert von unter 140/90 mmHg. Dies ist auch der Bereich, in dem realistisch eine Blutdrucksenkung mit Heilpflanzen erzielt werden kann.

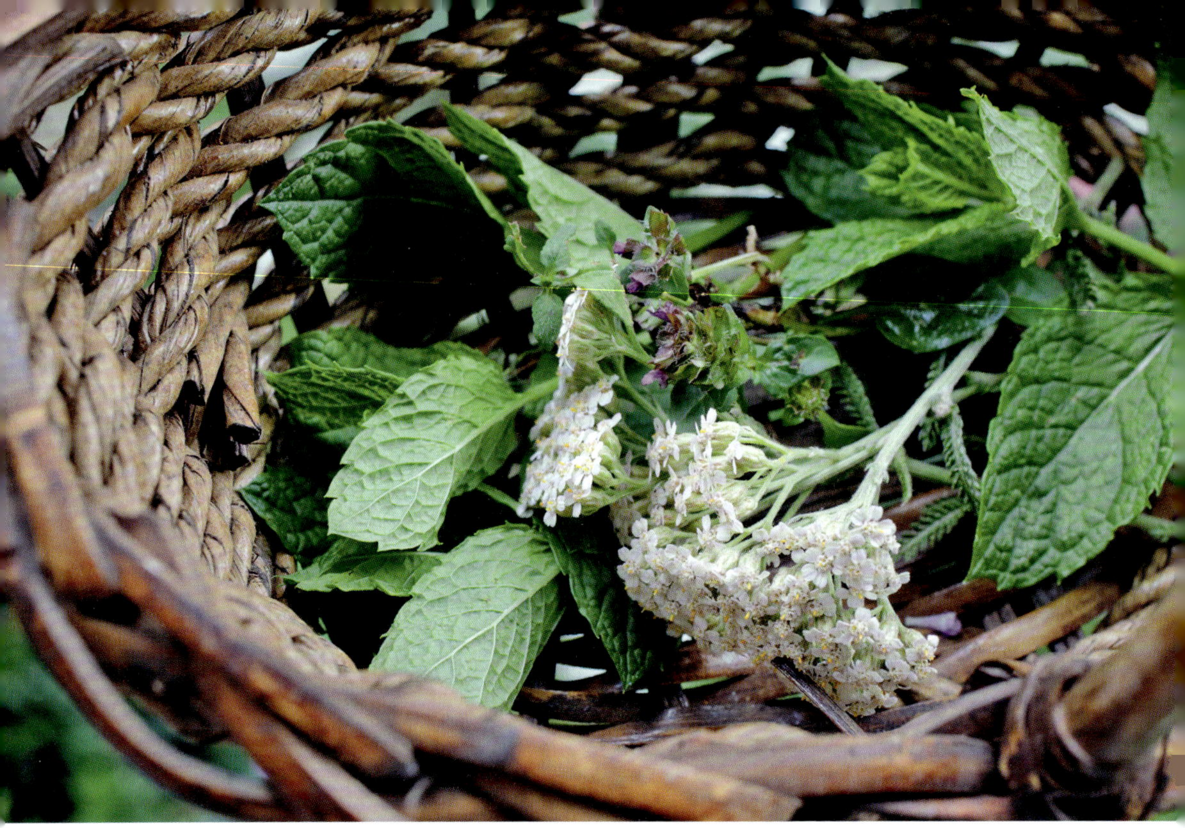

Durch vermehrten Gallenfluss werden Blutfettwerte gesenkt.

BLUTFETTSENKENDER TEE

Heilpflanzen können die Fettverdauung anregen und damit erhöhte Blutfettwerte senken, sie können aber auch das eigentlich gesunde und lebensnotwendige Cholesterin vor der Oxidation schützen, denn erst dann wird dies schädlich. Das tun vor allem unsere Gewürzpflanzen und Bitterstoffe. Essen Sie also würzig, bitter, scharf und bunt, denn auch die Pflanzenfarbstoffe in Obst und Gemüse haben antioxidative Wirkungen!

20 g Pfefferminzblätter
20 g Braunellenblüten
20 g Löwenzahnwurzel und -blätter
10 g Schafgarbenkraut
10 g Beifußkraut
10 g Kraut vom Bohnenkraut
10 g Dostkraut

- 1 TL mit einer Tasse kochendem Wasser übergießen, 10 Minuten bedeckt ziehen lassen. 3 Tassen täglich über 4–6 Wochen trinken.

VARIANTE: Statt Bohnenkraut oder Dost kann auch Salbei verwendet werden.

RISIKOFAKTOR CHOLESTERIN

Erhöhte Blutfettwerte können verschiedene Ursachen haben. Sind die Triglyzeride im Blut erhöht, dann hat das normalerweise mit der Ernährung und ggf. auch mit Übergewicht zu tun. Fette und zuckerhaltige Lebensmittel lassen den Wert ansteigen. Für einen erhöhten Cholesterinspiegel im Blut gibt es zahlreiche Ursachen, die von einem Gendefekt über Medikamentennebenwirkung bis zu Stress gehen. Hier gilt es, nach der Ursache zu forschen, da „ranziges" (oxidiertes) Cholesterin zu Arteriosklerose führen kann. Gemeinsam mit Bluthochdruck stellt dies das größte Risiko für Herzinfarkt und Schlaganfall dar.

HERZSTÄRKENDER TEE

Unser Herz braucht manchmal Unterstützung. Das merken wir besonders im Alter, wenn wir beim Treppensteigen leichter in's Schnaufen kommen oder das Wandern uns kurzatmig werden lässt.

Kein Wunder, denn wie alle Organe unterliegt es den ganz natürlichen Alterungsprozessen. Wussten Sie, dass es täglich ca. 100 000 Mal schlägt und dabei ein Blutvolumen von ca. 9 t durch den Körper bewegt?

50 g Weißdornblätter und -blüten
30 g Rosmarinblätter
20 g Schafgarbenkraut

- 1 TL mit einer Tasse kochendem Wasser übergießen, 15 Minuten bedeckt ziehen lassen. 3 Tassen täglich über 4–6 Wochen trinken.

VARIANTE: Statt Bohnenkraut oder Dost kann auch Salbei verwendet werden.

HERZENSSACHE-TEE

Das Herz ist zentraler Taktgeber in unserem Herz-Kreislauf-System, es ist geprägt durch einen ausgeglichenen Wechsel von Ruhe und Bewegung.

Ausgerichtet auf alle Organe und den gesamten Organismus führt das Herz allen Regionen des Körpers das Blut und mit ihm Sauerstoff und Nährstoffe zu und transportiert Stoffwechselendprodukte ab.

Es zu pflegen und zu hegen ist wichtig, das tut der Weißdorn perfekt, indem er die Herzarbeit „ökonomisiert“. Bitterstoffe verbessern die Durchblutung des Herzmuskels, das Kalium im Löwenzahn wirkt rhythmusausgleichend und die Melisse lässt das Herz lachen (sagt Hildegard von Bingen).

50 g Weißdornblätter und -blüten
30 g Löwenzahnwurzel und -blätter
20 g Melissenblätter

- 1 TL mit einer Tasse kochendem Wasser übergießen, 15 Minuten bedeckt ziehen lassen. 3 Tassen täglich über 4–6 Wochen trinken.

HERZSCHMERZ-TEE

Wussten Sie, dass unser Herz nicht nur eine mechanische Pumpe, sondern ein wahrnehmendes Organ ist? Im Herzen gibt es ein komplexes Nervensystem, das aus mindestens 40 000 Nervenzellen besteht.

Signale, die das Herz an das Gehirn schickt, beeinflussen viele Funktionen der Amygdala, der Großhirnrinde und des Thalamus, den sowohl emotionalen als auch kognitiven Funktionsbereichen des Gehirns. Der Tee wirkt stärkend für das Herz und hilft, wenn uns Erschöpfung und Niedergeschlagenheit zu Herzen gehen.

40 g Weißdornblätter und -blüten
30 g Kraut vom Johanniskraut
20 g Basilikumblätter
10 g Zitronenverbenenblätter

- 1 TL mit einer Tasse kochendem Wasser übergießen, 15 Minuten bedeckt ziehen lassen. Mehrmals täglich 1 Tasse trinken, gerne mit Honig gesüßt.

VARIANTE: Statt Basilikum kann auch Günselkraut verwendet werden.

NERVÖSES-HERZ-TEE

Bei Stress oder in hormonellen Umbruchzeiten, z. B. in der Pubertät oder den Wechseljahren, gerät unser Herz gerne mal aus dem Takt. Die Teemischung hilft, herzmäßig runterzufahren, und schmeckt wunderbar harmonisch.

40 g Weißdornblätter und -blüten
20 g Melissenblätter
20 g Kraut vom Eisenkraut
10 g Günselkraut
10 g Lavendelblüten

- 1 TL mit einer Tasse kochendem Wasser übergießen, 15 Minuten bedeckt ziehen lassen. Mehrmals täglich 1 Tasse trinken, gerne mit Honig gesüßt.

VARIANTE: Melisse oder Lavendel können auch durch die entspannende Kamille ersetzt werden.

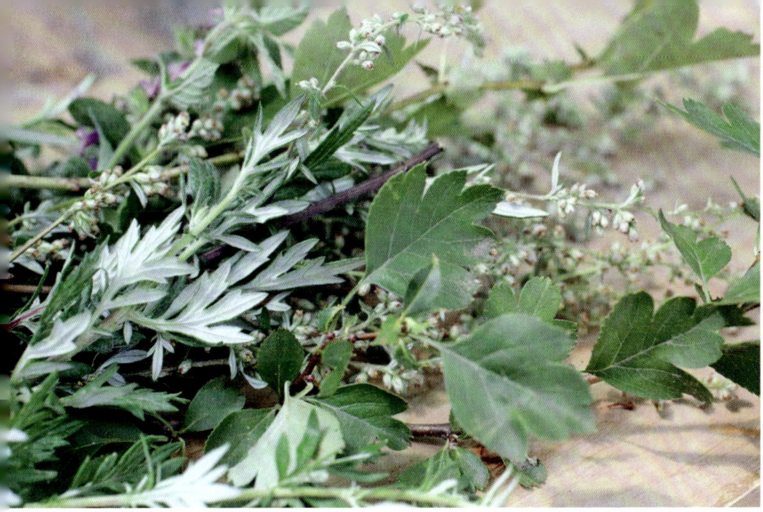

Bitterstoffe wirken herzstärkend.

DURCHBLUTUNGS-TEE

Das Herz gibt den Rhythmus vor, in dem das Blut im Körper verteilt wird. Unterstützt wird es in diesem Tee durch Weißdorn, Braunelle, die die Gefäße schützt, sowie Rosmarin und Beifuß, die durch ihre blutfettsenkende Wirkung das Risiko der Arterienverkalkung mindern.

40 g Weißdornblätter und -blüten
30 g Braunellenblüten
20 g Rosmarinblätter
10 g Beifußkraut

- 1 TL mit einer Tasse kochendem Wasser übergießen, 15 Minuten bedeckt ziehen lassen. 3 Tassen täglich über 4–6 Wochen trinken.

BINDEGEWEBE UND KAPILLAREN (HAARGEFÄSSE) GESUND ERHALTEN

Würden wir alle Gefäße aneinanderlegen, kämen wir auf eine Länge von rund 100 000 km, das heißt, sie würden zweieinhalb Mal um die Erde reichen! Über 70 % davon bestehen aus ganz feinen Haargefäßen, den sogenannten Kapillaren. Mit bloßem Auge sind sie nicht zu sehen, haben aber wichtige Aufgaben, denn sie sind die letzte Station im Stoffaustausch mit unseren Zellen.

Damit der Transport von Nährstoffen zur Zelle gut funktioniert, ist es wichtig, dass unser Bindegewebe nicht zu sehr verschlackt ist, denn die Nährstoffe müssen von der Kapillare durch das Bindegewebe zur Zelle – und Abfallstoffe aus der Zelle durch das Bindegewebe in die Kapillare gelangen. Dieser Teil des Bindegewebes wird übrigens Matrix oder Pischinger Raum genannt und ist der Ort, an dem die Feinabstimmung unserer körperlichen Vorgänge stattfindet und nicht nur Nährstoffe, sondern auch Informationen weitergegeben werden. Ist die Matrix überlastet mit Säuren und Stoffwechselendprodukten, funktioniert auch die Durchblutung der Haargefäße nicht richtig, die Mikrozirkulation ist gestört. Regelmäßige Frühjahrs- und Entschlackungskuren halten nicht nur unsere Blutgefäße gesund, sondern tragen auch zu einer besseren Nährstoffversorgung bei!

GEDÄCHTNIS-TEE

Vom Rosmarin heißt es schon in mittelalterlichen Büchern, dass er das Gedächtnis stärkt, also darf er in dieser Mischung nicht fehlen.

Er lässt das Herz kräftiger schlagen, so gelangt das Blut auch in den Kopf – gar nicht so leicht gegen die Schwerkraft! Unterstützt vom Weißdorn und den Bitterstoffen der Schafgarbe, die ebenfalls durchblutungsfördernd sind, ist der Tee vor allem in der kurmäßigen Anwendung über 4–6 Wochen wirksam.

50 g Rosmarinblätter
30 g Weißdornblätter und -blüten
20 g Schafgarbenkraut

- 1 TL mit einer Tasse kochendem Wasser übergießen, 8 Minuten bedeckt ziehen lassen. 3 Tassen täglich über 4–6 Wochen trinken.

GEISTESBLITZ-TEE

Wenn man müde und überdreht ist und trotzdem noch weiter am Schreibtisch hocken muss, oder wenn sich die zähe Besprechung noch hinzieht, oder einfach als Begleiter für einen „Home-office-Tag" ist dieser aromatische Tee gedacht.

30 g Pfefferminzblätter
20 g Basilikumkraut
20 g Melissenblätter
10 g Günselkraut
10 g Braunellenblüten

- 1 TL mit einer Tasse kochendem Wasser übergießen, 8 Minuten bedeckt ziehen lassen. Mehrmals täglich 1 Tasse trinken.

VARIANTE: Fehlt Günsel oder Braunelle, dann wird vom jeweils vorhandenen die Menge verdoppelt.

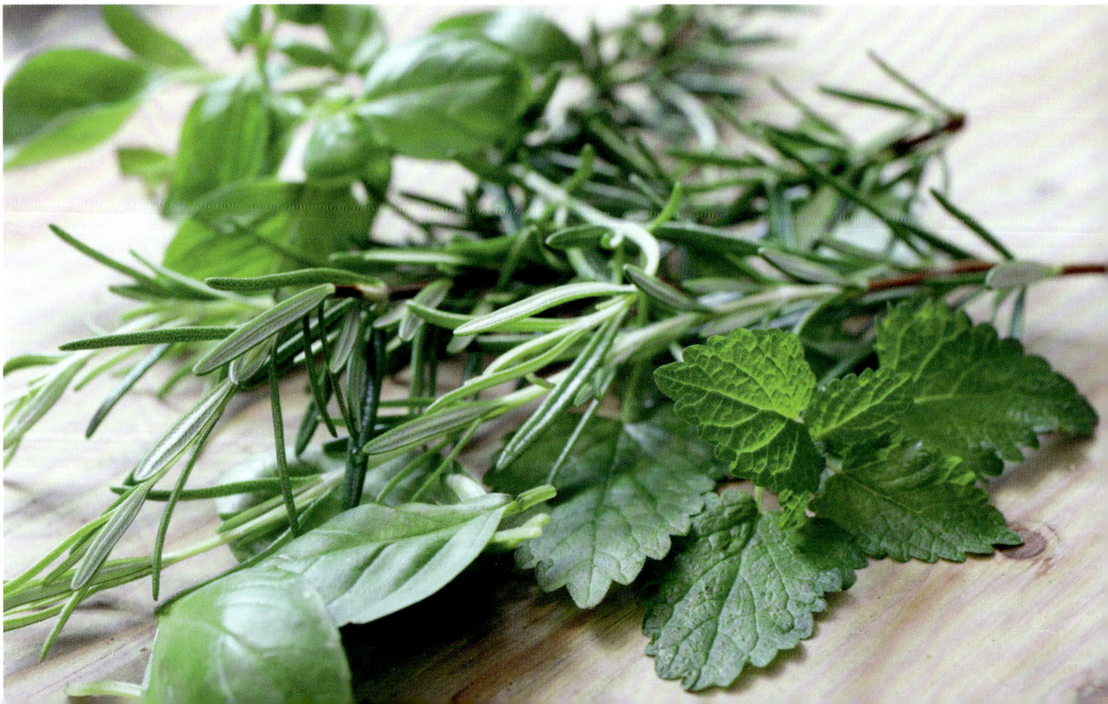

SCHWERE-BEINE-TEE

Diese Teemischung strotzt vor Kieselsäure zur Stabilisierung der Venenwände. Die Acker-Begleitkräuter verkörpern Mineralien in Pflanzenform.

Da besonders Kieselsäure schwer löslich ist, wird dieser Tee kurz aufgekocht. Damit ausreichend Mineralien aufgenommen werden, wird der Tee in größerer Menge und mehrere Wochen getrunken.

50 g Ackerschachtelhalmkraut
30 g Queckenwurzel
20 g Schafgarbenkraut

- 2 EL der Mischung mit 500 ml kaltem Wasser aufkochen und 20 Minuten bedeckt ziehen lassen. Diese Menge 2-mal täglich zubereiten und über mehrere Wochen trinken.

HILFT BEI VENENSCHWÄCHE: STÄRKUNG DES BINDEGEWEBES

Die Neigung zur Venenschwäche ist häufig vererbt und geht einher mit einem schwachen Bindegewebe. Regelmäßige Bewegung und Wechselduschen regt die Kontraktion der Venen an. Das ist wichtig, denn die Venenwände haben so wenig Spannung, dass die Venenklappen nicht richtig schließen. Normalerweise funktionieren sie wie ein Ventil und schließen sich, wenn das Blut mit dem Herzschlag rhythmisch gegen die Schwerkraft gepumpt wird. Funktioniert das nicht, dann rutscht das Blut wieder nach unten und staut sich. Stauungen in kleinen Gefäßen sind als Besenreißer, wenn größere Gefäße gestaut sind, als Krampfadern sichtbar.

Zur Stärkung des Bindegewebes empfehle ich, regelmäßig Frühjahrs- oder Entschlackungskuren durchzuführen. Säuren, die im Bindegewebe eingelagert sind, lassen elastische Fasern labbrig werden und der Gefäßtonus nimmt ab. Werden sie ausgeschieden, dann vermindert dies die Neigung zu Krampfadern langfristig. Aber man muss dranbleiben!

Diese Mischung bringt die Gedanken in Fluss.

Farben trinken

CHLOROPHYLL-DRÖHNUNG

Chlorophyll ist unerlässlich für die Photosynthese – so weit, so gut. Weniger bekannt sind die Heilwirkungen des grünen Farbstoffs der Pflanzen: Chlorophyll verbessert die Zellatmung, regt die Blutbildung an und unterstützt die Aufnahme von Eisen und Vitamin C aus der Nahrung.

40 g Brennnesselblätter
20 g Gundermannkraut
20 g Birkenblätter
20 g Günselkraut

- 1 TL mit einer Tasse kochendem Wasser übergießen, 8 Minuten bedeckt ziehen lassen. 2–3 Tassen täglich trinken.

GRÜNKRAFT-TEE

Dieser sattgrüne Tee verbindet drei Kräuter, die typisch für die Klostermedizin der Hildegard von Bingen sind und die kräftigend wirken: Brennnessel als allgemein stärkende Grünkraft-Pflanze, Melisse für das Nervenkostüm und Petersilie für das Herz.

40 g Brennnesselblätter
30 g Melissenblätter
30 g Petersilienkraut

- 1 TL mit einer Tasse kochendem Wasser übergießen, 8 Minuten bedeckt ziehen lassen. 2–3 Tassen täglich trinken.

CHLOROPHYLL BINDET SCHWERMETALLE

Um zu verstehen, warum chlorophyllreiche Pflanzen zur Ausleitung von Schwermetallen eingesetzt werden, ist ein wenig Chemie notwendig: Chlorophylle sind Molekularstrukturen, die man Chelat-Komplexe nennt. Sie bestehen aus einem Porphyrin-Ring mit Magnesium als Zentralion. Magnesium kann gegen andere, schwerere Metalle ausgetauscht werden. Chlorophyllreiche Pflanzen werden daher als sogenannte **Chelate** bei Schwermetallvergiftungen (Bismut, Blei, Zink, Zinn, Nickel, Cadmium, Quecksilber, Chrom) eingesetzt. Dieser Tee dient natürlich nur der Vorbeugung und der sinnvollen Alltagsbegleitung. Echte Schwermetallentgiftungen gehören in die Hand erfahrener Umweltmediziner.

Das Multitalent Brennnessel sorgt für geballte Chlorophyll-Power.

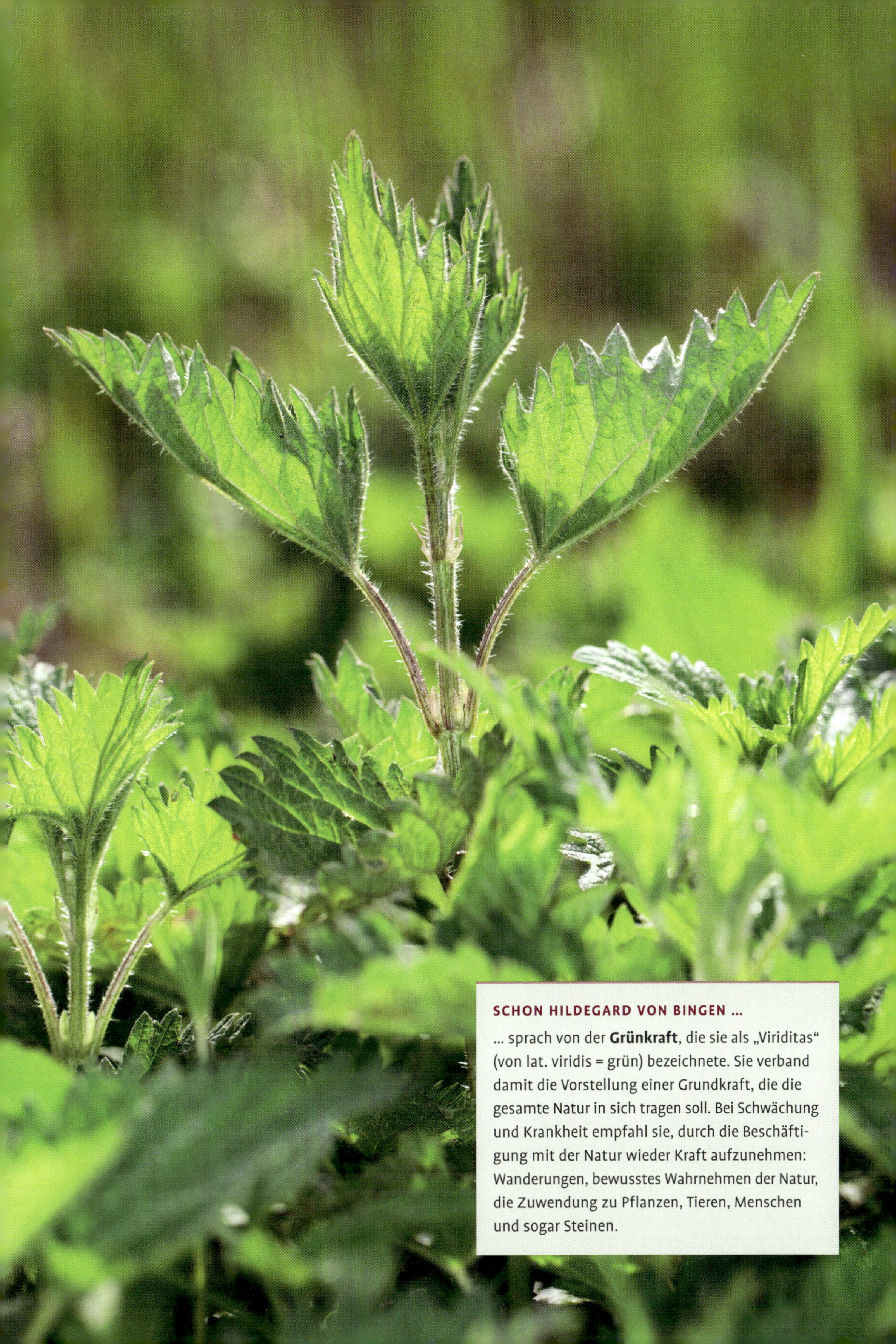

SCHON HILDEGARD VON BINGEN …

… sprach von der **Grünkraft**, die sie als „Viriditas" (von lat. viridis = grün) bezeichnete. Sie verband damit die Vorstellung einer Grundkraft, die die gesamte Natur in sich tragen soll. Bei Schwächung und Krankheit empfahl sie, durch die Beschäftigung mit der Natur wieder Kraft aufzunehmen: Wanderungen, bewusstes Wahrnehmen der Natur, die Zuwendung zu Pflanzen, Tieren, Menschen und sogar Steinen.

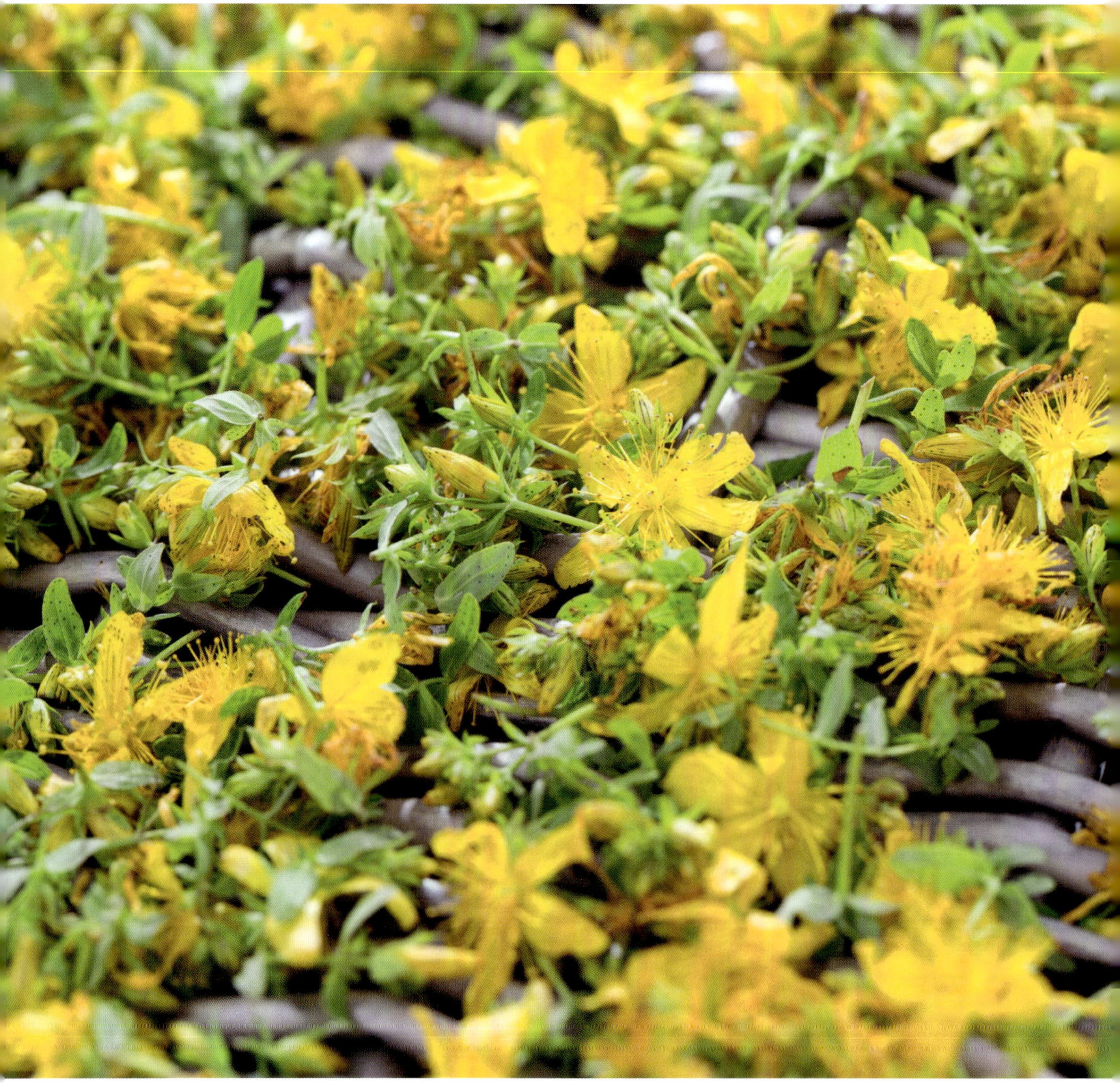

Die konzentrierte Sonnenkraft, des Johanniskrauts hebt die Stimmung.

SONNEN-TEE

Hier spielen die gelben Farbstoffe die Hauptrolle: sie bringen im Winter den Sommer in unseren Körper. Nicht nur die sonnige Farbe bringt Licht ins Dunkel, Flavonoide können auch stimmungsaufhellend und spannungslösend wirken. Genau der richtige Tee für trübe Tage!

50 g Kraut vom Johanniskraut
20 g Kamillenblüten
20 g Goldrutenkraut
10 g Ringelblumenblüten

- 1 TL mit einer Tasse kochendem Wasser übergießen, 10 Minuten bedeckt ziehen lassen. 2–3 Tassen täglich trinken.

SCHUTZTEE

Das ganze Jahr hindurch schützen Flavonoide die Pflanze vor Sonnenbrand und Umweltbelastung. Richtig sehen kann man sie oft erst im Herbst, wenn sich das Chlorophyll aus den Blättern zurückzieht und sie ihre gelbe Färbung bekommen. Auch im Körper schützen Flavonoide unsere Zellen vor schädlichen Einflüssen.

30 g Holunderblüten
30 g Weißdornblätter und -blüten
20 g Gänseblümchenblüten und -blätter
20 g Kamillenblüten

- 1 TL mit einer Tasse kochendem Wasser übergießen, 10 Minuten bedeckt ziehen lassen. 2–3 Tassen täglich trinken.

INSEKTEN FLIEGEN AUF GELB

Viele Insekten fliegen auf kräftige Farben. Besonders für Schwebfliegen und Hummeln ist Gelb eine Signalfarbe, die Blüten und Nektar verspricht. Aber auch Schädlinge werden durch die Farbe Gelb angezogen, das macht man sich mit gelben Leimfallen zunutze. Fast gleich beliebt ist übrigens Weiß, während Bienen besonders auf Farbkombinationen fliegen: Gelb und Blau, Gelb und Violett und Orange und Blau.

BLAU-TEE

Es gibt zahlreiche Blau- und Violettblüher unter den Heilpflanzen. Für die Färbung der Blüten sind Anthocyane verantwortlich, die ähnlich antioxidative Eigenschaften haben wie die Flavonoide.

30 g Günselkraut
30 g Braunellenblüten
20 g Pfefferminzblätter
20 g Gundermannkraut

- 1 TL mit einer Tasse kochendem Wasser übergießen, 8 Minuten bedeckt ziehen lassen. 2–3 Tassen täglich trinken.

BLAUER GEWÜRZTEE

Dies ist eine Mischung blau-violetter Gewürzkräuter mit stark antioxidativer Wirkung. Allesamt sind sie mehrjährige Stauden und damit ein gutes Symbol für Beständigkeit!

20 g Thymiankraut
20 g Dostkraut
20 g Bohnenkraut
20 g Blühendes Rosmarinkraut
10 g Pfefferminzblätter
10 g Lavendelblüten

- 1 TL mit einer Tasse heißem Wasser übergießen, nur 3 Minuten bedeckt ziehen lassen, sonst schmeckt der Tee zu intensiv. Diese kurze Ziehzeit reicht jedoch aus, um die wertvollen ätherischen Öle zu lösen. 2–3 Tassen täglich trinken.

WERTVOLLE ANTHOCYANE

Anthocyane spielen seit Jahrzehnten eine bedeutende Rolle in der Ernährung bei Krebserkrankungen, da sie stark antioxidativ wirken und die Sauerstoffversorgung der Zelle verbessern. Sie stabilisieren außerdem die Gefäßwände, was sich positiv bei Störungen der Durchblutung der Netzhaut bemerkbar macht. Heidelbeeren enthalten besonders viele Anthocyane, weshalb dieses Superfood bei degenerativen Augenerkrankungen eingesetzt wird.

BLAU BERUHIGT

In der Farbtherapie wird Blau zur Beruhigung, Entspannung und bei nervöser Schlaflosigkeit eingesetzt. Es hilft bei allen Formen der Überreizung. In der Blumensprache stehen vor allem die dunkleren Blautöne für **Treue und Beständigkeit** – die helleren vermitteln hingegen ein Gefühl von Freiheit und Frische.

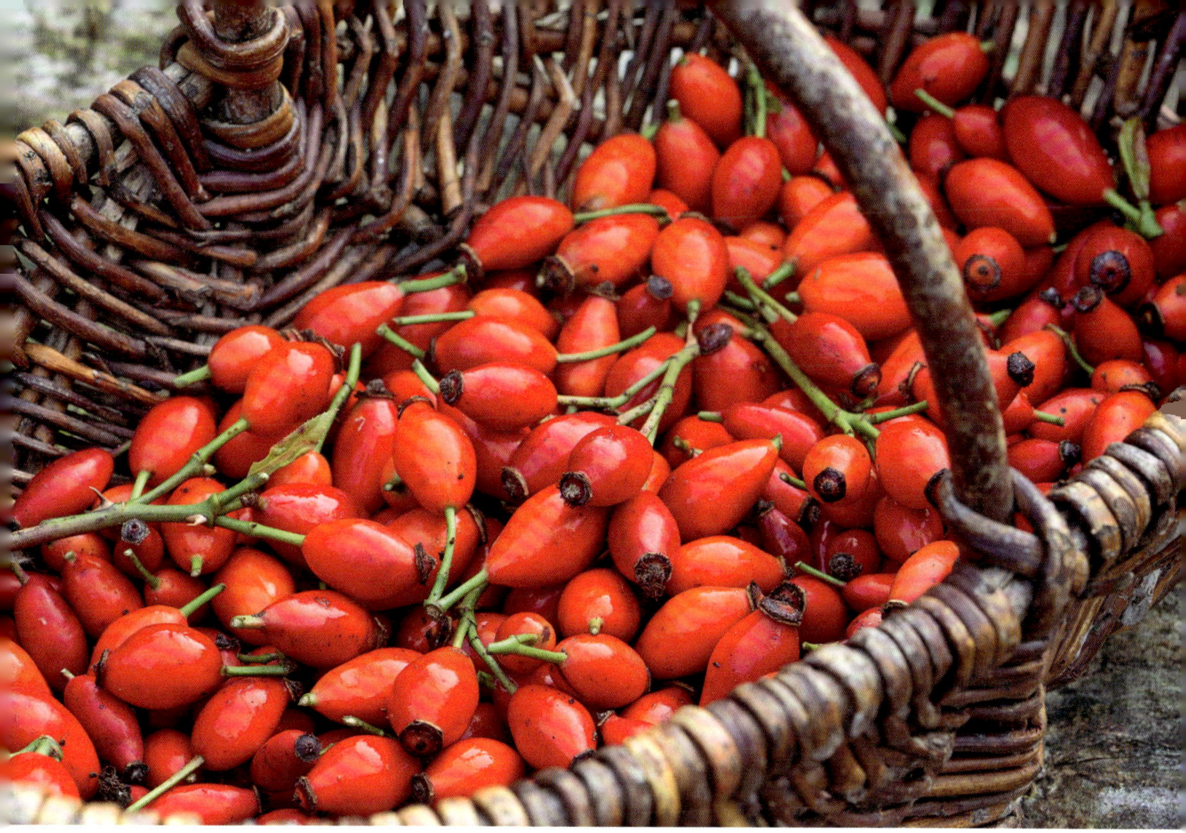

Die knallroten Hagebutten enthalten jede Menge Vitamin C.

ROT-TEE

Auch hier spielt die Farbe die Hauptrolle: Carotinoide sind für die Rotfärbung verantwortlich. Dazu gehört auch das Lycopin, das wir aus der Tomate kennen. Bedenken muss man immer, dass es nur fettlöslich ist. Dem tragen wir bei der Zubereitung Rechnung.

Hagebuttenschale, frisch
Ringelblumenblüten, frisch
Sanddornbeeren, frisch oder getrocknet

- Die Zutaten zu gleichen Teilen verwenden. Die Hagebuttenschalen (Früchte ohne Kerne) im Mörser so anquetschen, dass die Zellen aufgebrochen werden, Ringelblumenblüten und Sanddornbeeren ebenfalls anquetschen. Alles zerkleinern.
- 3 TL mit einer Tasse kochendem Wasser übergießen, 1 Esslöffel flüssige Sahne dazugeben und 15 Minuten bedeckt ziehen lassen. 2–3 Tassen täglich trinken.

CAROTINOIDE

Carotinoide ist der Überbegriff für eine Vielzahl von orange-roten Farbstoffen, zu denen neben dem Beta-Carotin auch Lycopin und Xantophylle wie Lutein gehören. Lycopin ist wesentlich stärker antoxidativ wirksam als Beta-Carotin, unterstützt das Immunsystem und schützt, Studien zufolge, vor Herzinfarkt. Es ist reichlich in Tomate, aber auch in roter Paprika und Hagebutten enthalten. Etwas geringer ist der Anteil in Ringelblumenblüten. Beta-Carotin lagert sich in das Fettgewebe der Haut ein, wie wir es bei Säuglingen, die reichlich mit Möhrenbrei gefüttert wurden, gut beobachten können. Es schützt die Haut vor schädlichen Einflüssen wie Sonneneinstrahlung. Lutein ist reichlich in den Blüten der Tagetes und im Safran enthalten, aber auch in dunklen Blattgemüsen wie Grünkohl und Spinat. Lutein wird zur Therapie der Makuladegeneration und zur Unterstützung der Sehkraft eingesetzt.

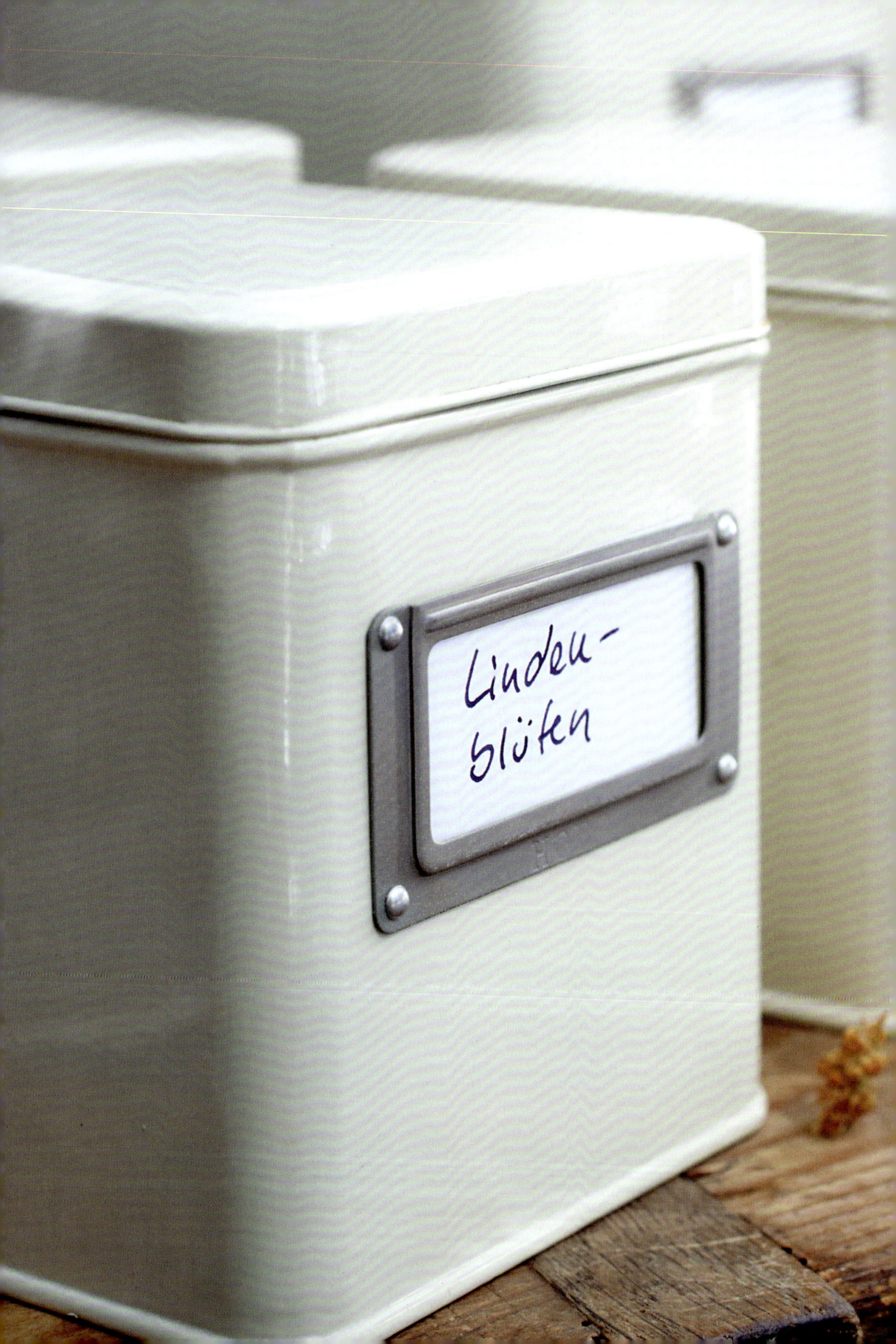
Linden-
blüten

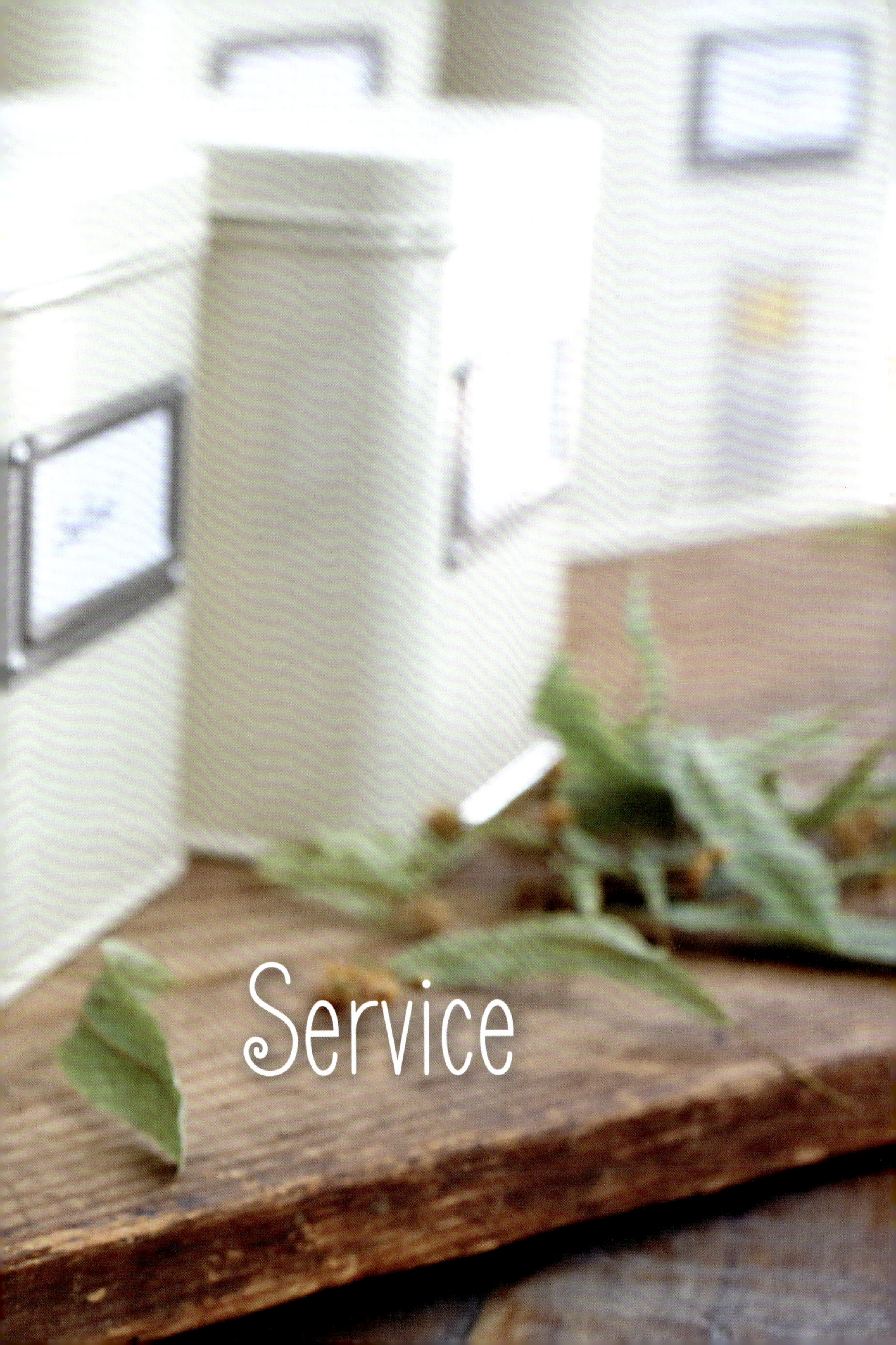

Service

Sammelkalender

PFLANZE	MÄRZ	APRIL	MAI	JUNI	JULI	AUG	SEPT	OKT
Ackerschachtelhalmkraut			🧺	🧺				
Apfel					🧺	🧺	🧺	🧺
Basilikumblätter					🧺	🧺	🧺	
Beifußkraut					🧺	🧺	🧺	
Birkenblätter			🧺	🧺	🧺			
Bohnenkraut					🧺	🧺	🧺	
Braunellenblüten				🧺	🧺	🧺		
Brennnesselblätter		🧺	🧺	🧺	🧺			
Dillsamen						🧺	🧺	
Dostkraut					🧺	🧺	🧺	🧺
Eisenkraut					🧺	🧺	🧺	
Frauenmantelkraut			🧺	🧺	🧺	🧺	🧺	
Gänseblümchenblüten und -blätter			🧺	🧺	🧺	🧺	🧺	
Gänsefingerkraut			🧺	🧺	🧺	🧺		
Gierschkraut			🧺	🧺	🧺	🧺	🧺	
Goldrutenkraut						🧺	🧺	🧺
Günselkraut			🧺	🧺	🧺	🧺		
Gundermannkraut		🧺	🧺	🧺				
Hagebutten							🧺	🧺
Hirtentäschelkraut		🧺	🧺	🧺	🧺	🧺	🧺	
Holunderblüten			🧺	🧺				
Hopfenzapfen					🧺	🧺	🧺	
Huflattichblätter		🧺	🧺	🧺				

PFLANZE	MÄRZ	APRIL	MAI	JUNI	JULI	AUG	SEPT	OKT
Johanniskraut				🧺	🧺			
Kamillenblüten			🧺	🧺	🧺	🧺	🧺	
Königskerzenblüten					🧺	🧺	🧺	
Lavendelblüten				🧺				
Löwenzahnwurzel und -blätter	🧺	🧺	🧺					
Majoranblätter			🧺	🧺	🧺	🧺		
Melissenblätter				🧺	🧺	🧺		
Mutterkraut				🧺	🧺	🧺		
Nelkenwurzwurzel	🧺							🧺
Petersilienkraut				🧺	🧺			
Pfefferminzblätter					🧺	🧺		
Queckenwurzel	🧺	🧺	🧺				🧺	🧺
Ringelblumenblüten				🧺	🧺	🧺	🧺	
Rosmarinblätter			🧺	🧺	🧺	🧺		
Sanddornfrüchte						🧺	🧺	🧺
Schafgarbenblüten und -kraut				🧺	🧺	🧺	🧺	
Spitzwegerichblätter			🧺	🧺	🧺	🧺	🧺	
Storchschnabelkraut			🧺	🧺	🧺	🧺	🧺	🧺
Thymiankraut				🧺	🧺			
Walnussblätter				🧺	🧺			
Weidenrinde	🧺	🧺						
Weißdornblätter und -blüten			🧺					
Zitronenverbenenblätter					🧺	🧺	🧺	

Buchempfehlungen

- Beiser, R. (2012): **Heilpflanzen finden!** Verlag Eugen Ulmer, Stuttgart.
- Beiser, R. (2015): **Tee aus Kräutern und Früchten: Sammeln, zubereiten, genießen.** Kosmos Verlag, Stuttgart.
- Fleischhauer, S., Süßmuth, A. (2018): **Wildwachsende Heilpflanzen einfach bestimmen.** AT Verlag, Aarau und München.
- Golte-Bechtle, M., Spohn R., Spohn M. (2015): **Was blüht denn da?** Kosmos Verlag, Stuttgart.
- Kremer, B. (2010): **Steinbachs Naturführer Wildblumen.** Verlag Eugen Ulmer, Stuttgart.
- Kremer, B. (2014): **Essbare und giftige Wildpflanzen.** Verlag Eugen Ulmer, Stuttgart.

Adressen für gute Ganzblatt-Teedrogen

- **Alfred Galke**
  info@galke.com
  www.galke.com

- **Die Kräutermanufaktur**
  info@krauterland-bw.de
  www.kraeuterland-bw.de

- **Kräuter Schulte**
  info@KraeuterSchulte.de
  www.kraeuterschulte.de

- **Recke Dragonspice Naturwaren**
  info@dragonspice.de
  www.dragonspice.de

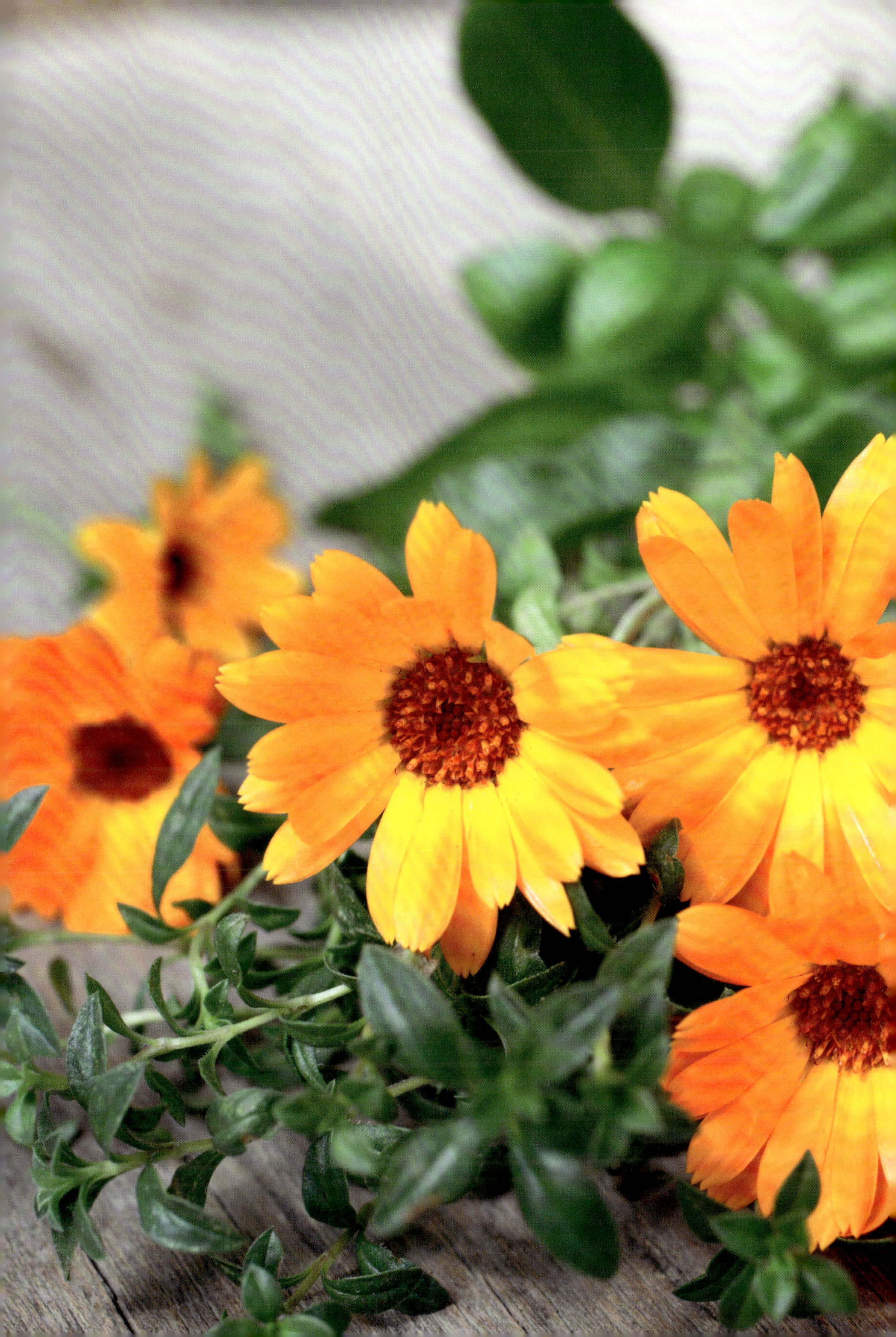

Schnell nachgeschlagen

Rezepte nachgeschlagen

BILDNACHWEIS

Heike Schmidt-Röger: Stillleben Umschlagvorder- und Rückseite, Klappen außen und Seiten 6/7, 20, 25, 26, 32/33, 84/85, 86, 90, 96, 98, 101, 103, 104, 109, 111 (Umschlagrückseite), 112, 115, 117, 119, 122, 124, 127, 128, 131, 135, 136, 139, 140, 148/149, 153
Bellmann, Heiko/Hecker, Frank: 38, 45, 60; Girsch, Michaela: Klappe hinten außen; Hans-Roland Müller/Botanikfoto: 35; Hecker, Frank: 5, 13, 14, 17, 18, 19, 29, 30, 39, 40, 42 (Klappe vorne innen Mitte), 44, 49, 52, 54, 58, 61, 63, 77, 80, 81, 89, 95, 105, 120; mauritius images: 2, 36, 37, 57, 64, 66, 68, 78 (Klappe hinten innen links), 83, 92; Shutterstock.com: Ahmet Yasti: 72; alexmak7: 79; Alphabetman: 75 (Klappe hinten innen unten); Anastasiia Malinich: 82; Andrii Rodko: Klappe vorne innen links; Bildagentur Zoonar GmbH: 76; Botamochy: 10; catalina.m: 132; Christian Camus: 46; Gucio_55: 50; Ilina Julia: 8; jacglad: 43; janaph: 71 (Klappe hinten innen oben rechts); KanphotoSS: 51; LianeM: 70 (Klappe vorne innen oben); Manfred Ruckszio: 47; Martin Fowler: 107; Marykit: 62; Nadezhda Nesterova: 65; oksana2010: 41; Pavlo Lys: 53; Sergei Mishchenko: 73; stockfour: 22; Stocksnapper: 67; Vaclav Mach: 56; Victoria Tucholka: 48; vinbergv: 55; Zoonar: Himmelhuber: 69; Ingo Schulz: 59; Manfred Ruckszio: 34

Impressum

Die in diesem Buch enthaltenen Empfehlungen und Angaben sind von der Autorin mit größter Sorgfalt zusammengestellt und geprüft worden. Eine Garantie für die Richtigkeit der Angaben kann aber nicht gegeben werden. Autorin und Verlag übernehmen keine Haftung für Schäden und Unfälle. Bitte setzen Sie bei der Anwendung der in diesem Buch enthaltenen Empfehlungen Ihr persönliches Urteilsvermögen ein.
Der Verlag Eugen Ulmer ist nicht verantwortlich für die Inhalte der im Buch genannten Websites.

BIBLIOGRAFISCHE INFORMATION DER DEUTSCHEN NATIONALBIBLIOTHEK

Die Deutsche Nationalbibliothek verzeichnet diese Publikation in der Deutschen Nationalbibliografie; detaillierte bibliografische Daten sind im Internet über http://dnb.d-nb.de abrufbar.

Wollgrasweg 41, 70599 Stuttgart (Hohenheim)
E-Mail: info@ulmer.de
Internet: www.ulmer.de
Lektorat: Christine Hutschenreuther, Ina Vetter, Sabine Drobik
Herstellung: Katharina Merz
Umschlag-Gestaltung: Anette Vogt, red.sign, Stuttgart
Satz: Susanne Junker, red.sign, Stuttgart
Reproduktion: timeRay Visualisierungen
Druck und Bindung: Westermann Druck, Zwickau
Printed in Germany
ISBN 978-3-8186-0374-8

FSC www.fsc.org MIX Papier | Fördert gute Waldnutzung FSC® C110508

HIER KÖNNEN SIE WEITERLESEN:

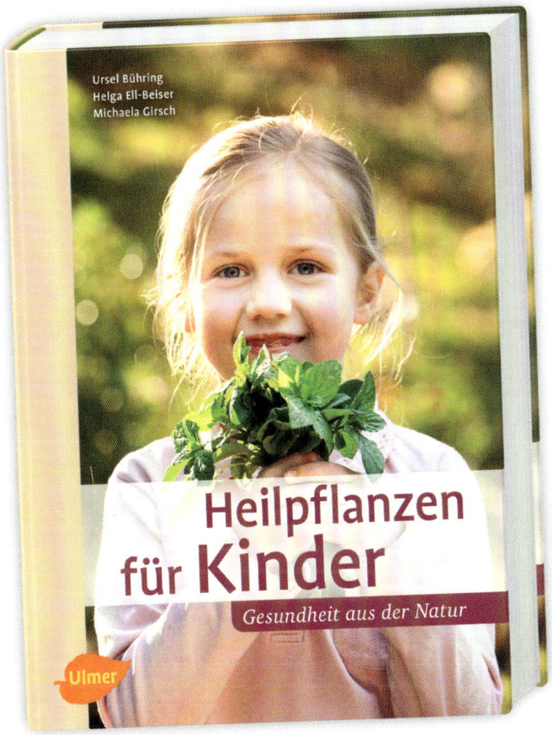

Heilpflanzen für Kinder.
Gesundheit aus der Natur.
Ursel Bühring, Helga Ell-Beiser,
Michaela Girsch.
2015. 286 Seiten, 163 Farbfotos,
55 Zeichnungen, geb.
ISBN 978-3-8001-8358-6.

Bei Kinderkrankheiten – ob Scharlach, Grippe oder Erkältung, ob Bauchschmerzen oder Schulkopfweh – eignen sich Heilkräuter besonders gut, um Kinder sanft, aber wirkungsvoll und nachhaltig durch die Krankheit zu begleiten. Fachkundigen Rat aus der Naturheilkunde gibt dieser umfangreiche Ratgeber. Vom Bauchraum über die Atemwege bis zur Haut sowie Kopf und Psyche: Jedes Kapitel enthält eine Vielzahl an Heilpflanzenrezepten, umfassende Hinweise auf pflanzliche Mittel aus der Apotheke, fundiertes und praktisch erprobtes Hintergrundwissen sowie hilfreiche Tipps. Die klaren Ratschläge der drei Autorinnen verdeutlichen zudem, wann es Zeit ist zum Arzt zu gehen.

PFLANZENKRAFT FÜR KÖRPER UND SEELE

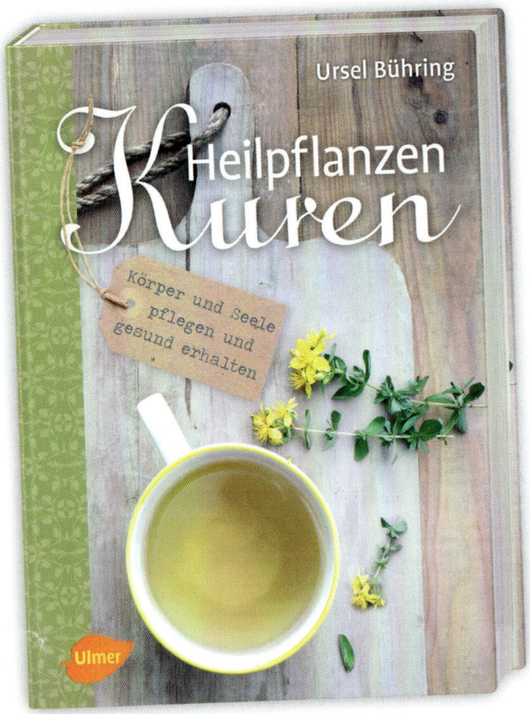

Heilpflanzen-Kuren.
Körper und Seele pflegen
und gesund erhalten.
Ursel Bühring. 2. Auflage 2016.
192 Seiten, 111 Farbfotos,
30 Zeichnungen, geb.
ISBN 978-3-8001-0814-5.

Die bekannte Heilpflanzenexpertin Ursel Bühring zeigt hier in einem einzigartigen Konzept, wie Sie mit Heilkräutern Ihre Gesundheit erhalten können. Monat für Monat stellt sie Kuren vor, die Leber und Nieren, Magen und Darm, Herz und Psyche, Haut und Harnwegen guttun und sie gesund erhalten. Verschiedene Möglichkeiten für jedes Organ, ob Tee aus gekauften oder selbst gesammelten Kräutern, ob Tinktur oder Fertigpräparat, bieten alltagstaugliche Anwendungen für alle. Extra: Kurenkalender für das ganze Jahr.